Bernhard Mitterauer

Biokybernetik und Psychopathologie

Das holophrene Syndrom als Modell

Mit einem Geleitwort von F. Seitelberger

Springer-Verlag Wien New York

Dr. med. Bernhard Mitterauer
Oberarzt an der Psychiatrischen Krankenhausabteilung
Landesnervenklinik Salzburg, Österreich

Mit 20 Abbildungen

IBM-Composersatz: Springer-Verlag Wien;
Umbruch und Druck: novographic, Ing. W. Schmid, A-1238 Wien

CIP-Kurztitelaufnahme der Deutschen Bibliothek

Mitterauer, Bernhard:
Biokybernetik und Psychopathologie: d. holophrene Syndrom als Modell / Bernhard Mitterauer.
Mit e. Geleitw. von F. Seitelberger. –
Wien; New York: Springer, 1983.
ISBN-13:978-3-211-81760-5

ISBN-13:978-3-211-81760-5 e-ISBN-13:978-3-7091-8720-3
DOI: 10.1007/978-3-7091-8720-3

Gertraud Mitterauer in tiefer Zuneigung

Geleitwort

Die heutige Psychiatrie befindet sich in einer starken Spannung, man kann sogar von einer Krise sprechen, die in ihrem genuinen Zwiespalt wurzelt. Einerseits ist die Psychiatrie jener Bereich ärztlichen Handelns, der im höchsten Maß und wesenhaft der persönlichen Zuwendung und Verständigung bedarf, weil er unmittelbar die menschliche Person des seelisch Kranken in ihrer Subjektivität und unwiederholbaren Individualität betrifft, und andererseits jener Bereich der als Naturwissenschaft verstandenen Medizin, der für die Forschung, genauer die medizinische Hirnforschung, die größte Herausforderung darstellt und den höchsten Theorienbedarf aufweist, jedoch der exakten Erfassung und Beschreibung die größten Schwierigkeiten entgegensetzt und sich ihr sogar vielfach entzieht. Die Geschichte der Psychiatrie und mit ihr die Haltung der Gemeinschaften gegenüber geistigen Störungen läßt das Schwanken der Positionen zwischen diesen beiden Verstehenshorizonten und Verhaltensweisen erkennen. Gegenwärtig besteht eine starke Neigung zu einem einseitigen psychologistischen Verständnis der Psychiatrie, das mitunter förmlich irrationale antimedizinische Züge annimmt.

In dieser Situation ist es wichtig, daß zumindest im Einzelnen das Bewußtsein der übergreifenden Einheit menschlichen Seins wach und das Bestreben wirksam bleibt, die auf verschiedenen Ebenen der wissenschaftlichen Annäherung gewonnenen Teilbilder auf das ihnen zugrundeliegende Ganze zu beziehen. Das Buch Mitterauers stellt in meinen Augen ein eindrucksvolles Beispiel interdisziplinärer psychiatrischer Forschung dar, die sowohl den psychischen und Verhaltensphänomenen durch genaue Beobachtung und nachgestaltende Beschreibung treu bleibt als auch zugleich alles Bemühen einsetzt, um ihre organabhängigen Bedingungen mit den wissenschaftlichen Werkzeugen der Hirnforschung zu erfassen: Ein Unternehmen, das immer neu von der jeweils erreichten Ebene der Erfahrung und des exakten Wissens in Angriff genommen werden muß und letztlich nie zu vollkommenem Abschluß kommen kann.

Das Thema „Das holophrene Syndrom“ (das Beziehungen zur Paranoia besitzt) kann als paradigmatisch für ein psychiatrisches Problem angesehen werden, an dem immer neue Facetten erkannt werden und das immer neue Deutungen erfährt, aber sein Rätsel nicht preisgibt, nämlich das Wesen des mehr oder minder weitgehenden Verlustes der Grenzen des Selbst gegenüber bestimmten Bereichen der Mitwelt, was bedeutet, daß den Betroffenen die Beurteilung über die bestehende oder nichtvorhandene persönliche Relevanz von Umweltsituationen und Bezügen genommen ist und das Geschehen in ihrem persönlichen Nahbereich meist bedrohlich und feindselig erlebt wird. Dieses Thema erhebt in seiner Komplexität höchsten Anspruch an eine mehrdimensionale Analyse und integrierende Interpretation.

Mitterauer ist für ein solches Unterfangen ausgestattet mit Erfahrung und Wissen in den beiden Bereichen der Psychiatrie, im Phänomenalen und den Neurowissenschaften. Sein neuartiger Versuch unternimmt es, ein synthetisches Konzept zu formen, in welchem die subjektiven Phänomene mit informationstheoretischen Ergebnissen und neuroanatomischen Befunden in rationalen Bezug gesetzt werden. Mitterauer ist sich der Tatsache bewußt, daß ein Beweis für die Richtigkeit seiner Vorstellungen nicht oder zumindest auch deshalb noch nicht geführt werden kann, weil die subjektiven Inhalte des Bewußtseins nicht in den Strukturen des Gehirns, sondern in seinen informationellen, d.h. nichtorganischen, der exakten Beschreibung nicht zugänglichen Tätigkeitsmustern repräsentiert sind, wenn er schreibt: „Gelingt es eines Tages, die neurophysiologischen Grundlagen des Kontinuums der Selbstreferenz zu entdecken, dann darf sich die Psychiatrie mit Recht zum ersten Mal als Wissenschaft bezeichnen."

So ist es ein Buch, dessen Anlage und Gedanken größte Aufmerksamkeit verdienen und im einzelnen die Nacharbeit der psychiatrischen Hirnforschung herausfordern. Ein Buch, dessen kritisch-synthetische Zielrichtung zum Nutzen der Psychiatrie Schule machen und eine fruchtbare Gefolgschaft finden sollte.

Prof. Dr. Franz Seitelberger
Vorstand des Neurologischen
Instituts der Universität Wien

Vorwort

Dieses Buch befaßt sich mit einem eher selten auftretenden psychopathologischen Zustandsbild, bei dem der Wahn den Kranken vollkommen beherrscht, so daß er seiner Orientierung verlustig wird (holophrenes Syndrom). Unter dem Begriff des holophrenen Syndroms verstehen wir einen wahnhaften, selbstbezogenen Orientierungsverlust.

Der klinische Teil des Buches besteht aus fünf Kapiteln. Nach einleitenden Bemerkungen unter historischer Perspektive werden die diagnostischen Kriterien des holophrenen Syndroms festgelegt. Daran schließt ein kurzer Abschnitt über Krankengut und Methodik. Das Kernstück des klinischen Teiles bilden acht Einzelfalldarstellungen sowie deren Diskussion. Die differentialdiagnostischen Erwägungen des Kapitels V führen sodann zur Formulierung eines endomorph-dysphorischen Achsensyndroms, womit die psychopathologische Definition der dysphorischen Affektlage versucht wird.

Da es sich beim holophrenen Syndrom um eine neue systemtheoretische Konzeption handelt, ist es unumgänglich, einen theoretischen Teil an den klinischen anzuschließen, um die systemtheoretischen bzw. hirntheoretischen Grundlagen für dieses Syndrom darzulegen. Der theoretische Teil des Buches setzt sich aus sechs Kapiteln zusammen. Die ersten beiden Abschnitte (Kapitel VI und VII) befassen sich mit dem kybernetischen Konzept der Selbstreferenz. Damit ist auch schon festgelegt, daß mein systemtheoretischer Ansatz ein kybernetischer ist. Der Begriff der Selbstreferenz (Selbstbezogenheit) spielt in der Kybernetik (Systemtheorie der Technik) bei der formalen Beschreibung und technischen Bearbeitung lebender Systeme eine tragende Rolle. Ich beschreibe deshalb das holophrene Syndrom ganz allgemein, nicht nur als wahnhaften, sondern gleichzeitig auch als *selbstbezogenen* (selbstreferentiellen) Orientierungsverlust.

Während Kapitel VI den heutigen Stand der Forschung und einige eigene Entwicklungen bezüglich Selbstreferenz wiedergibt, ist das Kapitel VII völlig neu. Hier wird zum ersten Mal versucht, selbstreferentielle Systeme als Kontinuum darzustellen. Dies dürfte nur dadurch gelungen sein, daß ich vier *dialektisch* arbeitende Operatoren der Selbstreferenz formal beschrieben habe.

Da der Verfasser wissenschaftlich in der Tradition von McCulloch (einem der Begründer der Kybernetik), Heinz von Foerster (dem langjährigen Forschungsdirektor am biologischen Computerlaboratorium in Illinois) und vor allem von Gotthard Günther (*dem* Philosophen der Kybernetik) steht, wird im vorliegenden Buch das kybernetische Wissenschaftskriterium der *Machbarkeit* angestrebt. In drei weiteren hirntheoretischen Kapiteln (Kapitel VIII, IX, X) kommen zwei neue Theorien der Formatio reticularis zur formalen Bearbeitung. Auf dieser handlungstheoretischen Grundlage wird abrißartig ein geschlossenes Hirnmodell vorgelegt, in dem die Handlungsmaschinerie und die Erkenntnissysteme dialektisch operieren. Im letzten theoretischen Kapitel (Kapitel XI) werden am Beispiel des holophrenen Syndroms die ersten klinischen Konsequenzen gezogen. Mein neues, hirntheoretisch fundiertes Konzept der Selbstreferenz erlaubt es einerseits, die großen nosologischen Gruppen (Neurosen, endogene Psychosen usw.) als Störungen im dialektischen Prozeß des lebenden Systems Mensch zu definieren, andererseits aber können psychopathologische Phänomene durch ein logisch-konsistentes Erklärungsmodell besser verstanden werden. Dies geschieht ansatzweise im Kapitel XI, wo die einzelnen psychopathologischen Symptome des holophrenen Syndroms aus der vorher entwickelten Systemtheorie abgeleitet werden.

Das Buch schließt mit therapeutischen Überlegungen. Die wirksame Behandlung des holophrenen Syndroms kann trotz eines kurzen Erfahrungszeitraumes eindeutig angegeben werden. Sie umfaßt neben akuten vor allem präventive Langzeitmaßnahmen. Was die Akutmaßnahmen betrifft, so muß die heutzutage übliche Organisation an psychiatrischen Akutstationen scharf kritisiert werden. Folgende Erfahrung des Verfassers sollte dem Leser zu denken geben: Da wir für die Entstehung des holophrenen Syndroms – neben einer akuten Belastungssituation – eine exakt definierbare Veränderung in der Funktionsweise der Formatio reticularis verantwortlich machen, ist die Frage nach ihrer psychopharmakologischen Beeinflußbarkeit von entscheidender Bedeutung. Man weiß aber bis heute (Januar 1983) sehr wenig Gesichertes über die Wirkung der Neuroleptika und Antidepressiva auf die Formatio reticularis. Nun geben aber die großen Pharmaka-Konzerne vor, genau zu wissen, wie die Psychopharmaka auf das Gehirn wirken. Dies mag auf „höhere" Hirnregionen zutreffen. Sie sollten aber ausdrücklich einräumen, daß Substanzen angeboten werden, über deren Wirkungsweise in den lebensentscheidenden Gebieten des Hirnstammes man so gut wie nichts weiß. Ich habe daher auch auf diesbezügliche Anfragen von den Firmen entweder eine oder zwei irrelevante Studien aus den sechziger Jahren oder überhaupt keine Antworten erhalten.

Letztlich versteht sich das Buch als Grundlagenstudie für eine kommende dialektische Psychopathologie. Es ist mir völlig bewußt, daß meine Abhandlung in vieler Hinsicht eine Herausforderung an die zeitgenössische Psychiatrie und verwandte „Wissenschaften" ist. Ich setze Wissenschaft deshalb unter

Anführungszeichen, weil ich der Überzeugung bin, daß die Psychiater endlich einsehen sollten, daß sie davon noch meilenweit entfernt sind. Die wissenschaftliche Bearbeitung eines lebenden Systems – wie der Mensch es darstellt – erfordert ein neues, seiner Komplexität angemessenes logisch-mathematisches Forschungsinstrumentarium. Die üblichen statistischen Untersuchungen behandeln den Menschen wie Handelsware! Statistische Analysen haben sicher in den vergangenen Jahrzehnten wichtige Ergebnisse gebracht, deren Produktivität, vor allem was neue Einsichten für die psychopathologische Forschung betrifft, aber nunmehr weitestgehend erschöpft sein dürfte. Es ist daher sinnvoll, wenn man sich wie J. Angst (Zürich) darauf beschränkt, statistische Methoden zur rein deskriptiven Symptomanalyse anzuwenden, um auf dieser Ebene eine allgemeingültige Krankheitslehre (Nosologie) zu erarbeiten.

Diese Einsichten verdanke ich meinem väterlichen Freund Gotthard Günther. Durch jahrelanges Studium der von Günther geschaffenen transklassischen Logik und in zahlreichen Gesprächen mit ihm habe ich den Mut gefaßt, diesem Buch die Günther-Logik zugrunde zu legen. Selbstredend sind die Ideen dieses Buches meine eigenen, weshalb ich allein dafür verantwortlich bin. Ehe der Leser das harte Brot der Lektüre zu essen bekommt, soll er noch von meinem Dank erfahren:

Mein Freund Dr. Werner F. Pritz hat mich 1972 in die Kybernetik eingeführt. Seither stehen wir in fruchtbarer wissenschaftlicher Zusammenarbeit. Er war es vor allem, der mich auf die führenden Köpfe der Kybernetik – wie Heinz von Foerster und Gotthard Günther – aufmerksam gemacht hat. Mit Professor Günther verbindet mich seit Jahren eine Freundschaft, die ich gar nicht hoch genug schätzen kann. Ohne die persönliche Begegnung mit Gotthard Günther wären die formalen Ansätze dieses Buches wahrscheinlich nicht zustande gekommen. Meine Ideen der letzten Jahre überhaupt in Buchform zu veröffentlichen, verdanke ich der Ermutigung und Unterstützung meiner Schwester Frau Stilla Riess-Mitterauer.

Die Erhebung des umfangreichen Datenmaterials für die Einzelfalldarstellungen wurde in Zusammenarbeit mit dem Ärzteteam der Psychiatrischen Abteilung der Landesnervenklinik Salzburg durchgeführt. Mein Dank gilt daher den Damen Dr. Elisabeth Seeliger und Dr. Sabine Warta sowie den Herren Dr. Hartmut Warta, Dr. Reinhold Fartacek und Dr. Berthold Judendorfer. Herr Dr. Utz Reichel hat (als „native speaker“) meine Übersetzungen aus dem Englischen in dankenswerter Weise überprüft. Frau Dr. Erna Hattinger verdanke ich nicht nur wertvolle Informationen für einige Falldarstellungen. Sie war es auch, die mit mir gemeinsam die Endfassung des Manuskriptes redigierte. Die mathematische Formalisierung des 2-Trichtermechanismus ist der Feder von Herrn Dozent Dr. Hans Stegbuchner (Mathematisches Institut der Universität Salzburg) entsprungen. Sein formaler Beitrag war eine große Hilfe bei der Mechanisierung des 2-Trichtermechanismus. Seit dem Frühjahr 1983 stehe ich mit Herrn Diplom-Mathematiker Gerhard Thomas (Institut für medizinische Statistik und Dokumentation der Freien Universität Berlin) in einem fruchtbaren wissenschaftlichen Dialog. Auf seine Anregung hin habe ich kurz vor der Drucklegung des Manuskripts im Kapitel VIII noch einige wichtige Korrekturen vorgenommen. Von allen Gelehrten, die ich kenne, hat vermutlich er allein die Fähigkeit, die Gedankengänge und Konzeptionen dieses Buches logisch-mathematisch weiterzuentwickeln.

Schon lange suche ich die Gelegenheit, die Arbeit von Herrn Ingenieur Robert Schwab öffentlich zu würdigen. Wie in allen meinen bisherigen Arbeiten entstammen auch die Abbildungen dieses Buches seiner Hand. Ich verdanke ihm so manchen technischen Rat, was die Darstellungsform einer Abbildung betrifft. Frau Johanna Lienbacher sei für die mühsame Arbeit des Zusammenstellens der Tabellen gedankt. Die umfangreiche und teilweise schwierige Aufgabe des Tippens des gesamten Manuskriptes hat Frau Renate Stockinger auf sich genommen. Ihr gilt mein besonderer Dank. Meine Nichte Frau Christine Huber hat sich beim Korrekturenlesen sehr verdient gemacht und mich bei der Aufstellung des Sachverzeichnisses tatkräftig unterstützt. Ich wünsche mir, auch künftig mit ihr zusammenarbeiten zu dürfen.

Salzburg, Oktober 1983 Bernhard Mitterauer

Inhalt

I. Einleitung und historische Schwerpunkte

Im Rahmen einer genetischen Studie des manisch-depressiven Krankheitsgeschehens haben wir (zusammen mit Werner F. Pritz) alle Krankengeschichten, die seit Bestehen der Landesnervenklinik Salzburg (1898) archiviert sind, durchgearbeitet. Dabei wurden insgesamt 6708 Patienten untersucht. Wenngleich während der langfristigen Behandlungszeiträume der Kranken häufig „Verwirrtheitszustände" beschrieben wurden, ist ihre nosologische und vor allem psychopathologische Einordnung äußerst schwierig. Eindeutig lassen sich meistens „Verwirrtheitszustände" bei schweren körperlichen Erkrankungen (Tuberkulose usw.) abgrenzen. Die klinische Diagnose des Krankenblattes lautet dann: Amentia.

Handelte es sich jedoch um Desorientierungszustände im Laufe endogener Psychosen, so wurde fast ausschließlich Dementia praecox bzw. Schizophrenie diagnostiziert. Wir haben in der erwähnten Untersuchung aber immer wieder Zustände vollständiger Desorientierung vorgefunden, die eindeutig im Sinne des Wahnchaos wahnbedingt entstanden sind. Wie der klinische Teil dieses Buches zeigen wird, sind Zustände totaler wahnchaotischer Orientierungslosigkeit auch heutzutage immer wieder zu beobachten.

Lassen wir uns aber zunächst durch einen „historischen" Fallbericht in die Thematik des wahnbedingten Orientierungsverlustes einführen, um anschließend historische Schwerpunkte für unsere eigenen Untersuchungen zu setzen.

Elisabeth R. wird am 8. Januar 1900 als Tochter eines Postbeamten geboren. Sie hat noch eine jüngere Schwester. Die Mutter des Vaters hat angeblich an Dementia praecox gelitten (nun erfolgt eine wörtliche Wiedergabe der Krankengeschichte vom 29. März 1930):

Die Eltern geben an:

In der Kindes- und Jugendzeit bestanden keinerlei nervöse Störungen, ebenso nicht in der Pubertät. Ein aufgewecktes, begabtes Kind, gut lenkbar. Durch den seit nunmehr acht Jahren geleisteten Telefondienst dürften die Nerven „gelitten" haben, da die Tochter öfters klagte, daß der Dienst sehr anstrengend sei. Wohl war sie jedes Jahr gegen Frühjahr schon ziemlich abgespannt, doch traten keinerlei ernstere nervöse Störungen auf. Erst seit vier bis fünf Wochen klagt sie über Appetitlosigkeit, Müdigkeit, rasches Ermüden, Benommenheit im Kopfe, schlechten Schlaf. Objektiv fiel eine gewisse Reizbarkeit und Gewichtsabnahme auf. In dem Urlaub, den sie wegen der beschriebenen Beschwerden nahm, erholte sie sich wohl, doch nicht genügend, sie weigerte sich aber, noch eine weitere Verlängerung zu nehmen (Ehrgeiz). Vor einer Woche trat sie wieder in den Dienst.

Als sie am 27. abends aus dem Dienste kam, war sie in hohem Maße verändert. Sie kam in gebückter Haltung zur Tür herein, schaute verstört um sich, sprach in geheimnisvoller Weise, sagte, es sei alles heute so eigentümlich, sie höre auf der Straße ihre Namen rufen, man habe sie auf der Straße Zirkusmensch genannt. Beim Abendessen legte sie plötzlich das Tischzeug weg, starrte lange Zeit in eine Richtung mit entsetztem Ausdrucke, sagte, sie müsse sterben, sie sei der Teufel. Sie begab sich dann ruhig zu Bette, doch schlief sie die ganze Nacht nichts. Am Morgen (29.) stürzte sie plötzlich aus dem Zimmer und schrie: „Mama, entsetzlich, Mama, ich muß sterben, ich habe mich an mir selbst vergangen, ich habe schreckliche Sachen getan, ich habe dir den Tod gewünscht, ich habe den Wunsch gehabt, daß du den Krebs bekommen sollst". Den ganzen Tag über äußerte sie ähnliche Ideen, sie sprach immer vom Sterben, verlangte einen Priester, doch beruhigte sie sich auch nach dessen Besuch nicht. Äußerte, daß sie unwürdig kommuniziert habe, daß sie in die Hölle komme, daß ihr nicht mehr verziehen werden könne. Sie habe einmal absichtlich im Zustande der Todsünde kommuniziert, um zu sehen, was sein würde, wenn sie ein Sakrileg begangen habe.

In der folgenden Nacht wiederum schlaflos, schreit oft lange Zeit, starrt dann wieder gegen einen Punkt. Sie verkennt Personen, ist zeitweilig vollkommen verwirrt, nicht fixierbar. Gestern weitere Zunahme der Erregung, konnte nur mit Mühe im Bett gehalten werden. Abwechselnd übermütig, heiter lachend, dann wieder weinend. Seit zwei Tagen ohne Stuhl und ohne Nahrungsaufnahme. Beendigung der letzten Menses am 27. März. Zur Zeit der Menses war sie immer etwas gereizt.

30. März: Die Patientin muß gleich nach der Aufnahme isoliert werden. Trotz Pernocton fast die ganze Nacht laut. Vollkommen verwirrt. Nahm auch heute keine Nahrung zu sich. Sondenernährung und Einlauf. Am Vormittag Scopolamin und Morphium. Nur eine unmerkliche vorübergehende Beruhigung tritt ein. Abends Sulfonal in der Sondennahrung. Muß in der Zelle belassen werden. Solange die Kranke allein ist, ist sie verhältnismäßig ruhig, sowie jedoch jemand in die Zelle kommt, beginnt sie zu schreien, sie wirft der Schwester auch Geschirr nach. Es ist nicht möglich, die Kranke auf der Abteilung zu halten.

31. März: Die Patientin befindet sich im Dauerbade, tiefer Verwirrtheitszustand. Klagt sich an, daß sie eine schlechte Person sei, sie möchte zur Beichte gehen, gleich darauf sagt sie, sie wisse nicht, was sie angestellt habe, aber sie sei doch recht schlecht. „Weiß nicht wo ich bin, zwei Ärzte, zwei

Gefängnisse, ich habe wenig, ich war zuwenig gut und zuwenig schlecht .... zwei Ärzte, ich bin, ich bin, ich weiß nicht, unser Herrgott soll mich strafen, der Herrgott soll mich strafen." Auf die Frage, wie lange sie hier sei, antwortet sie, ich bin schon lange nicht beichten gegangen. Die Kranke fährt weiter fort: „Bitte bin ich wirklich so? Ich weiß nicht, die Welt ist untergegangen, ich bin auch ein Mensch wie alle anderen, ich bin schon gestorben."

Fragen zur Orientierung beantwortet sie keine, Aufforderungen zu bestimmten Handlungen kommt sie nicht nach, auf Nadelstiche keinerlei Abwehrbewegungen. Auf die Frage, ob sie Stimmen höre, antwortet sie: „Ich bin so schlecht, ich bin im Bett gelegen, bitte, bitte vertrauen, ich war so schlecht." Therapie: Opium, Brom, Veronal, Dauerbad, Gynormon, Splenoglandol, Sondenernährung.

1. April: Die Patientin war auch heute nacht isoliert, der Schwester, die hineinging, versuchte sie den Schleier herabzureißen. Im Bad einige Zeit mit Wickel zu halten. Tiefe Verwirrtheit. Isoliert. Eine körperliche Untersuchung, die wegen des zeitweilig sehr heftigen Widerstrebens der Patientin in der Zelle nur oberflächlich vorgenommen werden kann, ergibt an Herz und Lungen normale Befunde, lebhafte Reflexe. Leptosomer Habitus, stark abgemagert, grazil, an vielen Stellen des Körpers Suffusionen.

2. April: Heute nacht ruhig, schläft die ganze Nacht.

4. April: Menses.

7. April: Die Kranke ist viel ruhiger, bleibt im Bette, ißt selbst. Sie weiß, daß sie sich in der Anstalt befindet, weiß, seit wann sie hier ist, kann sich jedoch nicht vorstellen, warum sie hierher gekommen ist. Die zeitliche Orientierung ist intakt. Ratlosigkeit, Ängstlichkeit. Patientin meint, in der Werkstätte der Abteilung werde für sie ein Sarg gezimmert. Sie fragt, ob sie überhaupt noch lebe, es komme ihr alles so komisch vor, vielleicht sei sie doch schon tot. Die anderen Kranken, meint sie, lachen sie aus.

10. April: Gewicht 44,5 kg, Größe 162 cm, Temperatur 36,8. Transferierung auf eine andere Abteilung. Noch immer ziemlich ängstlich, öfters laut, hypervigil, nimmt jeden Vorgang und jedes Wort in ihrer Umgebung zum Anlaß, dies mit sich in Beziehung zu bringen. Halluziniert, wie sie selbst angibt, hört ihren Namen rufen, hört reden, daß sie schon tot sei.

17. April: ruhig, halluzinant, gehemmt.

2. Mai: gehemmt, ängstlich, sagt, es komme ihr vor, als werde jeder Gedanke, den sie denke, von fremden Stimmen gesprochen.

30. Mai: dauernd gehemmt. Hypervigil. Ängstlicher Gesichtsausdruck.

7. Juli: Gegen internen Revers der Mutter übergeben.

Bis 1951 ist die Patientin psychisch unauffällig und voll arbeitsfähig. Im Juni desselben Jahres erfolgt eine Wiederaufnahme wegen eines Selbstmordversuches. Sie fühlt sich verfolgt, ist depressiv mit Versündigungsideen. Die Patientin wollte sich durch Öffnen beider Pulsadern den Verfolgern entziehen. Gleich nach der Aufnahme erzählt sie im Detail von ihrem letzten stationären Aufenthalt im Jahre 1930, erinnert sich noch an Räumlichkeiten, Ärzte, Pflegepersonal und insbesondere an die Wahninhalte aus den Stunden und Tagen, an denen sie sich überhaupt nicht mehr ausgekannt hatte.

Querschnitts- und Längsschnittdiagnose (laut Krankengeschichten): 1930: Dementia praecox; 1951: Schizophrenie.

Konzentrieren wir uns nun gemäß unserer Problemstellung auf die „Verwirrtheitszustände" dieses Falles, wobei wir vorerst namhafte Gelehrte zu diesem Thema zu Worte kommen lassen. Da aufgrund des multidisziplinären Ansatzes des Buches keine monographische Geschlossenheit des psychiatrischen Begriffes der Orientierungsstörungen angestrebt werden kann, werden abrißartig nur jene Nervenärzte zitiert, deren Arbeiten zum Verständnis der eigenen Konzeption des holophrenen Syndroms unbedingte Voraussetzung sind. Das dazu erforderliche vieljährige Literaturstudium ist zwar unentbehrliche Grundlage, kann aber nicht im vollen Umfang besprochen werden. Wir beschäftigen uns daher vorwiegend mit deutschsprachigen Autoren, obwohl – wie Zeh (1960) betont – im französischen Sprachraum viel zur Frage der Orientierungsstörungen veröffentlicht wurde.

Meynert hat 1881 einen Verwirrtheitszustand mit Amentia beschrieben, der vorwiegend durch leichtere oder tiefere Bewußtseinstrübung mit diversen Reizerscheinungen auf motorischem und sensorischem Gebiet charakterisiert ist. Kraepelin stellt mit Recht fest, daß innerhalb dieses umfassenden Begriffes der Amentia verschiedene Krankheitsbilder unterscheidbar sind.

„Es scheint mir daher zweckmäßiger, die Bezeichnung der Amentia nur für den eigentlichen Kern der Meynertschen Beobachtungen festzuhalten, für diejenigen Fälle, bei welchen sich infolge einer greifbaren äußeren Schädlichkeit akut ein Zustand traumhafter Verworrenheit, illusionärer und halluzinatorischer Verfälschung der Wahrnehmung und motorische Erregung entwickelt, der bei günstigem Verlaufe frühestens nach zwei bis drei Monaten zur Genesung führt" (Kraepelin 1899, S. 38).

Auch Bonhoeffer (1912) hat den Amentia-Begriff als einen der akuten exogenen Reaktions-Typen ätiologisch und symptomatologisch deutlich eingeengt. Leider ist keine der Amentia-Konzeptionen eindeutig von deliranten Zuständen unterscheidbar.

„Es ist auch den hervorragendsten psychiatrischen Autoren nie gelungen, ein Syndrom Amentia einleuchtend zu umschreiben und namentlich nicht, dieses Syndrom von demjenigen des ‚delirösen Zustandes' abzugrenzen. Dementsprechend gehen heute die meisten dem Ausdruck in weitem Bogen aus dem Wege. Man muß die Versuche, Delir und Amentia zu differenzieren, nur leicht überspitzen, um zu einer Satire zu gelangen: Amentia ist gekennzeichnet durch Inkohärenz bei Benommenheit, Delir durch Benommenheit bei Inkohärenz. Beim Delir besteht Benommenheit, bei Amentia ‚ein gewisser Grad von Benommenheit; beim Delir findet man Beschäftigungsdelir und Jaktation, bei der Amentia gehen die motorischen Äußerungen darüber hinaus' (aber wohin?); die Amentia unterscheidet sich vom Delir durch ‚delirähnliche Halluzinationen' . . . und doch hatte der Begriff einst eine gewisse Berechtigung, und man läßt ihn nur ungern fallen. Vielleicht läßt sich das, was die meisten Autoren am ehesten unter ihm verstanden haben, rückblickend so umschreiben: Es gibt Zustände, die Inkohärenz im Gedankengang wie ein Delir aufweisen und die alle Einzelsymptome des Delirs gelegentlich aufweisen können, bei denen man aber in der unmittelbaren Begegnung den Eindruck des Wachen, des Kontaktfähigen, ja des Besonnenen gewinnt. Erst im längeren Gespräch erstaunt es einen dann, wie weit weg die Kranken doch von der Wirklichkeit und einem wirklichen Kontakt sind" (Bleuler und Mitarbeiter 1966, S.S. 10–11).

Pauleikhoff und Mitarbeiter haben 1967 versucht, die Diskussion um das Amentia-Konzept neu zu entfachen. Diese Autoren verstehen unter Amentia auf nicht-organischer Basis eine endogen-psychotische Verworrenheit, die nicht dem Formenkreis der Schizophrenien angehört. Leider ist das Amentia-Konzept Pauleikhoffs nicht exakt syndromal definiert, so daß erneut ein „Allerweltsbegriff" der „Verwirrtheit" vorliegt, der keinen Fortschritt für die Systematik der Psychiatrie mit sich bringt. Wir gehen ebenfalls davon aus, daß es endogene, nicht-schizophrene Zustände der totalen Desorientiertheit gibt. Damit beschäftigt sich mehr oder weniger unsere gesamte Abhandlung.

Der Hauptschwerpunkt in der Erforschung nicht-körperlich begründbarer Orientierungsstörungen dürfte jedoch in der Literatur über atypische Psychosen zu suchen sein. Hier sind zwei Ansätze hervorzuheben: 1) Die auf Gaupp und Mauz (1926) zurückgehende Theorie der Mischpsychosen, die unter anderem von Mentzos (1967) weiter ausgearbeitet wurde. 2) Die zykloiden Psychosen, die Leonhard (1966) als dritte Gruppe von den endogenen Psychosen (manisch-depressives Krankheitsgeschehen und Schizophrenie) abtrennt.

Wiewohl bereits an dieser Stelle festgehalten sei, daß die klinische Beschreibung der Verwirrtheitspsychosen nach Leonhard dem holophrenen Syndrom am nächsten kommt, sind vorerst noch einige Worte über die deskriptiv gut faßbare Gruppe der oneiroiden Emotionspsychosen angebracht.

Zuerst wurde von Mayer-Gross (1924) eine „oneiroide Erlebnisform" beschrieben. Boeters hat 1971 eine Monographie "Die oneiroiden Emotionspsychosen. Klinische Studie als Beitrag zur Differentialdiagnose atypischer Psychosen" veröffentlicht, die aufgrund ihrer Geschlossenheit entsprechende Beachtung verdient. Der Begriff der oneiroiden Emotionspsychosen geht auf Störring und Mitarbeiter (1962) zurück. Boeters beschreibt die oneiroiden Emotionspsychosen folgendermaßen:

„Während jedoch bei Leonhard Hinweise auf eine oneiroide Bewußtseinsstörung im Rahmen der atypischen Psychosen fehlen – dies scheint ganz ausgesprochen – wenn auch nicht expressis verbis, in den Begriff der episodischen Dämmerzustände (Kleist 1926) eingegangen zu sein – findet sich nach Störring, Suchenwirth und Völkel (1962) bei nahezu allen Kranken mit zykloiden Psychosen eine eigenartige und nicht leicht zu beschreibende Veränderung des Bewußtseins, die deutliche Beziehungen zu der oneiroiden

Erlebnisform im Sinne von Mayer-Gross (1924) aufweist. Je nach Gefühlslage läßt nach diesen Autoren die Alteration des Bewußtseins auch eine gewisse Polarität erkennen: bei glücklich-ekstatischen Gefühlszuständen tritt eine mehr rauschhafte Bewußtseinsstörung hervor . . . ; bei gebannten Zuständen mit Grauen und Entsetzen findet sich nicht selten ein stark eingeengtes, in diesem Bereich aber überhelles Bewußtsein von schmerzlicher Klarheit. Eine Verwechslung des Zustandes der traumhaften Entrücktheit mit dem Affekt bloßer Ratlosigkeit ist leicht möglich, nach unseren Erfahrungen gestattet jedoch die *nachträgliche Selbstschilderung* in der Regel eine zuverlässige Unterscheidung" (SS. 9–10; unsere Hervorhebung).

Meduna (1950), ein Nervenarzt, der auch mit McCulloch, einem der Begründer der Kybernetik, zusammenarbeitete, hat den Begriff der „Oneirophrenia" geprägt. Meduna beschreibt damit psychotische Verwirrtheitsepisoden, die vor allem durch retrograde Amnesie gekennzeichnet sind.

An dieser Stelle des historischen Rückblickes ist es angebracht, sich unserer Fallschilderung aus dem Jahre 1930 zu erinnern. Was sind aus der Perspektive des bisher Gesagten ihre Wesensmerkmale?

a) Es besteht ein paranoid-halluzinatorisches Syndrom, welches im Sinne des Wahnchaos die gesamte Persönlichkeit erfaßt.

b) Wenngleich das Bewußtsein wahnhaft entordnet ist, so besteht dennoch wache Aufmerksamkeit der Umwelt gegenüber.

c) Auf Fragen werden nicht zum Thema gehörende Antworten gegeben. Der Satz der Aussage des Patienten ist jedoch logisch zusammenhängend (kohärent).

d) In der „Verwirrung" besteht ein Zustand totaler wahnhafter Orientierungslosigkeit.

e) An diesen Zustand des wahnhaften Orientierungsverlustes kann sich die Kranke nach Abklingen desselben genau erinnern.

f) Es wechseln sowohl die Affekte wie auch der Antrieb fast augenblicklich.

Die sechs Kriterien unserer „historischen" Falldarstellung entsprechen nosologisch genau jenem Symptomenkomplex, den Leonhard als gehemmt-erregte Verwirrtheitspsychose beschrieben hat. Leonhard faßt zusammen:

„Die Verwirrtheitspsychose geht in der erregten Phase mit einer Inkohärenz des Denkens, in der gehemmten Phase mit einer Hemmung des Denkens einher. Bei geringeren Graden der Denkerregung kommt es zu einer ‚Inkohärenz der Themenwahl'. Mit der Denkerregung ist der Rededrang, mit der Denkhemmung eine Sprachverarmung bis zum Mutismus verbunden. An abnormen Inhalten kommen in der Erregung vorwiegend Personenverkennungen, dazu auch häufig Beziehungsideen und Sinnestäuschungen, vor allem akustischer Natur, vor. In der gehemmten Phase treten bei Ratlosigkeit viele Beziehungs- und Bedeutungsideen auf, seltener Halluzinationen. Der Zustand ist sehr häufig nicht rein gegeben, es kommen entsprechend der Vielgestaltigkeit der Psychose Züge vor, die sonst der Motilitätspsychose, der Angst-Glückspsychose oder manisch-depressiven Krankheit eigen sind" (Leonhard 1966, S. 117).

Leonhard, zweifelsohne einer der bedeutendsten Psychiater unserer Zeit, erleidet mit seiner phänomenologischen Beschreibung der Verwirrtheitspsychosen das Schicksal des genialen Verstehens ohne logisch-exakte Erklärung. Er muß daher eingestehen, daß eine klare Abgrenzung zu anderen gängigen Krankheitsbildern oft nicht möglich ist.

Mit der Konzeption des holophrenen Syndroms soll nicht zuletzt auch der Erklärungsschwäche zeitgenössischer psychiatrischer Krankheitslehren ein systemtheoretisches, multidisziplinäres Modell bereitgestellt werden. Die Beziehung der Leonhardschen Verwirrtheitspsychosen zum holophrenen Syndrom wird im theoretischen Teil des Buches noch detailliert behandelt werden.

Eine Bemerkung zum skandinavischen Konzept der reaktiven Psychose: Obwohl Retterstøl (1978) dazu auch „Verwirrtheitszustände" (reactive confusions) zählt, konzentriert er sich auf die Differentialdiagnose der Schizophrenie und geht auf das Problem der Orientierungsstörungen nicht weiter ein. Wir glauben kurzweg behaupten zu dürfen, daß der Beitrag der skandinavischen Schule zu unserem Problem eher bescheiden ist.

Jene Leser, die am Ende dieser einleitenden Bemerkungen in der dritten Ausgabe des „Diagnostic and Statistic Manual of Mental Disorders" (1980) der Amerikanischen Psychiatrischen Gesellschaft blättern wollen, werden leider nichts zu unserem Thema der endogen-bedingten Desorientiertheit finden. In der Kompliziertheit phänomenologisch-statistischer Analysen ist das komplexe Problem des wahnhaften Orientierungsverlustes untergegangen. Allein diese Tatsache berechtigt uns, einen diametralen Ansatz zu wählen. Klinisch-phänomenologisch kehren wir daher nach altem Brauch zur Einzelfalldarstellung zurück, theoretisch wird ein multidisziplinärer Weg, geführt von einer kybernetischen Systemtheorie, beschritten.

II. Krankengut und Methodik

Wir haben uns nicht nur wegen der geringen Fallzahl, sondern vor allem aus methodischen Überlegungen für den Weg der Einzelfalldarstellung entschieden. Kurzum: es wird die induktive Methode (= der Schluß vom Einzelfall auf den allgemeinen Fall) der deduktiv-statistischen Analyse (= Schluß von vielen Patienten auf den einzelnen) vorgezogen. Obwohl kaum schriftliche „Bekenntnisse" vorliegen, so hört man bereits dann und wann einen Teilnehmer an internationalen Kongressen über die noch immer alles beherrschende deduktiv-statistische Methodik murren.

Da es uns erst im Jahre 1982 gelungen ist, das holophrene Syndrom eindeutig und operational zu definieren, steht uns nur der relativ kurze Beobachtungszeitraum vom 1. Juli bis 31. Dezember 1982 zur Verfügung. In diesem Zeitraum wurden an der Psychiatrischen Krankenhausabteilung insgesamt 1164 Patienten (525 Männer, 639 Frauen) stationär aufgenommen. Dabei konnten 7 holophrene Syndrome (an 5 Männern, 2 Frauen) diagnostiziert werden.

Da ich mehr an den Männerstationen tätig war, ist es durchaus wahrscheinlich, daß auf den Frauenstationen das eine oder andere holophrene Syndrom nicht erkannt bzw. berichtet wurde. Selbstverständlich erlauben die vorliegenden Daten unter keiner Fragestellung eine statistische Interpretation. Eine historische Anmerkung könnte jedoch von Interesse sein. Obwohl die Amentia und das holophrene Syndrom nicht vergleichbar sind, gelangen beide „Verwirrtheitszustände" gleich selten zur Beobachtung. Nach Kraepelin tritt die Amentia in 0,4% des Krankengutes auf – das holophrene Syndrom wurde in erster Stichprobe in 0,6% aller Klinikaufnahmen diagnostiziert (1899, S. 44).

III. Die diagnostischen Kriterien des holophrenen Syndroms

„Ein komplexes Ergebnis psychischer Kausalität, sofern dabei eine Mehrheit psychischer Faktoren zu einem Gesamtergebnis zusammenläuft, nenne ich ein *Syndrom*" (Gehlen 1933, S. 23).

Nachdem in den einleitenden Betrachtungen die Richtung abgesteckt wurde, in der eine Konzeption der endogenen „Verwirrtheit" erarbeitet werden soll, kann nun das holophrene Syndrom – gleichsam als Hypothese – definiert werden. Der dialektische Prozeß der vorliegenden Abhandlung geht von der klinischen Fallbeobachtung aus und erarbeitet sodann eine systemtheoretische Konzeption psychopathologischer Phänomene. Das muß sich wiederum im praktischen Umgang mit unseren Patienten im Sinne eines besseren Verständnisses und einer besseren Behandlung zeigen.

1. Die Kriterien des holophrenen Syndroms:
   - 1.1 Ausschluß einer körperlich begründbaren Psychose (organic mental disorders, DSM III)
   - 1.2 Wahnsyndrome
   - 1.3 Desorientiertheit in allen Qualitäten
   - 1.4 Themeninkohärente, jedoch satzkohärente Ich-Formulierungen
   - 1.5 Intakte Vigilanz
   - 1.6 Exakte Anamnese (Erinnerung) des Kranken für den Zeitraum der Desorientiertheit
   - 1.7 Dysphorische Affektlage
2. Damit scheiden für die Diagnose eines holophrenen Syndroms aus:
   - 2.1 Alle körperlich begründbaren Psychosen im weitesten Sinn

2.2 Die oneiroiden Emotionspsychosen, da der Holophrene vigil bis hypervigil ist
2.3 Alle Arten von Sprachverwirrtheiten, wo die Patienten satzinkohärent und nicht ich-bezogen (im Sinne des Faselns) reden
2.4 Mischzustände und Mischbilder, die nicht wahnchaotisch sind
2.5 Alle nicht-dysphorischen Psychosen, wie die verworrene Manie und Melancholie
2.6 Psychotische Zustandsbilder mit Teilorientierung

3. Zum Ausschluß einer körperlich begründbaren Psychose wurden folgende Untersuchungen durchgeführt:
3.1 Neurologischer Status
3.2 Intern-medizinisches Screening (Blutbild, Blutzucker, Organfunktionsproben, Immunologie, Toxikologie, Virologie, Bakteriologie)
3.3 Liquordiagnostik (Zellzahl, Eiweiß, Immunglobuline, Zytologie)
3.4 EEG
3.5 Neuroradiologisches Screening (Schädelröntgen, Thoraxröntgen, Computertomographie des Gehirns)
3.6 Augenfachbefund
3.7 Je nach Anamnese entsprechende Fachbefunde

In der nun folgenden Kasuistik kommen acht Fälle zur Darstellung. Sieben davon erfüllen exakt die Kriterien des holophrenen Syndroms. Die zuletzt geschilderte Lebens- und Leidensgeschichte wird aus differentialdiagnostischen Überlegungen vorgetragen. Wir wollen damit zeigen, daß das holophrene Syndrom auszuschließen ist, wenn nicht alle Kriterien erfüllt sind, obwohl phänomenologisch eindeutig wahnchaotische Desorientiertheitszustände auftreten.

Die psychiatrischen Querschnitts- und Längsschnittdiagnosen wurden auf der Grundlage vorhandener Achsensyndrome (nach Berner) gestellt. Berner beschreibt die einzelnen Achsensyndrome prägnant so:

„Zum Achsensyndrom gehören die obligatorischen Symptome eines Syndroms, die als Ausdruck einer primären (schädigungs- oder anlagebedingten) Substratbeeinträchtigung aufzufassen sind“ (1977). „Störungen des Antriebs, der Befindlichkeit und des affektiven Ansprechens, die abgesetzt auftreten, mit Tagesschwankungen und Veränderungen des Schlafmusters einhergehen, wurden zu einem *endomorph-zyklothymen Achsensyndrom* zusammengefaßt. Für das *schizophrene Achsensyndrom* wurden Sperrungen und Faseln, für das *organische Achsensyndrom* Störungen des Gedächtnisses und der höheren Denkleistungen als obligatorische Symptome gefordert“ (Berner 1978, S. 151).

IV. Falldarstellungen

1. Fall 1

Johann K. wird am 27. Juni 1957 als jüngstes von fünf Kindern in einer Marktgemeinde Oberösterreichs geboren. Schwangerschaft und Geburt verlaufen normal. Der Vater (Tischler) ist periodischer Trinker, die Mutter (Hausfrau) seit der Menopause zeitweise schwer depressiv. Seine Kindheit erlebt Johann eher unproblematisch, jedoch nicht unbedingt glücklich. Er besucht den Kindergarten und anschließend die Volksschule ohne Lernschwierigkeiten. Mit 10 Jahren Eintritt in ein Internat (Gymnasium) in der Stadt Salzburg. Die Trennung vom Elternhaus verkraftet er nur schwer. Das Leben im Internat bedrückt ihn, es treten Kontaktstörungen auf. Nach fünf Jahren verläßt Johann das Internat, weil ihm eine homosexuelle Annäherung Probleme schafft. Er geht aber weiter als Externist ins Gymnasium und legt täglich mit der Bahn eine Strecke von etwa 80 km zurück. Er muß dadurch sehr früh aufstehen, was für ihn sehr beschwerlich ist. Die 6. Klasse muß er wiederholen. In dieser Zeit beginnt Johann Alkohol zu trinken. Besonders wenn er Probleme hat, greift er gerne zur Flasche. Er hat wenig Freunde. Mit 17 Jahren hat er eine sexuelle Beziehung mit einer Hausgehilfin. Die Beziehung ist nur von kurzer Dauer, dennoch entstehen wegen dieser Liebschaft in ihm große Schuldgefühle. Er hat Angst, erwischt zu werden. Mit 19 Jahren absolviert er die Matura und anschließend den Militärdienst. Seit der Militärzeit treten folgende Beschwerden auf: zunehmende Antriebslosigkeit, Entschlußunfähigkeit und Druckgefühle im Kopf sowie Herzstechen. Mit 20 Jahren geht Johann nach Wien, um Medizin zu studieren. Er bleibt dort aber nur einige Monate und kehrt dann wieder nach Hause zurück, wo er sich etwa ein halbes Jahr lang aufhält. Vorübergehend arbeitet er als Straßenkehrer, gibt zeitweise Nachhilfeunterricht und geht der Mutter bei der Gartenarbeit zur Hand. Seine Ziellosigkeit und Antriebslosigkeit werden immer stärker. Das Familienklima ist gespannt, Vater und Mutter trinken, die Eltern reden kaum miteinander. Johann möchte am liebsten von zu Hause weg. Mit 21 Jahren übersiedelt er wieder nach Salzburg, um Germanistik zu studieren. Auch jetzt merkt er sein Unvermögen, selbständig zu sein. Er ist so antriebslos, daß er sich nicht aufraffen kann, Vorlesungen zu besuchen. Nach kurzer Zeit wird das Studium wieder unterbrochen, jedoch weiter inskribiert. Johann geht keiner gezielten Tätigkeit mehr nach. Er ist mit seiner Situation sehr unzufrieden, vor allem mit seinem Unvermögen, „in die Selbständigkeit zu flüchten", wie er selbst sagt. In dieser Zeit lernt Johann ein Mädchen kennen, mit dem er keinen sexuellen Kontakt hat. Wegen des abschreckenden Beispiels von Vater und Bruder konsumiert er immer seltener Alkohol, nimmt statt dessen aber Valium und Haschisch. Bei

Haschisch kommt es nicht zur psychischen Abhängigkeit, bei Valium hingegen, das er über einen längeren Zeitraum nimmt, zeigen sich gewisse Anzeichen einer Abhängigkeit. Johann hat zunehmend weniger Kontakt zu seiner Umwelt, fühlt sich einsam und isoliert.

Zur ersten stationären Aufnahme in die Psychiatrische Krankenhausabteilung der Landesnervenklinik Salzburg kommt der Patient im Jahre 1980 mit der Einweisungsdiagnose Depression. Es bestehen hochgradige Antriebslosigkeit, Entschlußunfähigkeit. Der Patient klagt über Druckgefühle im Kopf. Ein Wahnsystem ist nicht nachweisbar. Der somatische Befund ist unauffällig. Am Tage nach der Aufnahme wird er auf eigenen Wunsch wieder entlassen. Johann K. hält sich trotz einer immer stärker werdenden Kontaktarmut und Antriebslosigkeit bis zum November 1981 den Umständen entsprechend gut. Dann verschlechtert sich sein Zustand erheblich. Er hat das Gefühl, eingesperrt zu sein. In Gesprächen redet er viel über die Erbsünde. Es kommt ihm vor, daß sich Gegenstände zu bewegen beginnen, die Buchstaben purzeln durcheinander, die Bäume verformen sich zu Gesichtern und Gestalten. Plötzlich verändern sich die Farben, so wird etwa blau zu lila. Auch die Gerüche verändern sich, alles riecht so komisch. „Die Luft riecht wie Katzen, überhaupt hängt ein giftiger Geruch in der Luft." Ferner ist der sonst so feine Geschmackssinn verlorengegangen, das Essen schmeckt nach nichts mehr. Kurz vor der zweiten Aufnahme im Dezember 1981 bekommt er Angst vor seiner Schwester. Er will nicht mehr in die Wohnung gehen, weil sie sich sonst zu Raubkatzen verwandeln würden. Er sieht in den Augen der Schwester Schlangen. Johann sagt öfter zu ihr, daß er einen Stern suchen müsse. Zwischen zwei Häusern sieht er Kreuze. Einmal meldet er sich am Telefon mit „Judas". Fremde duzt er plötzlich und redet mit ihnen sehr vertraut, als ob er sie schon lange kennen würde. Insgesamt macht er einen gehetzten und geplagten Eindruck, zittert am ganzen Körper, starrt alles an, wird von seiner Freundin als „verwirrt" beschrieben. Kurz vor der zweiten Aufnahme sagt er: „Ich kenne mich nicht mehr aus."

Ende Dezember 1981 wird Johann K. zum zweiten Mal an unserer Abteilung aufgenommen. Diagnose: Melancholia cum delirio. In den ersten Tagen erkennt er die Mutter nicht. Er ist völlig desorientiert, jedoch wach und aufmerksam. Er ist ängstlich, ratlos. Gibt auf Fragen keine passenden Antworten, sondern spricht von etwas ganz anderem, wie etwa: „Ich durchblicke nichts mehr." Oder: „Ich weiß, irgendetwas stimmt nicht." „Ich werde verschaukelt." Die organneurologische Durchuntersuchung ergibt keinen pathologischen Befund mit Ausnahme der Liquorzytologie. Hier entspricht der Befund einer unspezifischen Reizreaktion (s. Kapitel V). In den folgenden Tagen bezieht er alles auf sich, alles hat für ihn eine bestimmte Bedeutung. So sieht er etwa in einem roten Wäschefaden einen Wink, den roten Faden zum Leben zu finden. Ein Feuerzeug in einer bestimmten Lage signalisiert ihm, daß man ihm etwas Wichtiges mitteilen wolle. Dann wieder findet er ein Signal, welches ihm mitteilt, daß er die Freundin erlösen müsse. Dieses Problem bedrückt ihn äußerst, weil er die Zeit versäumt habe. „Ich bin verloren."

Medikamentöse Therapie: Trimipramin 3×50 mg; Haloperidol 3×2 mg. Der zweite stationäre Aufenthalt dauert drei Wochen. Zum Entlassungszeitpunkt ist die Stimmung leicht depressiv, das Wahnsyndrom jedoch abgeklungen. Er lebt nun zu Hause, hilft der Mutter bei Haus- und Gartenarbeiten, ist aber bei der Arbeit sehr verlangsamt.

Im Juni 1982 ist der Patient plötzlich sehr unruhig, ist nachts viel unterwegs, geht mit Vorliebe alle Friedhöfe ab. Er redet wieder viel über religiöse Probleme, leidet unter quälenden Schuldgefühlen. Diese Zustände führen unmittelbar zur dritten stationären Aufnahme. Johann K. erinnert sich an die Zeit der völligen Desorientiertheit sehr genau. Während der Gespräche darüber empfindet er jedoch Peinlichkeit. Der Gedankengang ist kohärent, aber enorm gehemmt. Die Stimmungslage ist depressiv. Der Patient ist kommunikationsfähig und wahnfrei. Eine Liquorkontrolluntersuchung zeigt (einschließlich Zytologie) einen unauffälligen Befund. Auch alle anderen organneurologischen Befunde sind normal. Nach erfolgreicher antidepressiver Behandlung kann der Patient nach 17 Tagen wieder entlassen werden.

Zwei Wochen später kommt Johann K. zur vierten stationären Aufnahme. Er fühlt sich völlig substanzlos, interesselos, offen, verletzlich. Die Stimmungslage ist dysphorisch. Alle Vorgänge in der Umgebung bezieht er auf sich. Er ist mit Angst, Ratlosigkeit und Schauder erfüllt, völlig hilflos. Der Gedankengang ist geordnet.

In diesen Tagen werden mehrere Gespräche geführt, die wir ausschnittsweise wiedergeben (Tonbandaufzeichnungen):

„Beim Stadtausgang habe ich Menschen getroffen, denengegenüber ich mich schuldig gefühlt habe, z.B. Professoren und andere Menschen aus der Vergangenheit. Eigentlich war das nur in Gedanken. Ich habe auch öfters das Gefühl, daß ich mich nicht auskenne. Dann habe ich einen Knäuel im Hinterkopf. Es kommen Erinnerungen von früher, die ich zu kombinieren versuche. Das alles kommt dann durcheinander, und dann kenne ich mich nicht aus. Es wird besser, wenn ich mich hinsetze und heule, dann löst sich der Knäuel auf. Am besten wäre Schreien. Das, was dann rauskommt und kombiniert wird, schaut dann wieder anders aus. Daß ich einmal nicht gewußt habe, wo ich bin und welche Tageszeit wir haben, ist leicht möglich, sicher war dies bei der zweiten Einweisung so. Es ist richtig, daß ich in diesem Zustand auch das Gefühl habe, daß alle gegen mich sind. Richtig verfolgt gefühlt habe ich mich vor zwei bis drei Jahren. Vor der Aufnahme im Dezember 1981 habe ich schwere Schlafstörungen gehabt, bin immer aufgewacht. Ich bin im Gelände des Landeskrankenhauses herumgeirrt, habe das ungute Gefühl gehabt, daß mich alle Menschen beobachten. Es war keine Schwermut, sondern schwere

Schuldgefühle und Selbstzerfleischung. Es ist ein unbestimmtes Gefühl gegen die Menschheit. Ich habe in diesen Tagen auch einmal den Drang verspürt, über den Balkon zu springen, weil mich die Menschen beobachteten. Ich wollte mir aber nicht das Leben nehmen, sondern der Vorsehung folgen. Weil ich mich früher nicht in das Schicksal gefügt habe, mußte ich büßen. Am Tag vor der zweiten Aufnahme bin ich in meinem Zimmer gelegen und habe ständig die zwei Bilderreihen an der linken sowie an der rechten Wand angeschaut. Die linke Bilderreihe verkörperte für mich die Ordnung, die rechte hingegen die wilde Natur. Ich erlitt einen Kampf zwischen diesen beiden Gewalten in mir, der schrecklich war. Ich mußte plötzlich etwas machen. Ich wußte aber nicht, was ich kann, wie's geht. Dann habe ich aus eins und eins drei gemacht, damit es weitergeht. Bei meinem Irrweg durch die Stadt habe ich die anderen gesehen, sie haben aber keine Rolle gespielt. Ich habe mich ja sowieso nicht mehr ausgekannt. Wie ich, kurz bevor mich die Freundin in die Klinik gebracht hat, in meinem Zimmer gelegen bin, hat sie zwanzigmal angerufen. Ich durfte aber nicht abheben, weil ich genau wußte, daß das für sie schlecht wäre. Ich habe zu dieser Zeit kein Medikament genommen und keinen Alkohol getrunken, war auch körperlich nicht krank. Ich kannte mich aber nicht aus, was mit mir los war, normal war das alles nicht. Es ist mir irgendwie peinlich, über diese Sache zu sprechen. Ich kann das Gefühl schwer beschreiben, wenn alle Menschen alles über einen wissen, so daß man ohnehin nicht mehr mit ihnen zu verkehren braucht. Es gab für mich keinen Unterschied mehr, es waren *die* Menschen. Ich wurde von der medizinischen Abteilung in die Nervenklinik gebracht. Dort haben sie mir eine Schlafspritze gegeben, daran erinnere ich mich noch genau. Die folgenden Tage muß ich geschlafen haben. Als nach einigen Tagen meine Mutter auf Besuch kam, habe ich sie nicht gekannt, auch das weiß ich noch genau. Ich habe mich einfach nicht mehr ausgekannt, wer diese Frau ist, ich hatte sie nie gesehen. Wie mir mittlerweile klar geworden ist, haben mich zwei Probleme fertiggemacht: mein Versagen in Beruf und Studium und mein Versagen als Mann. Es kam mit meiner Freundin so gut wie nie zur körperlichen Berührung, geschweige denn zu einem Geschlechtsverkehr, obwohl wir uns lange gekannt haben. Ich will ja eigentlich nichts gegen die Menschen, aber der Kontaktverlust ist so etwas, und das belastet mich dann wieder, und dann bekomme ich bald das Gefühl, daß die Menschen alle gegen mich sind, und das reibt. Beim Kontaktverlust ist es so, daß ich alles auf mich beziehe und nicht mehr mit den Menschen reden will, und dann kommt das einfach so, daß die anderen wieder gegen einen sind. Bei der Aufnahme in die Beobachtungsstation habe ich eher das Gefühl gehabt, von anderen Menschen viel aufgenommen zu haben, daß es eingeflossen ist in mich, obwohl ich nicht mit ihnen reden konnte. Erst auf der offenen Station habe ich das Gefühl gehabt, daß die anderen gegen mich sind, weil sich einfach nichts abspielt zwischen ihnen und mir. Ich habe meine Schwester aufgefordert, leise zu reden, weil ich sie plötzlich so wahnsinnig laut empfand. Dann habe ich mir einfach die Ohren zugehalten."

Seit Herbst 1982 wird Johann K. erfolgreich berufsrehabilitiert. Letzte Medikation: Doxepin 3×25 mg oral.

1.1 Querschnittsdiagnosen

Zwei rein depressive Phasen. Eine depressive Phase, die in eine dysphorische Phase mit paranoid-halluzinatorischer Symptomatik umschlägt. Eine dysphorische Phase, in der sich durch akute Umweltbelastung ein holophrenes Syndrom entwickelt.

1.2 Längsschnittdiagnose

Zyklothymie (endomorph-zyklothymes Achsensyndrom). Bipolarer Verlauf mit depressiven und dysphorischen Phasen.

1.3 Genetik

Matrilinear: Mutter leidet unter einer Involutionsdepression.

Patrilinear: Vater ist periodischer Alkoholiker (Verdacht auf periodische endogene Depression).

1.4 Besprechung

Bei diesem jungen Studenten entwickelt sich aus einer depressiven Phase heraus das Vollbild des holophrenen Syndroms. Zu dem Zeitpunkt, an dem der Wahn das Leben des Patienten beherrscht, geht die depressive Stimmung in eine dysphorische über. Wir konnten bisher zwei dysphorische Phasen beobachten, wobei der Patient einmal die Orientierung völlig verlor (holophrenes Syndrom), ein anderes Mal jedoch ausreichend orientiert war. An diesem Fall ist klar zu beobachten, daß sich die die dysphorischen Verstimmungen erzeugende Eigenbeziehung in Form von Anmutungserlebnissen bis hin zum Wahnchaos zeigen kann. Es werden viele wahnhafte zwischenmenschliche „Scheinbeziehungen" am eigenen Körper erlebt im Sinne der körperlichen Selbstbeziehung (s. Kapitel XI). Er leidet unter Kopfweh, Herzstechen, Geruchs- und Geschmackshalluzinationen. Die Wahnthematik bildet sich aus den Inhalten seiner streng religiösen Erziehung. Die Schuld wird unbestimmt erlebt, gleich einer unbeeinflußbaren Vorsehung, der man hilflos ausgeliefert ist, weil sie undurchschaubar ist. Der Patient fühlt sich während des holophrenen Orientierungsverlustes nicht den einzelnen Menschen gegenüber in einer bestimmten Weise schuldig, sondern der Menschheit schlechthin. So sehr er in rein depressiven Phasen die Schuld als sündhaft erlebt und genau frühere Erlebnisse dafür angeben kann, ist er in der Holophrenie seinen Schuldgefühlen ratlos ausgeliefert. Der dysphorische Schuldwahn erfaßt den gesamten inneren und äußeren Kommunikationsbereich des Kranken und hat jedwede Kausalität verloren, weil viele gleichbedeutende (gleichwertige) Themen nebeneinander bestehen. Es ist die Logik der Polyvalenz nicht-unterscheidbarer Seinsthemen, welche in einer dysphorischen

Affektlage erscheint (Kapitel V).

Auslösend für den wahnchaotischen Orientierungsverlust (holophrenes Syndrom) sind eindeutig zwei Faktoren: während er als vorlesungshörender Student depressive Verstimmungen wahnfrei bewältigen konnte, dominiert im beruflichen und sozialen Zusammenbruch der Wahn die Psychose. Die durch Mißerfolg im Studium zunehmende soziale Isolation wird im Wahn durch Scheinbegegnungen (wie etwa Verfolgungsideen) zu überwinden versucht. Oder: „Im Wahn wird die Begegnungsambivalenz durch Scheinbegegnung bewältigt" (Mitterauer 1981a). Gleichzeitig aber erweist sich die Beziehung zu seiner Freundin ebenfalls als kommunikatives Patt. Sie ist zwar die einzige außerfamiliäre Bezugsperson, jedoch nicht in der vom Patienten erwarteten Weise. Johann erwartet sich von der Freundin jenen Körperkontakt, den er seit Jahren sucht. Er redet nächtelang mit dieser Frau über sexuelle Probleme, ohne daß sich jemals eine körperliche Berührung ereignet. Johann fühlt sich als Mann verkannt und als Partner mißbraucht. Diese Situation macht dysphorisch, weil man nicht mehr so recht weiß, welche Rolle man bei den anderen spielt, wozu man eigentlich da ist. Dieses Nicht-genau-Wissen schürt das „Flämmchen" des unbestimmten Vermutens bis hin zum Weltbrand des wahnchaotischen Unterganges. Nun zieht das Hirn des Dysphorischen seine letzten „Register". Der Patient beginnt zu zählen, mit Zahlen zu kombinieren. Soweit wir bis jetzt sehen können, ist die im Zustand der Holophrenie so häufig zu beobachtende Arithmomanie kein Zählzwang, sondern ein Zähldrang, gleich einem Lösungsversuch. Was meinen wir damit?

Die Arithmomanie hat, wie alle Phänomene jedweder Welt, zwei Gesichter. An der Oberfläche bedeutet sie Zählen, in eine beliebige Menge von Dingen Ordnung zu bringen. In diesem Zusammenhang ist Zählen der Versuch, das Wahnchaos wieder zu ordnen, die Wahnthemen so zu strukturieren, daß sie einen unterscheidbaren Wert für den Kranken erhalten. Zählen hat aber noch ein zweites Gesicht, das hinter der Ordnung des „Stellenwertes" verborgen ist. Es ist das Gesicht der Verdinglichung durch die Zahl. Das heißt, daß Relationen im allgemeinen und zwischenmenschliche Beziehungen im besonderen dann und nur dann objektiv sind, wenn sie dinghaft faßbar bzw. greifbar sind. Man spricht in der Mathematik bezeichnenderweise von Zahlenkörpern und drückt damit die Forderung der exakt begrenzten Darstellbarkeit der Zahlen aus. Überlegen wir uns, daß jene Bereiche, die wir in der zwischenmenschlichen Begegnung wirklich verstehen und erfühlen können, jene sind, die wir entweder wissenschaftlich-mathematisch oder körperlich-fühlend begreifen können, so erahnen wir sogleich, warum Johann K. wieder versucht, durch Zahlenkombinationen einen Weg aus dem Chaos der Berührungslosigkeit zu finden: „Dann habe ich aus eins und eins drei gemacht, damit es weitergeht."

Wie die Falldarstellung zeigt, ist im Krankheitsverlauf eindeutig ein holophrenes Zustandsbild zu beobachten. Da alle sieben Kriterien eindeutig erfüllt sind, erübrigt es sich, näher darauf einzugehen. Daher haben wir es vorgezogen, in einem kleinen Exkurs die Rolle der Arithmomanie zur nichtzwanghaften Bewältigung kommunikativer Berührungsnot zu diskutieren. Schließlich wurde in dieser Fallbesprechung das Wesen des dysphorischen Affektes anhand der Schuld zu beleuchten versucht.

2. *Fall 2*

Gerhard L., geb. 12. Juni 1952, ist Bankangestellter. Die Mutter ist zyklothym und empfängt (nach eigenen Aussagen) ihr einziges Kind Gerhard in „ausgelassener" Stimmung. Den Kindesvater heiratet sie nicht. Sie bleibt ledig. Über ihn und seine Familiengeschichte weiß sie nichts Näheres zu berichten. Sie selbst ist zeitweise über mehrere Wochen schwer depressiv, sucht jedoch niemals einen Arzt auf. Vom zweiten Lebensmonat bis zum Abschluß der Schulzeit lebt Gerhard bei seiner Großmutter. Diese ist sehr streng und sperrt ihn oft ein. Mit anderen Kindern hat er wenig Kontakt, da er mit der Großmutter eine Hütte hoch oben am Berg bewohnt. Bis zur letzten Klasse Handelsschule ist er der beste Schüler der Klasse, dann plötzlich der schlechteste. Vor Arbeitsantritt als Bankangestellter verkriecht er sich zwei Wochen lang in seinem Zimmer. Schweißausbrüche, Angstzustände und Minderwertigkeitsgefühle belasten den ersten Arbeitstag. Nach einem Jahr muß er wegen Menschenscheu und Sprechhemmung die Tätigkeit am Schalter beenden. Er wird in die Buchhaltung versetzt, wo er ziemlich unzufrieden und unglücklich ist. Ab dieser Zeit treten immer stärker werdende Kopfschmerzen auf. Die Konzentration läßt nach. Als durch Spritzen in die Kopfhaut und durch Medikamente die Schmerzen noch ärger werden, ist er überzeugt, daß in seinem Kopf ein Tumor wachse.

Wegen anfallsartiger heftiger Kopfschmerzen erfolgt 1974 die erste stationäre Aufnahme an der Neurologischen Abteilung der Landesnervenklinik Salzburg. Die organ-neurologische bzw. neuroradiologische Durchuntersuchung ergibt keinen pathologischen Befund. 1975 stationäre Behandlung auf der Psychiatrischen Beobachtungsstation wegen einer depressiven Phase bzw. Selbstmordgefahr. Nach mehrmonatiger Arbeitsfähigkeit und unauffälligem psychiatrischen Befund erfolgt im August 1976 wegen einer depressiven Phase neuerlich eine stationäre Behandlung. Starke Selbstmordtendenzen. Nach der Entlassung im Oktober ist der Patient zwei Jahre vollkommen unauffällig. In dieser Zeit kommt eine uneheliche Tochter zur Welt, die er in hypomanischer Verstimmung gezeugt hat. 1978 stationäre Aufnahme wegen einer weiteren depressiven Phase. 1979 erste manische Phase, die noch während des stationären Aufenthaltes in eine depressive Phase umschlägt. Der Patient verübt, bereits in Stimmungsaufhellung begriffen, einen schweren Suizidversuch. Zunächst ist er ruhig, depressiv, gut angepaßt. In diesen Tagen hat sich die Beobachtungsstation allerdings durch mehrere singende und schreiende Maniker sowie nächtliche Akutaufnahmen in eine „Schlangengrube" von randalierenden Alkoholikern verwandelt. Gerhard leidet sehr darunter. Mißmutig fragt er sich ständig, was mit ihm vorgehe, er kenne sich nicht mehr aus, er werde wahnsinnig. Der Patient nimmt zwar hellwach das Geschehen im Wachsaal wahr, kann aber nichts damit anfangen, versteht nicht, was geschieht. „Das ist ein scheußliches Gefühl." Er wird zusehends getrieben, unruhig, äußerst ängstlich und ratlos. Plötzlich erkennt er das ihm seit Jahren vertraute Pflegepersonal, die behandelnden Ärzte und sogar seine Mutter nicht mehr. Gerhard L. hört Stimmen, die sich unterhalten. Er meint, er sei schon tot, nur seine Seele sehe ihn noch. Seine linke Hand bezeichnet er als Leichenhand, er fühlt, daß seine Seele nicht mehr in seinem Körper ist. Dysphorisch wiederholt er immer wieder folgende Klagen: „Wo bin ich eigentlich? Wer bin ich denn eigentlich? Ich kenne mich nicht aus. Alles ist so unwirklich. Alles kommt mir so nahe. Ich habe Angst, erdrückt zu werden. Ich kenne niemanden. Ich kann nicht mehr denken." Auf Fragen gibt er zwar in verständlichen ganzen Sätzen Antworten, die jedoch thematisch meist mit der jeweiligen Frage nichts zu tun haben. Zum Beispiel: „War Ihre Mutter heute bei Ihnen zu Besuch?", Antwort, „Ich bin tot, nur meine Seele sehe ich noch." Frage: „Kennen Sie mich?", Antwort, „Ich werde wahnsinnig"; Frage: „Haben Sie Durst?", Antwort, „Ich kenne niemanden. Alle sind gegen mich." Dieser Zustand der wahnhaften Orientierungslosigkeit dauert vier Tage. Sodann klingen die Wahnsymptomatik sowie die Halluzinationen sukzessive ab. Verlegung in ein Zweibettzimmer. Nach einer etwa drei Wochen währenden depressiven Nachschwankung kann der Patient in ausgeglichener Stimmung entlassen werden.

In mehreren Gesprächen erinnert sich der Patient in allen Einzelheiten an die Zeit des Nicht-mehr-Auskennens. Es sei ein furchtbarer Zustand gewesen. Alles komme einem dabei so nahe, alles sei so laut, es herrsche zeitweise ein schrecklicher Lärm. Man möchte etwas tun, aber man versteht nicht mehr, was um einen vorgeht. „Gleichzeitig war ich ratlos von dem engen Gefühl geplagt, daß alle alles von mir wissen und daß alles bereits unabhänderlich entschieden ist. Die eigene Lage, nicht zu durchschauen und nichts dagegen machen zu können, ist ein schwer zu ertragendes Gefühl."

Medikamentöse Behandlung: Haloperidol 3×2 mg oral, Lithiumcarbonat 3×1 Tablette. Nachbetreuung durch die Außenfürsorge des Sozialmedizinischen Dienstes. Aus dem Nachbetreuungsbericht ist zu entnehmen, daß Gerhard L. zwar frühpensioniert wurde und zeitweise depressiv ist, sich jedoch seiner kleinen Tochter annimmt und wieder unter die Leute geht.

2.1 Querschnittsdiagnosen

Fünf stationär beobachtete depressive Phasen, eine depressive Phase in der Pubertät, mehrere depressive Phasen zu Hause. Eine manische Phase in der Klinik. Eine hypomanische Phase während der beruflichen Tätigkeit. Eine dysphorische Phase, welche durch akute Umweltbelastung (Wachsaal der Beobachtungsstation) zu einem holophrenen Syndrom exazerbierte. Mehrere Selbstmordversuche.

2.2 Längsschnittdiagnose

Manisch-depressives Krankheitsgeschehen (endomorph-zyklothymes Achsensyndrom). Tripolarer (depressive, manische, dysphorische Phasen) Krankheitsverlauf. Neurotische Persönlichkeitsentwicklung.

2.3 Genetik

Matrilinear: Belastung mit manisch-depressivem Krankheitsgeschehen.

2.4 Besprechung

Die Grundkrankheit ist zweifelsohne ein manisch-depressives Krankheitsgeschehen. Die Neurotisierung aufgrund der überstrengen Erziehung durch die Großmutter zeigt sich im Erwachsenenalter in Menschenscheu, vor allem gegenüber Frauen. Gleich seiner Mutter ist er nur hypomanisch fähig, sich sexuell mit dem anderen Geschlecht einzulassen, was die Geburt eines unehelichen Kindes zur Folge hat. Obwohl er beruflich tüchtig ist und eine sichere Stellung hat, kommt es mit Beginn des Berufslebens laufend zu depressiven Verstimmungen, zuerst mit Kopfweh und Kanzerophobie, allmählich jedoch zu schweren Selbstmordversuchen. Die Zeit der Selbstmordhandlungen fällt mit der Geburt der Tochter zusammen. Dieses Kind erfährt insofern das Schicksal des Vaters, als auch er gleich seiner eigenen Mutter den Partner nicht annehmen kann und nach der Geburt des Kindes die Beziehung abbricht. Es dürfte in diesem Fall der von Freud (1967b) beschriebene Wiederholungszwang sein Spiel treiben. Wenngleich lebensgeschichtliche Fakten den Verlauf des manisch-depressiven Krankheitsgeschehens sicherlich beeinflussen, muß aus biologischer Sicht auch ein eigengesetzlicher Krankheitsverlauf angenommen werden, zumal eindeutig Phasen ohne reaktiv-psychogene Auslöser zu beobachten sind.

Wie sehr multifaktorielle Bedingungen für den Ausbruch eines schweren psychotischen Zustandsbildes verantwortlich sein können, soll am Beispiel des holophrenen Syndroms bei diesem Patienten gezeigt werden. Gerhard L. war bereits mehrmals wegen depressiver Phasen auf verschiedenen Stationen behandelt worden. Es kam dabei nie zu paranoiden bzw. halluzinatorischen Symptomen. Erst, als er wegen akuter Suizidgefahr im Wachsaal der Beobachtungsstation antidepressiv behandelt werden mußte, war er der Streßsituation der Akutstation nicht mehr gewachsen. Um nicht von den Stimuli seiner akutpsychotischen Mitpatienten „überflutet" zu werden, mußte er sich in seine eigene Welt zurückziehen, sowie zur Abwehr seine eigene

Thematik auf die Welt projizieren, was Wahn bedeutet. Diese Interpretation wird im systemtheoretischen Teil des Buches begründet werden.

Bei diesem Kranken ist in den Tagen der holophrenen Orientierungslosigkeit die Personenverkennung und das affektive Erleben im Wahnchaos besonders eindrucksvoll. Wie die Falldarstellung zeigt, ist es bei der Verkennung Bekannter als Unbekannte dem Kranken unmöglich, die Welt in ihren einzelnen individuellen Wirklichkeiten (Personen) zu erkennen. Der Patient sieht in einer ihm bisher bekannten Person deshalb nur mehr die Welt schlechthin, weil er sie zu seiner Welt bzw. zu seinem eigenen Spiegelbild reduziert. Kurzum: die Welt als eigenes Spiegelbild wird schließlich vom Wahnkranken als eine ganz zu ihm gehörende Wirklichkeit erlebt. Der Ort, an dem sich das Ich und die Welt schlechthin (alle Personen) spiegeln, ist das Hirnorgan des Patienten im Sinne des Es. In der Personenverkennung eines Bekannten als Unbekannten wird also jedwede Ich-Du-Beziehung auf den Ort des eigenen Es (Gehirn) reduziert. Andererseits lehrt diese Falldarstellung, daß der holophrene Personenverkenner gleichzeitig immer auch vom eigenen Tod und von Katastrophen (wie Weltuntergang) spricht. Er erlebt in quälender Dysphorie, wie seine Kommunikationsunfähigkeit zum Tode führt. Mit dem Umschlag der Depression in das holophrene Syndrom ändert sich auch die Affektlage im Sinne der Dysphorie. Gerade dieses immer wiederkehrende Todesthema ist es, welches uns verrät, daß der Holophrene in derartigen Episoden wahnhafter Existenz (Wahnchaos) im Spiegel seines eigenen Todes steht. Die Welt ist für ihn zu seinem Doppelgänger geworden. So gesehen ist die holophrene Personenverkennung ein heautoskopisches Phänomen.

3. Fall 3

Tamara R. wird am 23. Juni 1948 in einem kleinen Dorf in Bosnien geboren. Sie ist die drittälteste Tochter von insgesamt sechs Kindern. Alle Geschwister sind angeblich psychisch unauffällig, es gibt keinen Selbstmordversuch bzw. Selbstmordversuche in der Familie. Der Vater ist Bauer. Er verstirbt 1980 an einem Herzversagen. Sechs Monate vor seinem Tod ist er schwer depressiv. Die Geschwister des Vaters leben noch alle, arbeiten in der Landwirtschaft und sind gesund. Die Mutter von Tamara R. arbeitet ebenfalls am Bauernhof. Sie wird als fröhliche aktive Frau geschildert, seit dem Tod ihres Mannes ist sie jedoch depressiv. Nach vier Klassen Volksschule arbeitet Tamara bereits am elterlichen Hof mit und verbleibt dort bis zur Eheschließung im Jahre 1971. Im Jahre 1972 bringt sie einen Sohn zur Welt. Schwangerschaft und Geburt verlaufen ohne Komplikationen. 1975 geht sie allein nach Österreich. Der Sohn lebt bei den Eltern des Ehemannes in Jugoslawien und geht auch dort zur Schule. Er wird als fröhliches, aufgewecktes Kind geschildert, dem es bei den Großeltern gut geht und das dort glücklich ist. Die erste Zeit allein im fremden Land ist für Frau R. sehr hart, da sie aus einem kleinen Ort kommt und noch nie im Ausland gewesen ist. Sie weint viel, die Arbeit als Zimmermädchen in einer Pension ist sehr hart. 1977 kommt ihr Ehemann ebenfalls nach Österreich. 1979 arbeitet das Ehepaar gemeinsam im Gastgewerbe in der Küche. Im Frühjahr 1979 schläft sie von einem Tag auf den anderen schlecht, wacht mehrmals nächtens auf, morgens Kribbeln in den Händen und Füßen, Müdigkeit und lustlos-gedrückte Stimmung. Zeitweise leidet sie unter Herzstechen und Angstgefühlen. Sie kann die Arbeit nur mit Mühe schaffen. 1980–81 arbeitet die Patientin während der Sommer- und Wintersaison in einer Pension in den Salzburger Bergen. Der Kontakt mit ihren Arbeitgebern ist gut, solange sie arbeitsfähig ist. Als sie eine schwere Grippe bekommt, muß sie trotz Fieber arbeiten, es werden weder Zimmerstunden noch Urlaub gewährt, sie wird schamlos ausgenützt.

Wegen Rücken- und Schulter-Nackenschmerzen erfolgt eine medikamentöse und neuraltherapeutische Behandlung durch die Ärztin des Dorfes. Die Chefin wirft ihr vor, daß sie zu oft zum Doktor gehe und die Arbeit liegenbleibe. In diesen Tagen kann die Patientin nicht mehr durchschlafen, hat Herzstechen, Ameisenlaufen in den Händen, schleppt sich morgens nur noch zur Arbeit. Als sie schließlich eine lange Nacht überhaupt nicht mehr schlafen kann, tritt schlagartig folgender Zustand auf: sie weiß plötzlich nicht mehr, was mit ihr und um sie vorgeht. Auf Fragen äußert sie immer wieder verzweifelt lächelnd folgende Worte: „wahnsinnig, witzig, Katastrophe!“ Aufgrund dieser „Verwirrung“ wird sie in ein nahegelegenes Krankenhaus gebracht und von dort unverzüglich in die Psychiatrische Abteilung der Landesnervenklinik Salzburg überstellt. Beim Aufnahmegespräch ist nur schwer ein Kontakt herzustellen, da sie nur gebrochen Deutsch spricht und sichtlich völlig desorientiert ist. Sie hält die Ärztin für ihre Chefin, glaubt, sich in Jugoslawien zu befinden. Frau R. ist ganz irritiert, wenn man sie auffordert, Deutsch zu sprechen. Sie wiederholt stereotyp die drei Worte: „wahnsinnig, witzig, Katastrophe!“ (lächelt dabei verlegen). Etwa eine Stunde nach der Aufnahme wird sie sehr ängstlich und weinerlich. Sie ist zeitlich, örtlich, situativ und autopsychisch völlig desorientiert. Die organneurologische sowie allgemein-medizinische Durchuntersuchung ist ohne krankhaften Befund, mit Ausnahme eines unspezifischen Liquorreizsyndroms (Liquorzytologie) bei normaler Zellzahl und Eiweißverhältnissen (s. Kapitel V). Während zweitägiger parenteraler Behandlung mit dem Antidepressivum Trimipramin 2×75 mg schläft sie sehr viel und ist am dritten Tag wieder voll orientiert, jedoch noch erschöpft. Bereits am vierten Tag nach der Aufnahme kann mit Hilfe eines Dolmetschers ein ausführliches Gespräch geführt werden. Sie erinnert sich ganz genau an die Aufnahmesituation: „Tags zuvor hatte ich nichts mehr geschlafen und mich am Morgen gar nicht mehr ausgekannt. Alles ist mir ganz verändert und komisch vorgekommen. Ich habe das Gefühl gehabt, daß alle Leute alles über mich wissen. Ich habe mich zeitweise über diesen Zustand sehr gewundert und mich ganz schlecht dabei gefühlt, obwohl ich komischerweise lachen mußte. Ich kann mir heute noch nicht erklären, was da passiert ist. Ich habe immer wieder gesagt: wahnsinnig, witzig, Katastrophe. Wenn ich Kinder gesehen habe, bin ich unerklärlicherweise einfach auf sie zugegangen und habe gerufen: Alles Gute meinem Sohn!" Verschämt klagt sie bei der Exploration dem Arzt: „Ich damals nix wissen, alle von mir wissen, ich nix wissen." Nach zehntägigem stationären Aufenthalt wird die Patientin, noch arbeitsunfähig, in Begleitung ihres Mannes entlassen.

Ambulante Kontrolle in vierwöchigen Abständen. Bei der ersten Kontrolle ist die Patientin noch depressiv-verstimmt und rasch erschöpfbar. Sie redet zwar bereitwillig über die Zeit der „Verwirrung", es ist ihr jedoch peinlich. Frau R. bekennt zögernd, daß sie sich schäme, in einer Nervenklinik gewesen zu sein. Etwa zwei Monate nach der Entlassung befindet sie sich ohne medikamentöse Therapie in ausgeglichener Stimmung und ist wieder voll arbeitsfähig. Es wird jedoch von uns dringend geraten, eine neue, leichtere und vor allem geregelte Arbeit zu suchen.

3.1 Querschnittsdiagnosen

Zyklothymie (endomorph-zyklothymes Achsensyndrom). Bipolarer Verlauf (drei depressive und eine dysphorische Phase). Holophrenes Syndrom, ausgelöst durch akute Belastung (Überforderung am Arbeitsplatz).

3.2 Genetik

Vater und Mutter depressiv, jedoch keine genauere Klassifizierung möglich.

3.3 Besprechung

Bei dieser Patientin hatte es zunächst den Anschein, daß das holophrene Syndrom rein exogen durch die berufliche Überlastung im Sinne einer exogenen Psychose verursacht wurde. Erst durch genaue Befragung (in Anwesenheit des Ehemannes) stellte es sich heraus, daß Frau R. in einer depressiven Phase, ausgelöst durch akute berufliche Überlastung (Arbeit trotz Erschöpfung), die Streßsituation nicht mehr bewältigen konnte und mit Wahn und Orientierungslosigkeit reagierte. Katamnestisch läßt sich eindeutig ein endomorph-depressives Achsensyndrom (abgesetzt auftretende Biorhythmusstörung sowie Antriebsstörungen und Veränderungen der Befindlichkeit) feststellen. Wenn Berner (1977, S. 218) reaktive Depressionen und Manien als „durch Belastung ausgelöste endomorph-depressive oder manische Zustände" beschreibt, so gilt dies auch für die Entstehungsbedingungen des holophrenen Syndroms. Die berufliche Überlastung war dafür ausschlaggebend, daß die „larvierte" Depression in ein holophrenes Syndrom umgeschlagen hat. Wie bei den oneiroiden Emotionspsychosen häufig beobachtet

(Boeters 1971), berichtet diese Patientin aus Scham ungern über den Zustand der „Verwirrung“, wenn man sie – nach ihrer Genesung – danach fragt. Ihr häufiges Lächeln während der Orientierungslosigkeit wurde von den Mitmenschen als Heiterkeit gedeutet. Es war aber das Lächeln einer Ratlosen („witzig“), die die Welt total verändert erlebte („wahnsinnig“) und nichts gegen ihr Schicksal tun konnte („Katastrophe“). In dieser Situation teilt die Lächelnde nonverbal ihren Mißmut mit, daß sie das unabänderliche Schicksal mit „Galgenhumor“ zu tragen hat, weil sie nicht erkennen kann, was eigentlich geschieht. Das ist dysphorische Hilflosigkeit ohne erkennbares Ziel, und keine depressive Hoffnungslosigkeit, ferne Ziele zu erreichen.

Ein hirnorganischer Befund macht uns auch in diesem Fall Kopfzerbrechen, nämlich das unspezifische Liquorreizsyndrom, für welches wir mit den Methoden moderner neuropsychiatrischer Diagnostik keine Ursache finden konnten. Leider war es bei Frau R. aufgrund der Sprachschwierigkeiten nicht möglich, die Wahninhalte auf ihre lebensgeschichtliche Bedeutung hin zu interpretieren.

4. Fall 4

David M. wird am 10. Oktober 1935 als Sohn eines Maurers geboren. Er hat noch zwei jüngere Geschwister. Ärmliche Kindheit in warmen familiären Verhältnissen. Nach der Volksschule (durchschnittlich gelernt) schließt er eine Tischlerlehre erfolgreich ab, ist jedoch zunächst als Hilfsmaurer tätig. Aus der Ehe mit einer Verkäuferin, die er 22jährig eingeht, stammen zwei gesunde Töchter. In der Herkunftsfamilie von M. gibt es angeblich keine Nerven- oder Geisteskrankheiten, auch keine Selbstmorde. 1960 erste stationäre neurologische Durchuntersuchung wegen starker Kopfschmerzen und Magenschmerzen (Magengeschwüre). Seit dieser Zeit ist er als Lohndiener in einem Hotel tätig.

Wegen einer depressiven Phase wird der Patient 1964 zum ersten Mal an der Psychiatrischen Krankenhausabteilung der Landesnervenklinik Salzburg stationär behandelt. Es bestehen multiple körperliche Beschwerden, jedoch kein Wahnsyndrom. Orientierung in allen Qualitäten unauffällig. Bis zur nächsten stationären Aufnahme 1972 ist M. psychisch unauffällig und voll arbeitsfähig. Der aktuelle Anlaß für das Auftreten einer neuerlichen depressiven Phase dürfte das Führerscheinexamen sein. Er besucht einen Führerschein-Intensivkurs, der ganztägig durch 14 Tage angesetzt ist. Anfangs geht es ihm ganz gut, er wird aber zusehends nervöser, obwohl er beim Fahren gute Fortschritte macht. Am Tag vor der Prüfung fährt M. nach Hause, ist in einem sehr schlechten Zustand, weint, hat vor allem Angst und klagt eintönig gehemmt über die drückende Schwere, die seine Seele befallen hat. Klinisch bietet sich folgendes Zustandsbild: depressiver Stupor. Nach Abklingen desselben besteht völlige Orientierungslosigkeit bei hellwachem Bewußtsein. Häufig klagt er: „Ich kenne mich nicht aus." Hintergründig deutet alles in seiner Umgebung auf eine Katastrophe hin, er wähnt sich in unbestimmter Weise verfolgt. Es erscheinen ihm zeitweise bereits verstorbene Bekannte. Nachdem dieses paranoid-halluzinatorische Syndrom abgeklungen ist, kann aufgrund intakter Erinnerung die Zeit der wahnhaften Orientierungslosigkeit ausführlich besprochen werden.

Nach guter Remission erfolgt im Januar 1973 eine Wiederaufnahme wegen einer „erregten Verwirrtheitspsychose" mit Selbstmordäußerung. Laut Aussage des Hausarztes wirft ihm die Gattin die Aufenthalte in der Nervenklinik vor und droht, im Falle weiterer Behandlungen im „Narrenhaus" sich scheiden zu lassen. Auch führen die Eheleute seit vielen Monaten kein Geschlechtsleben mehr. Unter diesem Druck wird David M. schon zu Hause akut psychotisch. Er fühlt sich von seinem Fahrlehrer verfolgt. Liest aus den Augen seiner beiden Kinder Gedanken, die ihm bestätigen, daß die Familie nichts Böses gegen ihn plane. Die Hauskatze bezeichnet er als „Vertrauensperson". In der Klinik ist der Patient mehrere Tage ohne jede autopsychische und situative Orientierung. Er fühlt sich generell verfolgt, jammert aber immer wieder, daß er sich nicht mehr auskenne, die Angst werde jetzt unerträglich. Wenn man ihm eine Frage stellt, so beantwortet er sie nicht, sondern redet von etwas ganz anderem. Wie etwa: „Ich bin an allem schuld; der Doktor ist verschwunden; ich kenne mich nicht aus; es geht dahin mit mir." Bewußtseinslage: klar und hellwach. Vor der Entlassung, nach 40tägigem stationären Aufenthalt, erzählt der Patient detailliert über seine Erlebnisse während des wahnhaften Orientierungsverlustes. Einen Monat nach der Entlassung kommt es zur erneuten akuten Klinikeinweisung wegen eines Selbstmordversuches (Schnittverletzungen in beiden Ellenbeugen). Der Patient ist depressiv-verstimmt, er leidet unter Durchschlafstörungen und einem Morgentief. Er bezieht alle Vorgänge in der Umgebung in schuldhafter Weise auf sich: „Ich bin ein ganz schlechter Mensch." Dieses Zustandsbild ist nach vierwöchiger antidepressiver Behandlung völlig abgeklungen.

Bis 1979 ist der Patient völlig unauffällig und tüchtig im Beruf. Stationäre Behandlung wegen einer depressiven Phase mit Cervicalsyndrom. Nach der Entlassung (dreiwöchiger Aufenthalt) ist der Kranke wieder voll remittiert. Im Juni 1981 Wiederaufnahme nach Überweisung von einem Kreiskrankenhaus. Überweisungsbericht: „Zunächst Behandlung wegen multipler spondylogener Beschwerden im Bereich der gesamten Wirbelsäule. Seit einigen Tagen wechseln Stuporen mit massiven Erregungszuständen. Häufig Suizidäußerungen. Er halluziniert den durch Selbstmord verstorbenen Onkel."

Bei der Aufnahme an der Psychiatrischen Beobachtungsstation bietet sich folgender Befund: katatoner Stupor, Flexibilitas cerea, Tachycardie, 40,2 °C Fieber mit Schweißausbrüchen, hypertone Blutdruckschwankungen,

Der Patient liegt steif und regungslos im Bett; die Augen sind zwar geöffnet, es besteht aber kein Blickkontakt mit der Umgebung, deutliche Benommenheit. Nachdem die organneurologische sowie internmedizinische Untersuchung organische Ursachen für die akute Psychose ausgeschlossen haben, handelt es sich eindeutig um eine „akute tödliche Katatonie" (Arnold 1949). Therapie: elektrokonvulsive Behandlung (EK) en bloc.

Nach der vierten EK-Therapie ist der Patient wieder kontaktfähig, nicht mehr kataton, halluziniert jedoch lebhaft verschiedene Personen (ohne nähere Angaben). Bereits nach fünf Tagen (7. EK-Behandlung) ist er bewußtseinsklar, badet selbst. Tags darauf gerät der Kranke in einen Zustand totaler Orientierungslosigkeit. Er erkennt den behandelnden Arzt nicht mehr. Auf die Frage, wie es ihm gehe, klagt der Patient: „Ich weiß nicht, wer ich bin; ich darf niemanden mehr kennen; wo bin ich?" Auf weitere Fragen geht er nicht ein, sondern fährt fort: „Ich falle immer weiter hinab; ich weiß nicht mehr, wann Tag und Nacht ist; furchtbar, furchtbar!" Er glaubt im Fernsehen gesehen zu haben, daß seine Frau in ein Krankenhaus eingeliefert worden sei. Alle seine Angehörigen seien verschwunden, er wisse nicht, wer da dahinter stehe. Am folgenden Tag ist der Kranke wieder gut kontaktfähig und zeitweise orientiert. Im Laufe der nächsten Woche wechseln sich die Zustände paranoid-halluzinatorischer Orientierungslosigkeit mit solchen ausreichender Orientierung und Kontaktfähigkeit häufig (meist innerhalb von Stunden) ab. Neun Tage nach der letzten EK-Behandlung (insgesamt sieben EK-Therapien) ist der Patient konstant gut orientiert, keine Halluzinationen, kein Wahnsyndrom nachweisbar.

Während sich der Patient an die Zeit der akuten drohenden tödlichen Katatonie (Dauer fünf Tage) überhaupt nicht erinnern kann, besteht für die Zustände der wahnhaften Orientierungslosigkeit exakte Erinnerung. Entlassung nach einem insgesamt achtwöchigen stationären Aufenthalt in ausgeglichener Stimmungslage und unauffälligem psychiatrischem Befund. Im Herbst 1981: vier Wochen stationäre Behandlung wegen einer manischen Phase. Im Frühjahr 1982: dreiwöchiger Klinikaufenthalt zur Behandlung einer depressiven Phase. Medikamentöse Therapie: zuletzt Imipramin 50 mg morgens oral.

4.1 Querschnittsdiagnosen

Sechs beobachtete depressive Phasen, drei dysphorische Phasen, die sich durch akute Belastungssituationen zu holophrenen Syndromen gestalten. Einmalige Beobachtung einer manischen Phase. Eindeutiges Auftreten eines „echten" schizophrenen Zustandsbildes (im von uns reformulierten Sinne) als akute drohende tödliche Katatonie.

4.2 Längsschnittdiagnose

Schizo-affektive Psychose (endomorph-zyklothymes Achsensyndrom, endomorph-schizophrenes Achsensyndrom). Tripolarer (depressive, manische, dysphorische Phasen) Krankheitsverlauf mit einem schizophrenen Zustandsbild (akut bedrohliche tödliche Katatonie).

4.3 Genetik

Schwere Doppelbelastung (matrilinear und patrilinear) bezüglich manisch-depressivem Krankheitsgeschehen und Selbstmord, was dem Patienten weitgehend unbekannt ist und erst mühsam über Verwandte erfragt werden konnte.

4.4 Besprechung

Es läßt sich für jedes der drei bisher beobachteten holophrenen Zustandsbilder ein auslösendes Moment finden. Das erste holophrene Syndrom tritt unmittelbar vor dem Führerscheinexamen auf. Das zweite unter dem Druck der Scheidungsdrohung der Gattin – auch leidet der Patient seit vielen Monaten an libidinösen Problemen und mangelndem Körperkontakt. Acht Jahre später treten wiederum gehäuft depressive Phasen auf. Dadurch ist sein Arbeitsplatz als Lohndiener gefährdet. Gleichzeitig sieht er durch seine neuerlichen Klinikaufenthalte die Ehe seitens seiner Frau bedroht.

Obwohl es sich eindeutig um eine depressive Phase handelt, weist ihn der Hausarzt zunächst in ein allgemeines Krankenhaus ein, um das für die Ehefrau so schreckliche Brandmal eines „Irrenhausaufenthaltes" zu vermeiden. Als der Patient dort aber kataton wird und Selbstmordabsichten äußert, muß er in die Landesnervenklinik überstellt werden. Auf der Basis des eigengesetzlichen Verlaufes eines endogen-psychotischen Krankheitsgeschehens spitzt sich durch den unumgänglichen stationären Aufenthalt an der psychiatrischen Beobachtungsstation die soziale und familiäre Not extrem zu. Er verfällt in den Zustand einer akuten drohenden tödlichen Katatonie. Nach fünftägiger Intensivbehandlung mit elektrokonvulsiver Therapie ist er kurz bewußtseinsklar und wahnfrei, erkennt seine Lage weitgehend. Es überkommen ihn quälende Schuldgefühle seiner Ehefrau und dem Arbeitgeber gegenüber. Die psychosoziale Notsituation ist also nach gelungener medizinischer Therapie in keiner Weise bewältigt. Dies dürfte ausschlaggebend gewesen sein, daß der Patient bereits zwei Tage nach Abklingen der Katatonie in einen holophrenen Zustand umschlägt.

In dieser insgesamt dritten holophrenen Episode stehen neben dem wahnchaotischen Orientierungsverlust Schuldgefühle im Vordergrund, welche dysphorisch erlebt werden. Sie hängen thematisch weitgehend mit der Beziehung zu seiner Frau zusammen, wo er sich schuldig und krankheitsbedingt als Versager erlebt. Er halluziniert – gleichsam als Versuch, die Partnerschaft mit seiner Frau wenigstens auf Krankheitsebene wieder herzustellen –, daß diese ebenfalls akut in ein Krankenhaus eingeliefert wird. Vom Tod umfangen, klagt M. mißmutig über seine schicksalsergebene Ratlosigkeit: „Ich falle immer weiter hinab, es geht dahin." Auf Fragen gibt er satzlogische Antworten, jedoch nicht auf die Thematik der Fragen bezogen. Ferner sticht – wie bei allen bisher beobachteten holophrenen Zustandsbildern – ins Auge, daß sich der Kranke zwar sterbend fühlt, jedoch nicht explizit suizidal ist, d.h., nicht an Selbstmord denkt.

Besonders eindrucksvoll ist in diesem Fall die Vielgestaltigkeit der Psychose im Langzeitverlauf. Die schizo-affektive Psychose (in reformulierter Definition) zeigt reine depressive, manische und dysphorische Phasen. In diesen Phasenverlauf episodisch eingestreut sind katatone Zustandsbilder (Erregungen und Stuporen) sowie paranoid-halluzinatorische Syndrome, welche dreimal zum totalen wahnhaften Orientierungsverlust führen und somit exakt als holophrene Syndrome abgrenzbar sind.

Diese Kasuistik lehrt, daß bei der Erstellung einer „endgültigen" Diagnose größte Zurückhaltung geboten ist, und die Verantwortung gebietet, die bisher beobachteten Zustandsbilder nach dem Zeitpunkt des Auftretens und deren Dauer einfach zu beschreiben. Wie wir noch weiter unten diskutieren werden, haben die erregt-gehemmten Verwirrtheitspsychosen (Leonhard) zwar viele Gemeinsamkeiten mit dem holophrenen Syndrom, lassen sich aber aufgrund reiner phänomenologischer Beschreibung psychopathologisch nicht so exakt abgrenzen, wie es bei dem systemtheoretisch konzipierten holophrenen Syndrom zutrifft.

Was die Erhebung der Familienanamnese betrifft, so haben wir auch bei diesem Fall folgende Erfahrung gemacht: der Patient gibt zunächst mit Sicherheit an, daß seine Herkunftsfamilie psychosenunbelastet sei. Im Rahmen einer genetischen Studie zum manisch-depressiven Krankheitsgeschehen im Bundesland Salzburg gelangt uns jedoch eine schwere Doppelbelastung (matrilinear und patrilinear) bezüglich manisch-depressiver Krankheitsgeschehen und Selbstmorden zur Kenntnis.

5. Fall 5

Karl S. wird am 20. Januar 1945 als Sohn eines Bergbauern geboren. Er hat noch zwei ältere Geschwister. Schwere Kindheit. Die Eltern sind wortkarg und streng. Großmutter mütterlicherseits war 1930 fünf Monate wegen Amentia in der „Landesirrenanstalt". Laut Krankengeschichte ist ihre Herkunftsfamilie mit Nervenkrankheiten schwer belastet. Karl wird von seinen Geschwistern viel gehänselt und besonders vom älteren Bruder oft auf den Kopf geschlagen. In der Volksschule ist er mehrmals sitzengeblieben. Dann arbeitet er als Bauernknecht. Nach dem Wehrdienst ist er als „Mädchen für alles" in einer Fleischhauerei angestellt. Er wird überall ausgenützt, ganz besonders als Knecht. Seit 1966 ist S. bei den Österreichischen Bundesbahnen im Oberbau beschäftigt. Von den Dorfbewohnern wird er als ruhiger, arbeitsamer Mensch beschrieben. Er geht nach der Arbeit fast täglich ins Wirtshaus, trinkt dort zwei Glas Bier und fährt dann weiter auf den Bauernhof seines Bruders, wo er wohnt. Er ist Mitglied des Schützenvereines. Bei Feierlichkeiten trinkt er manchmal „über den Durst“. Im Jahre 1976 wird Karl einmal im Gasthaus gehänselt, er solle die hübsche Bankangestellte heiraten, die doch so verliebt in ihn sei (in Wirklichkeit kennen sich die beiden gar nicht). Nachdem die Leute mehrere Wochen auf ihn eingeredet haben, geht er eines Tages zum Pfarrer und bestellt das Aufgebot sowie anschließend einen großen Saal im Wirtshaus, denn „jetzt wird geheiratet“. Als er dann sieht, daß alles nur Jux war, erleidet er einen „Schock“. Seither sei Karl verändert, so berichten die Dorfbewohner. Sein Leben geht aber in unauffälliger Weise weiter.

1979 heiratet er eine Frau, die er seit der Schulzeit kennt. Aus dieser Ehe stammen bisher zwei Kinder (ein Mädchen hat die Frau in die Ehe mitgebracht). Bald nach der Eheschließung wird S. immer wieder psychisch auffällig, besonders in Zeiten der Schwangerschaft seiner Frau. Er geht häufiger ins Gasthaus und hält, ohne Geld bei sich zu haben, alle Leute zechfrei. Er kauft auch ungewöhnlich viel ein. Tageweise ist er aber wieder wortkarg, zurückgezogen und schwermütig. Im Januar 1981 – die Gattin ist hochschwanger – beginnt Karl Tag und Nacht herumzuwandern, viel zu reden und die Leute zu beschimpfen. In diesem zornig-manischen Zustand erfolgt die erste Aufnahme an der psychiatrischen Klinik Salzburg.

Bei der Aufnahme schreit er laut, erzählt von der Feuerwehr, läßt sich nicht untersuchen. Unter neuroleptischer Therapie klingt diese manische Phase wieder ab, so daß der Patient nach vierwöchigem stationären Aufenthalt entlassen werden kann. Er wird nachbetreut: die Berichte des Außenfürsorgers sind unterschiedlich. Zeitweise arbeitet der Patient voll, dann leidet er wieder unter leichten depressiven Verstimmungen mit Durchschlafstörungen. Im Sommer 1981 stellt sich der Patient in selbstmörderischer Absicht vor einen herannahenden Zug, kann jedoch noch rechtzeitig von Arbeitskollegen entfernt werden. Anschließend ambulante antidepressive Therapie. Bis zum Sommer 1982 ist er arbeitsam und psychisch stabil.

Bei einem Fest des Schützenvereins wird er gehänselt und „Saukopf“ genannt. Das erregt ihn dermaßen, daß er mit einem Taxi wegfährt und einige Kleinstädte besucht. In der Schützentracht fährt er zwei Tage und Nächte durch das Land. Zu Hause angekommen, ist er ganz durcheinander, räumt die Kästen aus und ein, zählt ständig Löcher. Nach Auskunft des Hausarztes ist Karl sicher nicht betrunken. Dieser Zustand führt umgehend zur stationären Aufnahme.

Der Patient ist bei der Aufnahme getrieben, zählt alle Personen und Gegenstände ab, wobei er jeweils darauf hindeutet und sterotyp dazu bemerkt: „Kenn ich!“ Er hört noch immer die Blasmusik spielen. Auf alle gestellten Fragen antwortet er: „Weiß ich nicht!“ Dazwischen sagt er das Alphabet auf. Dieser Zustand hält dreizehn Tage an. Die organneurologische

Durchuntersuchung zeigt keine krankhaften Befunde. Behandlung mit Chlorprothixen und Trimipramin parenteral. Zeitweise liegt er ruhig, eher gehemmt im Bett, dann ist er wieder erregt und schreit. Der Patient ist völlig desorientiert, gibt auf Fragen nichtentsprechende Antworten. Stundenweise ist er mürrisch, gereizt und weinerlich, wobei er klagt: „Ich kenne mich nicht mehr aus." Karl verkennt Arzt und Pflegepersonal. Einmal sagt er zum Stationsarzt: „Herr Ober, ich möchte ein Essen bestellen!" Tags darauf ist er bedeutend ruhiger, jammert jedoch ständig über Brustschmerzen, da ihn irgendjemand in die Brust geschossen habe. „Ich weiß überhaupt nicht mehr, was los ist; bin ich krank? Alles ist aus; mein Rücken tut mir so weh." Ein Mitpatient bemerkt dazu: „Ist das ein grantiger Jammerer!" Während des Versuches einer Maltherapie führt er ständig Rechnungen durch, die falsch sind. Karl schreibt Zahlen auf, zählt eine Weile, macht einen Strich, schreibt eine beliebige Zahl darunter und bemerkt jedesmal zufrieden: „stimmt!" Nach etwa zehn Behandlungstagen geht er zum ersten Mal für Minuten auf Fragen ein. In zahlreichen Kurzgesprächen kommt allmählich die autopsychische Orientierung wieder. Am 13. Behandlungstag erwacht er gegen Abend aus einem Schlaf und ist hochgradig erregt, zeitlich und örtlich völlig desorientiert, hört unbekannte Stimmen, verkennt alle anwesenden Personen, verlangt ein Frühstück und ist äußerst gereizt.

In den folgenden Tagen ist der Patient voll orientiert, drängt vehement nach Hause. Im Umgang mit der Bezugstherapeutin wird Karl nun humorvoll und gelockert. Die Stimmung ist ausgeglichen. Das paranoid-halluzinatorische Syndrom, die Arithmomanie sind völlig abgeklungen, auch das körperliche Befinden ist gut. Auf die Frage, ob er sich an die vergangenen drei Wochen erinnern könne, erwidert der Patient: „Ja, ganz genau." Es kränkt ihn, daß ihn die Leute beim Schützenfest Dummkopf und Saukopf genannt haben. Er weiß noch genau, daß er viel gezählt und den Arzt für den Kellner gehalten hat. Ferner berichtet er, daß er schlagartig das sichere Gefühl gehabt habe, von einer Kugel in die Brust getroffen worden zu sein. „Die Kugel ist von irgendjemand im Raum gekommen. Es ist einem aber in diesem Zustand alles undurchschaubar, so klar man auch die Dinge sieht. Jetzt danach kommt mir alles komisch vor."

Nach dreiwöchiger stationärer Behandlung wird dem Drängen des Patienten stattgegeben, und er wird nach Hause entlassen. Therapievorschlag: Trimipramin 3×50 mg oral. Zu Hause angekommen, begrüßt er seine Angehörigen, sagt, es gehe ihm gut. Dann spricht er nichts mehr, außer ja und nein. Die nächsten Tage liegt er fast nur mehr im Bett, steht lediglich zum Essen und zum Toilettengang auf. Der Hausarzt verordnet Imipramin 3×25 mg. Als sich der Zustand nicht ändert, wird er wegen fraglicher Selbstgefährdung erneut in die Klinik gebracht. Dies geschieht vor allem auf Betreiben der Gattin. Auch in der Klinik liegt er dauernd im Bett, ist weder zu einem Gespräch zu bewegen, geschweige denn zum Aufstehen. Wenn man ihn anspricht, lächelt er und nickt auf Fragen bestenfalls mit dem Kopf. Behandlung mit Haloperidol 3×5 mg oral. Nach Stimmen befragt, nickt er lächelnd. Karl will aber noch nicht darüber reden, denn er weiß nicht, wie er es erklären soll. Er liegt weiterhin den ganzen Tag über im Bett, so wie ein Träumender mit glücklich-verzücktem Gesichtsausdruck. Gefragt, ob er etwas Schönes träume, lächelt er verschmitzt. Er ist dieses Mal voll orientiert. Nach siebentägiger neuroleptischer Behandlung ist folgendes vom Patienten zu erfahren: „Ich höre ein wunderschönes Rauschen, gleichzeitig sehe ich einen Schleier in allen Farben. Ferner erscheinen mir unbekannte männliche Gestalten in weißen Gewändern. Auch schöne Frauen in herrlichen Gewändern und auch ohne Gewänder sehe ich." Er lächelt verzückt. Während dieser „Emotionspsychose" berichtet der Patient nur sehr wenig über seine optischen und akustischen Halluzinationen. Nach 20tägiger Behandlung ist die Halluzinose weitgehend abgeklungen. Karl erinnert sich an die Inhalte exakt, es ist ihm jedoch äußerst peinlich, darüber zu reden. „Ich habe viele unkeusche Vorstellungen gehabt mit Männern und Frauen. Ich kann das unmöglich alles erzählen." Entlassung nach vierwöchigem stationären Aufenthalt in ausgeglichener Stimmung und psychisch weitgehend unauffällig. Therapievorschlag: Thioridazin 25/25/50 mg.

Zu Hause angekommen bleibt er immer in der Wohnung. Die Frau hat kaum Zeit für ihn, da sie drei Kinder, den Haushalt zu versorgen hat und zudem im 7. Monat schwanger ist. Karl sinniert viel, ist gehemmt, schwermütig, redet fast nichts. Ein paar Tage vor Allerheiligen wird er rasch frischer, steht am Morgen unerwartet frisch auf. Am Allerheiligentag ereignet sich dann folgendes (Schilderung eines Nachbarn):

Am Allerheiligentag sei er schon in den frühen Morgenstunden im Ort herumgegangen, habe überall angeläutet, habe gesagt, er leide unter einem Krampf und brauche unbedingt Melissengeist zum Einreiben. Er sei ganz gebückt gegangen und habe jedem erzählt, er sei schwer leidend. Er habe dabei auch stier geschaut und habe den Blick nicht gehoben. Seine Frau sei ihm nachgegangen; jedesmal, wenn er sie dann im Ort wieder gesehen habe, sei er plötzlich ganz gerade gegangen. Als seine Frau zurückgegangen sei, sei er wieder in gleicher gebückter Haltung dahingegangen und habe jedem von seinem Krampf erzählt. An diesem Tag sei er auch in die Kirche, sei während der Messe auf den Chor hinaufgegangen und habe hinuntergeschrien, sie sollten alle aufhören. Anschließend sei er vom Chor herunter und in alle Bänke hinein, hätte jedem die Hand gegeben und eben von seinem Krampf erzählt. Anschließend sei er auf den Friedhof hinaus, habe auch dort alle Leute begrüßt und sei von einem Grab zum anderen „gegeistert". Aufgrund dieses Vorfalles sei er dann am Abend in die Nervenklinik hinausgebracht worden.

Bei der vierten Aufnahme ist der Patient gespannt, zornig, schimpft mit dem Pflegepersonal: „Ich werde euch schon zeigen, wer hier anschafft!"

Da kein therapeutischer Kontakt möglich und der Patient hochgradig erregt ist, wird eine Schlafkur mit Chlorprothixen durchgeführt. Nach dreitägigem Heilschlaf Umstellung auf Fluphenazin. Er ist zeitlich und örtlich sowie zur Person ausreichend orientiert, verkennt jedoch seinen seit vielen Monaten bekannten Arzt, hält ihn für einen Bekannten aus dem Nachbarort. Karl kriecht zeitweise am Boden herum, will Mülleimer der Krankenstation ausleeren, um Ordnung zu machen. Dann zählt er wieder verschiedene Dinge ab. Zeitweise wähnt er sich an einem anderen Ort, kennt das ihm vertraute Pflegepersonal nicht mehr. Er bezieht alle Ereignisse der Umgebung auf sich, ist gereizt, mißmutig und stundenweise weinerlich. Mit zitternder Stimme erzählt er dann, was seine Kollegen am Arbeitsplatz zu ihm gesagt haben: „Du frißt für zehn und arbeitest nichts. Du bist ein Hurenbock und Stänkerer, ein Säufer usw. . . .“ Man kann aber den Patienten sofort beruhigen, wenn man ihn bei der Hand nimmt und ihm gut zuredet. Noch während dieses stationären Aufenthaltes wird versucht, mit dem Arbeitgeber Kontakt aufzunehmen, um bei den Mitarbeitern mehr Verständnis für den Patienten zu erreichen. Mit der Frau ist es wegen Unabkömmlichkeit (Schwangerschaft im 8. Monat und Haushalt) nur möglich, brieflich Kontakt aufzunehmen. Sie schreibt uns einen Brief, den wir weiter unten noch zitieren werden. Zur Zeit der Abfassung dieses Fallberichtes befindet sich der Patient noch in stationärer Behandlung (Dezember 1982).

5.1 *Querschnittsdiagnosen*

Zahlreiche depressive und manische Phasen, welche aufgrund des raschen Phasenwechsels (rapid cycling) nicht exakt feststellbar sind. Während einer depressiven Phase entwickelt sich eine Halluzinose vom Typ der oneiroiden Emotionspsychosen. Zwei dysphorische Phasen, wobei aus einer Dysphorie durch akute Belastung ein holophrenes Syndrom entsteht.

5.2 *Längsschnittdiagnose*

Manisch-depressives Krankheitsgeschehen (endomorph-zyklothymes Achsensyndrom). Tripolarer (depressive, manische, dysphorische Phasen) Krankheitsverlauf. Neurotische Persönlichkeitsentwicklung mit vorwiegend libidinöser Problematik.

5.3 *Genetik*

Matrilinear schwere Belastung mit (nicht näher klassifizierbaren) endogenen Psychosen. Die Großmutter war wegen „Amentia“ fünf Monate in einer Nervenheilanstalt.

5.4 *Besprechung*

Da der einmalig beobachtete Zustand des wahnchaotischen Orientierungsverlustes exakt einem holophrenen Syndrom entspricht, wollen wir in der Besprechung dieses Falles zwei Brennpunkte setzen. Erstens die Belastungssituation am Arbeitsplatz, im Dorf und in der Familie, zweitens soll die Rolle genetischer Faktoren bei der Entstehung des holophrenen Syndroms anhand der Krankengeschichte der Großmutter aus dem Jahre 1930 eingehender beleuchtet werden.

Konzentrieren wir uns also auf die faßbaren äußeren Umstände, die zur zweiten stationären Aufnahme führten, in der ein holophrenes Syndrom zu beobachten war. Am Sommerfest des Schützenvereines („sein Freud und Leben") wird Karl – stolz die Uniform tragend – gedemütigt. Sein „Zwerg-Nase"-ähnliches Äußeres verleitet so manchen Mitmenschen zum Spott. Verspottet zu werden ist seit der Kindheit für ihn wie ein böses Schicksal. Es muß aber einiges zusammenkommen, daß er die Hänseleien nicht mehr erträgt und wahnhaft-psychotisch wird. Das geschieht immer dann, wenn der körperliche Kontakt mit seiner Frau versiegt, vor allem in den Monaten ihrer Schwangerschaften. Wir haben im Fall 1 bereits die Hypothese aufgestellt, daß die Arithmomanie ein Bewältigungsversuch sein könnte, die libidinöse Berührungsarmut zu mildern, in dem man durch das Zählen wenigstens die Dinge zu „fassen" bekommt. Karl ist in wahnhaften Zuständen „leidenschaftlich" arithmomanisch. Im Sinne unserer Hypothese entwickelt der Patient einerseits eine extrem libidinös-sexuell gefärbte Halluzinose, andererseits bestätigt die Ehefrau das vehemente sexuelle Begehren des Patienten, welches in keiner Weise von ihr befriedigt wird. Was sie diesbezüglich in einem Brief an uns geschrieben hat, geben wir nun auszugsweise wieder:

„Sehr geehrter Herr Doktor! Möchte Ihnen nur die Zeit seit Entlassung bei Ihnen schildern. Mein Mann stand nach seiner Entlassung die erste Woche alle viertel bis halbe Stunde auf, um zu essen oder zu trinken. Mußte regelrecht alles, was nicht für ihn bestimmt war, um zwischendurch gegessen zu werden, in verschlossene Speisekammer geben, da sonst nichts übrigblieb. Damit er spazierenging, mußte ich ihm jedesmal zwei- bis dreimal die Bettdecke wegnehmen, da er sich immer wieder zudeckte. Mußte jedesmal böse werden, da im Guten gar nichts zu machen war. Nach Vorladung beim Bahnarzt mußte er nach eineinhalb Wochen in der Bahnmeisterei (Tischlerei) arbeiten anfangen. Da der Bahnarzt der Ansicht war, er käme somit in frische Luft und es würde wieder besser, was leider nicht der Fall war. Denn heim von der Arbeit, lag er auch schon, ohne zu waschen, im Bett. Die Bahnmeisterei war so verzagt mit ihm, daß sie ihn bis 22. November beurlaubten, dies nach einer Woche Arbeitszeit. Ab dieser Zeit wollte er gar nicht aus dem Bett gehen. So ging dies fort bis Samstag vor Allerheiligen. Er ging auf eine Hochzeit und kam erst um drei Uhr morgens heim. Als er merkte, daß ich munter war, wollte er Geschlechtsverkehr haben. Obwohl ich seit einem Monat ständig Schmerzen habe, und gegen Abend oft nicht mehr weiß wie ich sitzen oder stehen soll, wollte er dies einfach nicht einsehen. Sonntag mußte er, trotz meiner Bitte nicht zu gehen, da es ihm eh zu stark ist, mit dem Schützenverein zur alljährlichen Heldengedenkfeier ausrücken und kam erst um 11 Uhr nachts heim. Da wollte er wieder Geschlechtsverkehr, worauf ich böse wurde und sagte, er solle mich bitte in Ruhe lassen. Er solle froh sein, wenn ich nicht im Krankenhaus sein muß, sondern daheim mit Müh und Not die Arbeit tun kann. Darauf reagierte er beleidigt und sagte: Ich hole das Rad beim Wirt und errenne mich. Du wirst schon noch an mich denken! Dann verschwand er für einige Zeit. Gegen fünf Uhr früh fing er an zu jammern, er hätte so einen Wadenkrampf, ich solle ihm helfen. Er rieb sich mit Klosterfrau-Melissengeist ein, was nicht viel half. Um sechs läutete er die Nachbarn aus dem Bett wegen seinem Wadenkrampf. Als die Nachbarin aber auch nichts dafür hatte, ging er im Pyjama und Pantoffeln zum fünf Minuten entfernten Milchbauern, und danach lief er noch zur fünf Minuten entfernten Taxistelle wegen Melissengeist, sonst würde er tot vor lauter Schmerzen, wenn er keinen bekäme. (Nun schildert die Gattin den Kirchenbesuch des Patienten zu Allerheiligen) achtungsvoll Elisabeth S. PS: Zu sagen wäre, daß ich im 7. Monat bin."

In diesen Zeilen kommt die libidinöse Not des Patienten klar zum Ausdruck. Wie immer man auch zur Tiefenpsychologie steht, so dürfte es sich um eine klassische Schilderung des Mechanismus der Verschiebung handeln. Die Schmerzen des erigierten Gliedes haben sich auf die Waden verschoben. Mit Wadenschmerzen kann er im ganzen Ort um körperliche Zuwendung (Einreibung mit Melissengeist) läuten. Sein Phallus hingegen hätte höchstens erneut Unverständnis und Spott eingetragen. Auch während des zweiten stationären Aufenthaltes in der Klinik wurde sein Zähldrang von multiplen körperlichen Beschwerden abgelöst.

Diskussionswürdig ist fernerhin das erhobene genetische Datenmaterial. Allem voran die Krankengeschichte der Großmutter (mütterlicherseits) aus dem Jahre 1930. Obwohl diese nicht den gewohnten Informationsreichtum klassischer Krankenblätter bietet, dürfte dennoch das Wesen der Störung der Kranken getroffen sein. Ein Umstand, der uns zur wörtlichen Wiedergabe derselben berechtigt.

Ursula H. aufgenommen am 24. Januar 1930. Grund der Aufnahme: Erregungen, Verfolgungsideen, Selbstanklagen. Verhalten zur Zeit der Aufnahme: verwirrt. Einweisungsschreiben des Hausarztes: schwere familiäre Belastung mit Geisteskrankheiten. Der Ehemann gibt an: früher immer vollständig normal, ruhig, gutmütig, gleichmäßig im Wesen. In den letzten Wochen wurden die Bewohner des Dorfes durch anonyme Briefe erregt, in welchen verschiedene Personen beschimpft wurden, niemals aber die Kranke. Am Sonntag, den 19. Januar, ist sie noch normal, in der folgenden Nacht bereits sehr unruhig, hat nichts geschlafen, sondern viel geschimpft. Am Montag konnte sie nicht mehr arbeiten, brachte nichts weiter und begann dann verwirrt zu sprechen von einer Frau, die vor einem halben Jahr gestorben ist. Es müssen für die Verstorbene Messen gelesen werden, damit ihre Seele zur Ruhe komme. Die Kranke wurde dann traurig verstimmt, weinte, sagte, sie drücke etwas, äußerte sich aber nicht weiter. Hat alle Bekannten um Verzeihung gebeten, äußerte Verdammtheits- und Verlorenheitsideen, sie müsse mehr beten, das Fasten einhalten, öfter beichten gehen. In den nächsten Tagen öfter Erregungszustände mit Aufschreien, blieb aber ruhig im Bett liegen.

Wurde dann immer mehr verwirrt, sprach vollständig unzusammenhängend, gab keine sinnrichtigen Antworten mehr. Dem Arzt gegenüber Selbstanklagen, sie sei unkeusch gewesen, sie sei eine Sünderin usw. Glaubte sich von anderen verfolgt, alle schauen sie böse an. Von Gesichts- und Gehörstäuschungen weiß er nichts. Zwischen hinein singen, lachen, dann gleich wieder Schwermutszustände. In den letzten Tagen zunehmende Unruhe und Verworrenheit. Hielt sich aber rein, aß nichts mehr selbst und muß gewaschen werden.

Aufnahmebefund und Krankheitsverlauf: der Status somaticus bietet keine Besonderheiten.

Status psychicus: die Patientin ist vollkommen verwirrt, auf Fragen erfolgen keine sinngemäßen Antworten. Monologisierend, zum größten Teil unverständlich, ohne jeden Zusammenhang bringt sie einzelne unvollständige Sätze vor. Negativismus. Blickt starr vor sich hin. Deckt sich fortwährend ab. „Das darf ich nicht sagen . . . mein Alter . . . ich weiß was er gesagt hat, was ich soll sagen, das weiß ich schon . . . vom Tode . . . was ist denn das Leben . . . nein . . . das darf ich nicht sagen." Die Kranke ist nicht zu fixieren, Stereotypien in Haltung und Bewegung. 27. Januar unverändert, vollkommen verwirrt, bleibt nicht im Bette, häufig isoliert. 1. Februar derselbe Zustand. 3. Februar vollkommen verwirrt, unruhig, uriniert spontan. 8. Februar seit drei Tagen ruhig. Sie glaubt sie sei in einem anderen Krankenhaus. Auf den Arzt schließt sie richtig. Weiß nicht, wie lange sie hier ist. Sie weiß, daß üble verleumderische Briefe geschrieben worden seien und diese seien ihr „in den Kopf gegangen". Seither habe sie eine unbestimmte Angst in sich, es komme ihr vor, sie bringe alles durcheinander. Sie jammert: „Wenn ich nur wieder gesund würde." 2. März vollkommen klar. Erinnert sich an die Vorgänge während der Erkrankung. Gibt Halluzinationen zu. 1. April dauernd ruhig. 4. April gebessert entlassen.

Auch die Großmutter neigt zum wahnhaften Orientierungsverlust bei entsprechender Umweltbelastung (anonyme Briefe). Die Diagnose lautet Amentia. Die Psychose beginnt mit einer depressiven Phase sowie Schuld- und Versündigungsideen. Als der Wahn und die Halluzinationen alsbald in diffuser Weise die gesamte Persönlichkeit ergreifen, geht die Orientierung in allen Qualitäten verloren. Die Kranke erinnert sich auch später genau an die Zeit der „Verwirrung". Um eindeutig ein holophrenes Syndrom zu diagnostizieren, reichen die Informationen nicht aus. Ohne weiteres aber könnte die Desorientierung der Großmutter des Patienten phänomenologisch als erregt-gehemmte Verwirrtheitspsychose (Leonhard) bezeichnet werden. Letztlich aber ist sowohl die Psychose der Großmutter wie auch die des Patienten von einem endomorph-zyklothymen Achsensyndrom mit der Spielart des raschen Phasenwechsels (rapid cycling) getragen.

Erst durch nachdrückliche Recherchen war es möglich, von der endogenen Psychose der Großmutter mütterlicherseits zu erfahren. Der Patient selbst und seine Frau wußten nichts davon. Schließlich gelangte uns aus einer anderen Studie zum manisch-depressiven Krankheitsgeschehen im Bundesland Salzburg zur Kenntnis, daß die Familie des Vaters von Karl in der Generation der Urgroßeltern mit Manisch-Depressiven schwer belastet ist. Überlegt man sich, daß bei diesen Patienten die psychotische Erlebnisgestaltung wahre Blüten treibt, so reicht in diesem Fall die Erklärungskraft reaktiv-psychogener Momente nicht aus. Kybernetisch gedacht, kann nur ein genetisch determiniertes Gehirn, aus welchen Gründen auch immer, ein Wahnchaos gleich dem holophrenen Syndrom produzieren. Diese Erfahrung sollte dahingehend zu denken geben, daß man bei greifbarer situativer Ursache für eine akute Psychose keinesfalls vorschnell damit zufrieden sein darf, sondern im Gegenteil eine genetische Mangelinformation annehmen muß und mit Aufwand nach genetischen Faktoren zu fahnden hat.

Alle von uns bisher beobachteten Patienten, die im Laufe ihrer endogenen Psychose ein holophrenes Syndrom gezeigt haben, sind genetisch mit endogenen Psychosen belastet. Andererseits aber wäre es im eben diskutierten Fall geradezu ein Kunstfehler, die exogenen Komponenten bei der Entstehung des holophrenen Syndroms nicht zu berücksichtigen. Wie wir im Therapiekapitel darlegen werden, kann dieser arme Mensch nicht allein medikamentös resozialisiert werden, sondern es muß der Umwelt des Patienten einfühlbar gemacht werden, daß für einen Menschen, der mit eigengesetzlichen Verstimmungszuständen kämpft, die körperliche Kälte verstärkend und der Spott tödlich ist.

6. *Fall 6*

Wilma S. wird am 27. Juni 1959 in einer Salzburger Kleinstadt als Tochter eines Orgelbauers geboren. Die Mutter arbeitet im Haushalt. Wilma ist das zweitälteste von fünf Kindern. Der Vater und einer seiner Brüder sind zeitweise nervenleidend und deswegen bereits stationär behandelt worden. Die frühe Kindheit erscheint ihr in der Erinnerung „grausig“. Sie hält sich für das Lieblingskind des Vaters, wird aber laufend von ihm geschlagen, da sie sehr lebhaft ist und viel anstellt. Das „Verhör“ durch die Eltern spielt sich immer gleich ab. Zuerst leugnet das Kind seine Untat, schließlich ist es aber doch geständig und man verlangt von der kleinen Übeltäterin Reue. Daraufhin wird Wilma jedesmal bockig und zeigt keine Reue. Nach mehreren Ohrfeigen beißt sie die Zähne zusammen und verneint ihre Schuld vehement. Sie bekommt mehr Schläge als ihre Geschwister, wobei der Vater am meisten in Wut gerät, wenn sie nicht schreit. Die Mutter meldet jeden Abend dem von der Arbeit kommenden Vater die „Missetaten" der Kinder. Es wird fast jeden Tag „Gericht" gehalten. Wilma weint oft tagelang heimlich. Sie will sich nichts gefallen lassen, aber auch von allen geliebt werden. Unter den Kindern wird viel gestritten und gerauft. So schlägt ihr einmal ein Bruder einen Sessel auf den Kopf. Ein anderes Mal wird sie aus dem Stockbett gestoßen und fällt auf den Rücken, wobei sie ohne die Hilfe des Vaters fast erstickt wäre. In den Kindergarten geht Wilma gerne, weil sie da ganz anders behandelt wird als zu Hause. Als Volksschülerin lernt sie durchschnittlich, hat eine gewisse Leseschwäche. Nach der Hauptschule beginnt sie eine Lehre als Textilkaufmann. Mit 17 Jahren zieht sie wegen laufender Streitigkeiten (zu spätes Nachhausekommen) von den Eltern zur Großmutter. Daraufhin brechen die Eltern mit ihr. Wilma empfindet auch die Großmutter viel zu streng und hartherzig. Sie denkt sich eines Tages: „Jetzt haue ich ab und gehe nach England." In England ist sie bei einer freundlichen Familie im Haushalt tätig. Es gefällt ihr dort ganz gut, sie hat aber schreckliches Heimweh. Obwohl sie viele Briefe nach Hause schreibt, bleiben diese ohne Antwort. Plötzlich bekommt sie furchtbare Angst, daß ihr ein „Blödsinn" mit den Kindern passieren könnte. Dieser Zustand führt zur Einweisung in eine psychiatrische Abteilung in England. Nach einigen Tagen wird sie mit dem Flugzeug von England in die Heimat gebracht und in die Psychiatrische Klinik der Landesnervenklinik Salzburg aufgenommen.

Die erste Aufnahme erfolgt am 10. September 1977. Die Patientin ist zunächst stuporös, antwortet nicht (klammert sich an die Mutter, ist ängstlich und weinerlich). Drei Tage später spricht sie erstmals über ihre Erlebnisse in England: „Ich bin von der Polizei nach zwei Männern gefragt worden, da man eine gefesselte Frau gefunden hatte. Ich habe tatsächlich einen roten Mini-Cooper mit zwei Männern beobachtet. Es ist ein langes Verhör gewesen, worüber sich die Familie, bei der ich arbeitete, später lustig gemacht hat. Das hat mir sehr weh getan. Nach der Rückkehr nach London habe ich komische Menschen gesehen, ganz verrückte Sachen, zum Beispiel Männer mit langen Haaren und Zöpfen. Ich habe mich nicht mehr richtig schlafen getraut, habe große Angst gehabt, daß etwas passieren könnte. Auch in der Klinik in England habe ich Angst gehabt, bedroht zu werden, selbst die behandelnde Ärztin habe ich gefürchtet. Überhaupt weiß ich nicht mehr, wem ich trauen kann. Ich leide unter Konzentrationsstörungen. Wenn das Telefon läutet oder es an der Hausglocke klingelt, so glaube ich immer, es geht mich an. Ich habe Angst, sterben zu müssen bzw. umgebracht zu werden. Ich weiß jedoch nicht, von wem das alles ausgeht."

Am 25. September 1977 versucht sie sich durch Ritzen mit Spiegelscherben das Leben zu nehmen. Sie weiß nicht mehr, wie es weitergehen soll.

Zur zweiten Aufnahme kommt es am 8. Januar 1978 wegen eines Selbstmordversuches mit Medikamenten. Sie weiß nicht, warum sie die Tabletten genommen hat, sie will einfach nicht mehr leben. Zuletzt ist sie als Verkäuferin tätig gewesen. Medikation: Flupentixol-decanoat 14tägig parenteral. Sie ist gehemmt-depressiv, verlangsamt im Kontakt, sprachlich monoton, suizidal, keine Wahnideen. Am nächsten Tag gibt sie an, kurz vor und während der Menses immer deprimiert zu sein. Sie befindet sich zum Zeitpunkt der Aufnahme unmittelbar vor der Menstruation und hat deswegen Tabletten genommen, um aus der Schwermut herauszukommen. Sie wertet den Selbstmordversuch selbst als eine gute Lehre und will derartige Handlungen nicht wieder unternehmen. Im übrigen fühlt sie sich als Verkäuferin im Weihnachtsrummel überfordert. Langzeitbehandlung mit Lithiumcarbonat.

Die nächste Aufnahme erfolgt im April 1978 zur medikamentösen Neueinstellung. Bei dieser Aufnahme ist sie dysphorisch, leidet unter Konzentrationsstörungen und Stimmungsschwankungen. Sie fühlt sich beobachtet und kontrolliert. Wilma will angenommen werden, hat Angst vor der Ablehnung und Schuldgefühle den Eltern gegenüber. Während des Klinikaufenthaltes werden depressive Verstimmungen zur Zeit der Menses, unmittelbar danach aber hypomanische Stimmungslagen beschrieben.

Bei der vierten Aufnahme im Juni 1978 besteht ein hypomanisches Zustandsbild. Sie hat weit über ihre Verhältnisse Einkäufe getätigt und ist seit drei Tagen fast schlaflos. Bei der Aufnahme besteht ein gesteigerter Antrieb, sie ist voll orientiert, es fällt ihr schwer, einen Gedanken zu Ende zu denken.

Die fünfte Aufnahme erfolgt wegen eines dysphorischen Zustandsbildes nach einer manischen Phase vor drei Wochen. Sie hat in der Manie überall Schulden gemacht. Die Patientin ist zu jener Zeit im Betrieb des Vaters beschäftigt. Wegen neuerlicher Schwierigkeiten will die Mutter sie nicht mehr zu Hause haben. In den letzten drei Nächten vor der Aufnahme schläft Wilma deswegen im Auto des Vaters, ißt auch nichts mehr. Sie will weg von zu Hause, weiß aber nicht wohin und wie alles weitergehen soll. Die ersten Tage nach der Aufnahme ist sie gehemmt, dysphorisch, kann nicht durchschlafen, keine Selbstmordtendenzen, unbestimmte Beziehungsideen.

Schwierigkeiten am Arbeitsplatz führen im Juni 1979 zur sechsten Aufnahme. Während des viermonatigen stationären Aufenthaltes wechseln manische, depressive und dysphorische Phasen mehrmals, sichtlich menstruationszyklusabhängig. Am 23. August fährt sie per Autostopp nach Linz und wird, nur mit einem Badeanzug bekleidet, angetroffen. Sie ist hoch manisch.

Die siebte, achte und neunte Aufnahme (2. Oktober 1979, 23. Oktober 1979, 21. Februar 1980) erfolgen jeweils wegen eines depressiven Zustandsbildes. Die soziale Problematik wird jetzt immer schwerer. Eine Familientherapie und Arbeitsversuche verlaufen erfolglos. Durch den raschen Wechsel von manischen, depressiven und zeitweise dysphorischen Phasen gelingt es ihr nicht, einen Arbeitsplatz zu halten. Bei der zehnten Aufnahme am

17. März 1980 ist die Patientin nach einem gescheiterten Arbeitsversuch hypomanisch verstimmt. Zur elften Aufnahme am 4. April 1980 kommt sie in einer gehemmten Depression. Die zwölfte Aufnahme ereignet sich am 19. Mai 1980 kurz nach der Entlassung. In der Zwischenzeit ist Wilma eine Woche in Griechenland gewesen. Bei der Aufnahme ist sie orientiert, ruhig, geordnet. Die Stimmung ist gleichgültig, Fragen werden kaum beantwortet. Keine Selbstmordtendenzen. Erneuter Arbeitsrehabilitationsversuch.

Aufnahmebefund am 15. Juli 1980: Sie ist ruhig, geordnet, angepaßt und in ausgeglichener Stimmung. Die Patientin klagt über Schmerzen im Schilddrüsenbereich, so daß sie nicht mehr arbeiten konnte. Während dieses Aufenthaltes äußert sie das erste Mal den Wunsch nach einem Kind.
Die 14. Aufnahme am 9. Dezember 1980 sowie die 15. Aufnahme am 30. Dezember 1980 erfolgen jeweils wegen eines depressiven Zustandsbildes. Zur 16. Aufnahme am 25. Januar 1981 kommt sie wegen eines Selbstmordversuches, jedoch in einem hypomanischen Zustandsbild. Den Selbstmordversuch wertet sie selbst als Kurzschlußreaktion: „Ich habe die Medikamente im Zorn eingenommen." Sie hat Schwierigkeiten im Wohnheim der Landesnervenklinik, wo sie zu dieser Zeit untergebracht ist. „Ich halte es dort nicht mehr aus, habe aber allen meine Meinung gesagt. Darauf habe ich zwei Achtel Rotwein getrunken und alle Medikamente auf einmal eingenommen." Nächste Aufnahme am 26. Januar 1981 wegen eines depressiven Zustandsbildes.

Bereits am 19. Februar 1981 findet wegen eines Selbstmordversuches eine weitere Aufnahme statt. Sie ist voll orientiert, fühlt sich unverstanden, ist ablehnend und spricht kaum. Am 31. März 1981 wird sie zunehmend gereizt, getrieben, möchte nicht mehr stationär bleiben. Bleibt dann aber doch auf der Station, ist dysphorisch verstimmt und teilt folgende Wahninhalte mit: „Ich werde vom amerikanischen Geheimdienst abgehört. Die haben mich mit Bakterien angesteckt. Alle Leute schauen mich so merkwürdig an." Einige Tage später wirkt sie hemmungslos, ungeordnet, sagt unter anderem selbstbewußt: „Ich ahne alles, ich kenne mich schon aus!"

Am 21. April 1981 muß die Patientin erneut wegen eines Selbstmordversuches aufgenommen werden. Sie ist agitiert, logorrhoisch, fahrig, aggressiv und ablehnend. Wilma ist überzeugt, mit Drillingen schwanger zu sein. Sie deutet auf die Hüftknochen und sagt: „Hier sieht man zwei Köpfe, den dritten Kopf, den sieht man aber nicht, der steckt ganz fest drinnen (sie deutet dabei auf die Symphyse). Er steckt so fest, deswegen kann ich meine Drillinge nicht zur Welt bringen." In der Nacht schreit sie häufig auf, ist nicht zu beruhigen und will sofort zur Entbindung auf die Gynäkologie gebracht werden.

Bis zum Herbst 1982 kommt es noch zu weiteren sechs stationären Aufnahmen. In dieser Zeit haben wir uns neuerlich mit der Patientin beschäftigt. Im folgenden werden Gespräche und Beobachtungen zusammengefaßt.

Im Januar 1982 bezieht Wilma eine kleine Garconniere. Im Haus herrscht eine anonyme Atmosphäre, von der Straße dröhnt der Autolärm. Das Zimmer ist zwar einigermaßen sauber, jedoch kalt ohne Vorhänge und Einrichtungsgegenstände, nur zwei Matratzen liegen am Boden. Das Telefon wird nach kurzer Zeit wegen Nichtbezahlens der Telefongebühr abgesperrt (anfangs telefoniert sie sehr viel und hat dadurch guten Kontakt zur Außenwelt). Da sie kaum Bekannte hat und jede Arbeitssuche ablehnt, kommt sie immer wieder in die Klinik, um Kontakte zu knüpfen. Sie lädt Patienten zu sich nach Hause ein und bietet ihnen auch sehr oft an, bei ihr zu wohnen, da sie die Einsamkeit fürchtet.

Alsbald zieht eine ehemalige Mitpatientin bei Wilma ein. Diese bringt auch ihren Freund mit. Beide sind medikamenten- und rauschgiftabhängig. Der Freund handelt auch damit. Diese beiden bringen Freunde in die Wohnung mit, es werden Rauschgiftparties mit Gruppensex abgehalten. Wilma kann sich damit nicht abfinden und schläft oft im Bad. Sie wird laufend aufgefordert mitzumachen. Es ist wohl ihrer Sturheit zu verdanken, daß sie nur ein paarmal die ihr bekannten Mittel wie Valium und Amphetamine nimmt. Wie groß die Problematik in der Wohnung insbesondere auch der anderen Frau ist, zeigt der Umstand, daß sich diese nach vier Monaten das Leben nimmt. Auch noch nach ihrem Tod belagert der Freund mit anderen Freunden Wilmas Wohnung. Aufgrund ihrer Ablehnung wird sie immer mehr aus der Gruppe und ihrer eigenen Wohnung ausgeschlossen, schließlich überhaupt nicht mehr hineingelassen. In dieser Situation (Januar 1982) kommt sie verzweifelt in die Nervenklinik, die betreuende Ärztin müsse sofort helfen, man müsse mit der Polizei die Türe aufbrechen. Die Ärztin fährt mit ihr in die Wohnung. Es ist offensichtlich, daß sich jemand in der Wohnung aufhält. Da es nicht gelingt, die Insassen zum Aufschließen der Türe zu bewegen, berät sich Wilma mit der Ärztin, wo sie schlafen könne. Die Patientin ist völlig fertig, trotz allem aber fühlte sie sich in ihrer Wohnung geschützt und weiß jetzt im wahrsten Sinne nicht mehr, wohin sie soll. Ihre Eltern wollen nichts mehr von ihr wissen, und auch die Großmutter nicht. Deshalb wird beschlossen, daß sie zumindest für eine Nacht in der Klinik bleibt und am nächsten Tag über die Polizei die Öffnung der Wohnung veranlaßt wird. Auf der Fahrt in die Klinik entwickelt sich dann innerhalb von Minuten ein Zustand mit völliger Desorientiertheit, Wahn, Halluzinationen, Angst und Spannung. Dieser Zustand ist bei der Aufnahme jedoch bereits wieder abgeklungen, sie ist wieder orientiert und weint. Tags darauf erinnert sich Wilma in allen Einzelheiten an die Autofahrt mit der Ärztin, wenngleich ihr peinlich ist, darüber zu sprechen. Sie redet nur darüber, weil sie zu ihr größtes Vertrauen hat:

„Ich habe einige Nächte vorher nichts geschlafen. Ich habe ein paar Tage lang soviel von den Leuten in der Wohnung gehört, daß ich nichts mehr hören konnte. Ich wollte nichts mehr sehen und hören. Ich habe Sie während der Fahrt zwar gehört und aufgenommen, aber nicht mehr das Gehörte ausgelegt. Alles, was ich gehört habe, war Widerhall, war wie Trommeln und Gedröhne. Ich habe einfach zuviel im Kopf gehabt, daß ich nichts mehr aufnehmen konnte, es war chaotisch im Hirn. Die Inhalte habe ich gehört, ich war aber unfähig zum Denken, und ich habe nicht mehr gewußt, ob ich etwas zu Ende denken soll oder nicht. Alles, was Sie gesprochen haben, haben Sie für mich ständig wiederholt, dreimal das gleiche. Ich habe auch geglaubt, daß ein Radio gespielt hat, da hat ein Papagei herausgedröhnt, der alles, was Sie gesagt haben, nochmals wiederholt hat. Hinten, vorne und überall waren auch Papageien. Ich habe im Auto nicht mehr gewußt, wo wir hinfahren. Ich habe nicht mehr gewußt, wo wir sind. Manchmal habe ich auch nicht mehr gewußt, wer Sie sind. ‚Ich kenne mich nicht mehr aus', sage ich zwar manchmal, um Ruhe zu haben, manchmal aber, weil ich mich wirklich nicht auskenne, zum Beispiel, wenn jemand zuviel auf mich einredet oder wenn Vollmond ist."

Anfangs November 1982 berichtet Wilma über ihre Situation in der Garconniere folgendes: „Ich höre dauernd Stimmen im Bad. Sie schreien so herum, die Nachbarn geben keine Ruhe mehr. Heute nacht habe ich zuviel geredet mit dem Vater. Diese ganze Fopperei hängt mir überall heraus. Das ist keine Frechheit mehr, sondern eine grenzenlose Gemeinheit. Die Stimmen haben dauernd gesagt: ‚Tanzen S' einmal'. Das Haus spinnt mehr als ich. Wochenlang geht das dahin, daß mir der Nachbar ständig die Ohren voll erzählt. Der schleicht irgendwo in der Wohnung herum. Ich habe geglaubt, er ist ein Zuhälter, er tauft mich Cinderella. An den Märchenonkel habe ich auch nur einmal geglaubt. Heute nacht war es schrecklich, ich bin schon um fünf Uhr aufgewacht. Es war ein Wahnsinnswirbel. Ich laß mich von denen nicht wahnsinnig machen. Ich habe mich gebadet. Ich muß mich überhaupt fünfmal am Tag baden, weil das die einzige Erholung ist. Seit drei Wochen werde ich Tag und Nacht von einem Mann bearbeitet, ich kenne den Namen aber nicht. Dann hat er zu seiner Frau gesagt, hör dir die an. Er hat mir den Magen verdorben. Seither kann ich nichts mehr sehen, dann kenne ich mich überhaupt nicht mehr aus. Das hat er jetzt nach Wochen erreicht."

Drei Tage nach diesem Gespräch wird die Patientin von der Frauenklinik, wo sie sich wegen Bauchschmerzen zur Untersuchung hinbegeben hatte, wieder in die Nervenklinik transferiert.

Die behandelnde Ärztin schildert ihren Besuch bei Wilma S. in deren Wohnung so: „Sie empfängt mich freundlich, meint dann plötzlich spontan, sie wisse nicht mehr, was sie essen könne, es schmecke alles so bitter, sie werde vergiftet. Ihre linke Körperhälfte sei bereits ganz taub geworden und sie fürchte sich vor den Menschen, habe sich deshalb schon seit einer Woche hier verkrochen. Sie habe das Gefühl zu spinnen. Wer sie vergifte, wisse sie nicht. Sie wisse nur mit Sicherheit, daß ständig Leute in der Wohnung herum seien, jedoch glaube ihr niemand. Sie habe zeitweise starke Kopfschmerzen. Wenn ihr alles zuviel werde, wie jetzt eben, dann könne sie nicht mehr denken. Sie wisse genau, daß sie vergiftet werde, alle Eier seien aufgestochen. Schrecklich sei der Lärm, denn alle Nachbarn trampelten in ihrer Wohnung herum. Noch einmal befragt, ob die Nachbarn wirklich so laut seien, sagt sie: ‚Wenn ich die Wände anschreie, habe ich das Echo im Gesicht.' Weiter erzählt sie, daß es ihr während der Klinikaufenthalte ähnlich gehe. Bezüglich ihrer jetzigen Situation meint sie, sie wisse nicht mehr, wie es weitergehen solle, auch nicht, was sie wolle bzw. was sie überhaupt solle. Sie macht bei dem Gespräch einen gereizten Eindruck, ist gespannt. Die Patientin zittert und wirkt verloren in ihrem Zimmer. Sie ist unsicher, blickt mich sehr fragend an, als sie von ihren Vergiftungsideen berichtet. Wilma wagt sich nicht mehr aus ihrer Wohnung, da sie das unbestimmte Gefühl hat, daß überall Gefahren auf sie lauern, wie etwa Vergiftungen oder Unfälle."

Ein ähnlicher Zustand totaler Orientierungslosigkeit tritt einmal im Wachsaal der Beobachtungsstation auf. Wilma irrt durch den Raum, sagt zu vertrauten Mitpatienten, sie kenne sie nicht; läuft zur Schwester und klagt: „Ich kenne mich nicht mehr aus; ich weiß nicht, wo ich bin." Auf Fragen antwortet sie etwas völlig Unerwartetes oder mit irgendwelchen Gegenfragen wie etwa: „Wo bin ich? Wer sind Sie?" Es ist dabei bezeichnend, daß die erfahrene Stationsschwester diesen Zustand der Patientin als hysterisch und aufmerksamkeitsheischend beschreibt, zumal die Patientin ja hellwach die Situation im Wachzimmer verfolgt. An diese Episoden der „Verwirrung" erinnert sich die Patientin genau, will aber nur äußerst ungern darüber reden. In derartigen wahnchaotischen Zuständen ist sie gereizt und dysphorisch verstimmt.

Zur Zeit der Falldarstellung lebt Wilma in ihrer kleinen Wohnung und nimmt keine Psychopharmaka, da sie diese einerseits ablehnt, andererseits dürfte der rasche Phasenwechsel medikamentös nicht entscheidend beeinflußbar sein.

6.1 Querschnittsdiagnosen

25 stationäre Aufnahmen. 11 depressive Phasen, 5 manische Phasen, 4 dysphorische Phasen, wobei zweimal aufgrund akuter Belastung ein holophrenes Syndrom beobachtet werden konnte. Fünfmal ist aus den Krankenblättern keine eindeutige Diagnose zu entnehmen. Mehrere Selbstmordversuche.

6.2 Längsschnittdiagnose

Manisch-depressives Krankheitsgeschehen (endomorph-zyklothymes Achsensyndrom). Tripolarer (depressive, manische und dysphorische Phasen) Krankheitsverlauf. Neurotische Persönlichkeitsentwicklung.

6.3 Genetik

Matrilinear und patrilinear mit endogenen Psychosen belastet.

6.4 Besprechung

Diese junge Patientin leidet an einem manisch-depressiven Krankheitsgeschehen mit *tripolarem* Verlauf. Als weiteres Charakteristikum ist der rasche Phasenwechsel (rapid cycling) zu nennen. In akuten Umweltbelastungssituationen reagiert sie mit Beziehungsideen bzw. einem paraphrenen Syndrom. Zweimal war es uns möglich, einen wahnchaotischen Zustand im Sinne des holophrenen Syndroms zu beobachten. Die Desorientiertheitszustände dauern nur einige Stunden und wurden früher, vor der Konzeption des holophrenen Syndroms, entweder gar nicht registriert oder als hysterisches Auf-sich-Aufmerksammachen gedeutet. Wir vermuten daher, daß gerade bei Patienten mit rapid cycling und wahnhaften Episoden der wahnhafte Orientierungsverlust (holophrenes Syndrom) als „gespielt" fehlgedeutet und im Sinne eines Extremzustandes wahnhaft-autistischer Selbstbezogenheit nicht verstanden wird.

Wilma dürfte auch einmal einen derartigen Zustand in ihrer Garconniere erlebt haben. Sie befindet sich dort in einem wahnchaotischen Zustand mit vorwiegend akustischen und Geschmackshalluzinationen. Ihre unheimlichen Echo- und Spiegelerlebnisse, welche die Dysphorie erzeugen, schildert sie in einem einzigen Satz: „Wenn ich die Wände anschreie, habe ich das Echo im Gesicht." Hier handelt es sich um selbstbezogene Ich-Formulierungen, welche keinesfalls als schizophrene Symptome gewertet werden dürfen (zumindest nicht nach dem von uns reformulierten Schizophreniebegriff; s. Kapitel VII). Ferner sind für die wahnhafte Desorientiertheit (holophrenes Syndrom) jeweils klar erfaßbare auslösende Momente festzustellen. Die geschilderte orgiastische Situation auf kleinstem Raum bedarf keiner weiteren Kommentare. Von größter klinischer Relevanz halten wir hingegen die hektischen Bedingungen in den Wachsälen psychiatrischer Akutstationen. Das zweite beobachtete holophrene Syndrom ist bei der Patientin während der späten Vormittagsstunden in einem provisorischen Wachzimmer aufgetreten. Man mußte wegen Renovierungsarbeiten umsiedeln, in der Nacht kommen „zwei lärmende" Patienten zur Aufnahme, ein Notbett muß aufgestellt werden. Es herrscht schon den ganzen Vormittag hektisches Stationsgetriebe und keiner hat so recht für Wilma Zeit. Als sie dann in dieser Reizüberflutung – bereits wahnhaft – alle Ereignisse auf sich bezieht und („sich nicht mehr auskennend") die Orientierung verliert, glaubt man, daß sie auf sich aufmerksam machen will. Auch einem anderen Patienten (Fall 2) ist dasselbe Schicksal widerfahren. Diese Fakten sollten den Organisatoren psychiatrischer Akutstationen zu denken geben.

Obwohl bei dieser Patientin zweifelsohne die Lebensgeschichte den Wahn thematisiert, ist ein biologisch determinierter Krankheitsverlauf unverkennbar. Während diffuse Beziehungsideen ubiquitäre Phänomene des kommunikativen Zusammenbruches sind, hat der Schwangerschaftswahn vermutlich eine besondere Bedeutung. Wilma leidet unter einer Berührungsambivalenz. Sie wünscht sich Berührung und lehnt diese gleichzeitig ab. Während zahlreiche Selbstmordversuche die Berührungsambivalenz nur durch destruktive Selbstberührung bewältigen können, ist die subjektive Gewißheit, mit Drillingen schwanger zu sein, intensive konstruktive Selbstberührung. Deren Geburt würde das Ende einer langen Einsamkeit mit sich bringen. Wir sehen in diesem Schwangerschaftswahn nicht die Verwirklichung des Größenselbst (Kohut 1973), sondern vielmehr kommunikative Minimalbedingungen, um überhaupt am Leben bleiben zu können. Die einzige Erklärungshypothese, welche tiefenpsychologisch orientierte Autoren in diesem Fall vorbringen könnten, ist der Wiederholungszwang (Freud 1967b). Die ambivalente sadomasochistische Beziehung zwischen Wilma und ihrem Vater führt immer wieder zu nymphomanen Episoden mit postkoitaler Partnerablehnung.

Obwohl dieser Fall alle klinischen Kriterien des holophrenen Syndroms erfüllt, konnte umständehalber eine Durchuntersuchung zum Ausschluß einer körperlich begründbaren Psychose nicht erfolgen, da das holophrene Zustandsbild nur einige wenige Stunden dauerte. Es bestand aber auch klinisch nicht der geringste Hinweis auf eine körperlich begründbare Psychose.

7. *Fall 7*

Peter C. wird am 23. März 1958 in Salzburg als Sohn eines Schmiedes und einer Köchin geboren. Er hat einen älteren Bruder. Eine Cousine mütterlicherseits leidet an einer paranoiden Psychose. Ansonsten ist über die Familienanamnese wenig zu erfahren, da der Vater aus Südtirol, die Mutter aus Niederösterreich kommt. Peter wird tagsüber in den Kindergarten gebracht, da beide Eltern berufstätig sind. In der Volksschule ist er ein mittelmäßiger Schüler. Wegen Lern- und disziplinärer Schwierigkeiten wird er von den Eltern in ein Internat geschickt, wo er dann die Hauptschule erfolgreich absolviert. Der Vater ist sehr streng und schlägt ihn auch häufig. Peter beginnt eine Kochlehre und schließt sie mit der Gesellenprüfung ab. Mit 15 Jahren lernt er in einem Gasthaus eine amerikanische Studentin namens Rose kennen. Nach achtmonatigem Wehrdienst wechselt er häufig den Arbeitsplatz, „um viel von der Welt kennenzulernen." Er trinkt gewohnheitsmäßig abends einige Glas Bier. 1978 verursacht er alkoholisiert einen Verkehrsunfall und verliert den Führerschein. Nun nimmt er verschiedene Hilfsarbeiten an, wie Beifahrer und Lagerarbeiter. 1979 arbeitet Peter im Gastgewerbe in Deutschland, wo auch sein verheirateter Bruder lebt. 1981 macht er den C-Führerschein und ist als Lastkraftwagenfahrer viel unterwegs, transportiert zum Beispiel zeitweise Maschinen in den Irak. Dort raucht er einige Haschisch-Zigaretten, was er „gut verträgt". Im Frühjahr 1982 wird er arbeitslos, hat aber selbst gekündigt. Bis zum Sommer 1981 unterhält er zu seiner Freundin Rose unterschiedlich intensive Kontakte (meist brieflich, zweimal besuchen sie einander in Österreich bzw. in Amerika). In den ersten zwei Jahren der Freundschaft besteht auch ein sexuelles Verhältnis, dann aber nicht mehr.

Im Spätsommer 1982 sucht Peter vergeblich Arbeit. Aus Langeweile erhöht er seinen Bierkonsum (drei und mehr Glas Bier pro Tag). Ende Oktober 1982 ist er verändert, spricht wenig und ißt viel mehr als sonst. Zwei Tage vor der stationären Aufnahme wird er von der Mutter zu einer Nervenärztin und zu einem EEG-Labor gebracht. Im Stiegenhaus vor der Ordination sagt er plötzlich zur Mutter: „Wie wär's, wenn ich hier hinunterspringen würde?" Daraufhin bringt ihn die Mutter schleunigst nach Hause. Dort angekommen, sagt der Sohn dann zu ihr: „Ich blicke nicht mehr durch; ich kenne mich nicht mehr aus." Am späten Abend will er plötzlich fort und zieht sich wieder an, woraufhin die Mutter alle Türen zusperrt. Als Peter nun sieht, daß er nicht mehr hinaus kann, droht er: „Wenn du mich nicht hinausläßt, dann gehe ich über den Balkon hinaus." Die Mutter reagiert daraufhin entsprechend ängstlich und ruft telefonisch die Polizei. Unter deren Begleitung wird er auf die Psychiatrische Beobachtungsstation der Landesnervenklinik Salzburg gebracht.

Bei der Aufnahme ist er voll orientiert, depressiv verstimmt, wobei er zeitweise lächelt. Fragliche Suizidgedanken, voll kontaktfähig. Der neurologische Status ist unauffällig. In den folgenden Tagen wechseln Zustände von vorhandener Orientierung mit plötzlichen Orientierungsverlusten, er klagt dann auch wiederholt: „Ich kenne mich nicht mehr aus." Er hält die Stationsärztin für seine Freundin Rose. Der Patient kommt einmal ins Dienstzimmer, setzt sich neben die Ärztin, lacht sie an und sagt: „Stell Dich nicht so an, bleib bei mir!" Einen anderen Arzt verkennt er als Schwiegervater. Die organneurologische Durchuntersuchung ist mit Ausnahme eines Liquorreizsyndroms im Zellbefund vollkommen unauffällig (s. Kapitel V). Eine angebliche rezente Maserninfektion zeigt keinen Titeranstieg. Insbesondere bestehen keine Hinweise für eine alkoholbedingte Organschädigung. Es verläuft auch der gesamte stationäre Aufenthalt ohne Entziehungserscheinungen. Zunächst erfolgt keine neuroleptische Behandlung, um das Zustandsbild möglichst rein beobachten zu können. Am fünften Aufenthaltstag in der Klinik ist der Patient persönlich, zeitlich und örtlich so weit orientiert, daß ein zweistündiges Gespräch geführt werden kann.

Der Patient erzählt: „Vor drei Wochen bin ich mit zwei Freunden nach München gefahren, um einen anderen Freund zu besuchen. Keiner von uns hatte eine fixe Freundin. Ich bin zur Zeit arbeitslos, an gewissen Tagen traurig, habe auch ein paar Mal geweint. Bei der Heimfahrt von München am späten Nachmittag habe ich meinen Freund fahren lassen. Plötzlich ist der eiserne Schalthebel abgerissen. Ich habe ihn selbst repariert, habe mich jedoch sehr gewundert, daß der Hebel überhaupt abreißen kann. Ich erinnere mich genau, was in München geschehen ist. Zunächst haben wir einen Freund besucht, dann sind wir spazierengegangen, und jeder hat ungefähr drei Maß Bier getrunken. Gegen Abend bin ich dann mit dem Auto nach Hause gefahren. Anschließend sind wir noch in ein Cafe gegangen und haben dort zwei Tassen Kaffee und zwei Tonics getrunken. Da ich noch nicht ganz nüchtern war, habe ich beim Freund geschlafen. Als die Mutter des Freundes gekommen ist, bin ich nach Hause gefahren.

Wie ich am nächsten Morgen das Radio aufdrehe, höre ich folgende Worte: „Guten Morgen im neuen Leben." Ich dachte, jetzt spinne ich schon. Ich habe auch noch darüber nachgedacht und mich gewundert, daß ein so starker Hebel überhaupt abreißen kann. Irgendetwas stimmt da nicht, obwohl ich nicht an Hexerei glaube. Nun gehe ich zum Auto und habe das Gefühl, ich bin wie Gott, ich brauche nicht mehr zu arbeiten. Dabei erinnere ich mich, daß ich vor einem halben Jahr in einem Automatenspiellokal öfter gespielt habe. Ein fremder Mann hat damals oft auf mich eingeredet und zu mir gesagt, daß er selbst alles ausprobiert habe, Gott, Teufel, alles sei in seinem Hirn. Ich hatte zu dieser Zeit starke Angstzustände und viel nachgedacht. Dieser Mann ist mir wie ein Zauberer vorgekommen. Beim Autofahren habe ich mich gut gefühlt, den ganzen Tag lang. Ich habe eine Autofahrt Richtung Oberösterreich unternommen. Als ich eine Autostopperin mitgenommen habe, bin ich plötzlich total daneben gestanden. Das Mädchen wollte reden, ich aber konnte nicht, da ich ohne Alkohol überhaupt gehemmt beim Reden bin. Dann habe ich einen Bundesheer-Soldaten mitgenommen. Plötzlich habe ich mich überhaupt nicht mehr ausgekannt, mich nicht mehr konzentrieren können und bin schließlich mit dem Bundesheer-Soldaten in eine falsche Ortschaft gefahren. Die Gegend ist mir zwar spanisch vorgekommen, aber ich habe kein Ziel gehabt. Ich bin einfach gefahren und gefahren, habe die Ortschaften nicht mehr unterschieden, dabei ist das Radio gelaufen. Gleichzeitig war in mir ein Gefühl da, daß mir irgendwer helfen will, wahrscheinlich aus dem Radio. Am Abend habe ich mich überhaupt nicht mehr ausgekannt. Ich bin an der Salzach spazierengegangen, plötzlich überkommt mich das Gefühl, auf der einen Seite Schreie zu hören, auf der anderen Seite ebenfalls. Ich sehe auf einer Sandbank (die, wie ich vom Fischen weiß, sonst nie da ist) etwa 30 Menschen, die über mich reden. Auf der anderen Seite des Flusses sind ebenfalls etwa 20 Menschen, die das Gegenteil behaupten. Alles ist wie Wasser und Feuer. Plötzlich habe ich immer mehr das Gefühl, daß mein Leben weniger wird. Die Gruppe auf der Sandbank hat die Jugend verkörpert, die zweite Gruppe am anderen Ufer das Alter. Sie haben beide eine gegenteilige Meinung. Ich empfinde diesen Zustand deswegen so quälend, weil einerseits alle über mich alles wissen, und zweitens, weil ich ein schrecklicher Mensch bin, der gerne alle versteht und nicht streiten möchte. Dies ist ein total ‚beschissenes' Gefühl. Dann überkommt mich große Angst, daß ich an irgendetwas schuld bin. Ich habe nicht mehr gewußt, ob ich selbst glaube, was ich denke. Auch Schuldgefühle wegen meiner Überzeugung, daß ich Gott bin, sind da. Plötzlich überkommt mich das Gefühl, ich bin der Teufel. Die Leute auf der Sandbank sind mir völlig unbekannt. Ein scheußliches Gefühl, daß alle diese Leute, die ich da reden und schreien höre, alles wissen, was ich denke. Ein Gefühl der Unsicherheit, Angst, Schuld, der Minderwertigkeit (weil ich nichts arbeite) überkommt mich. Plötzlich schaut mich ein Mann an, weil er genau weiß, daß ich nichts arbeite. Ständig habe ich das Gefühl, ich bin schlecht, will jedoch keinen mithineinziehen, daher bin ich bei den Eltern geblieben. Nun beginne ich plötzlich dahinzuhumpeln und den Tod auszuprobieren. Ich hoffe, daß ich plötzlich umfallen werde. Dies gelingt jedoch nicht. Ich habe jedoch keine Selbstmordgedanken.

Zu dieser Zeit schlafe ich sehr wenig. Auch habe ich immer wieder das Gefühl, daß Rose in der Nähe ist. Öfters suche ich nach ihr. Abends laufe ich umher und suche Rose. Ich kenne mich einfach nicht mehr aus, weiß nicht mehr, wie ich die Hose anziehen muß. Gleichzeitig bezweifle ich immer wieder alles das, was ich erlebe. Dann höre ich wieder aus dem Radio, daß ich in Amerika anrufen soll. Ich denke, daß ich spinne. Auch die Mutter kommt mir ganz anders vor, sie schaut oft komisch aus.

Einmal gehe ich mit meiner Cousine und der Mutter ins Cafe, kenne mich aber nicht mehr aus, laufe wirr umher. Es ist ein total mieses Gefühl. Plötzlich sehe ich meinen Freund mit seiner Freundin, meinen Bruder mit Frau vorbeigehen. Es sind vorübergehende Leute. Dann kommt ein ganz furchtbares Gefühl auf, wie ich sehe, daß diese Leute einen verschiedenen Unter- und Oberkörper haben. Gleichzeitig habe ich mich zusammengenommen, damit die Mutter und die Cousine nichts davon merken, was ich erlebe. Irgendwie glaube ich aber wieder nicht ganz daran. Im Cafe trinke ich nur ein Bier. An diesem Abend schlafe ich bei der Cousine, jedoch nicht viel. Habe mich auf einmal wieder nicht ausgekannt, bin aus dem Zimmer gegangen, habe eine Zigarette geraucht und bin anschließend in die Küche zur Cousine hinein. Plötzlich muß ich die Cousine küssen. Ich habe das Gefühl, daß sich durch den Kuß die Cousine in Rose verwandeln kann. Leider geht das total daneben. Im übrigen bin ich überzeugt, daß die Stationsärztin in Wirklichkeit Rose ist.

Am Abend, an dem ich in die Klinik gebracht wurde, will ich von der Mutter fort, habe keinen Alkohol getrunken. Ich kenne mich wieder nicht aus, es drängt mich einfach fort, Rose zu suchen." (Dem Patienten ist die Exploration nicht peinlich).

In weiteren Gesprächen berichtet der Patient noch folgendes aus seiner Erinnerung: Er ist mit der Mutter in einem Hotel, das er nie vorher gesehen hat. Darin befindet sich die Ordination der Nervenärztin. Plötzlich bemerkt er, daß die Schrift der Ärztin eigentlich die Schrift von Rose ist. Er will nicht mehr reden, damit die Ärztin seine Komplexe nicht entdeckt. Er glaubt auch nicht, daß diese Frau Ärztin ist. Die Situation ist für ihn äußerst unangenehm, er kommt sich als Außenseiter vor und sieht keinen Sinn darin, mit der Ärztin zu reden. Die Leute sind ihm nicht egal gewesen, aber er hat keine Möglichkeit gesehen, mit Menschen umzugehen. Nach dem Besuch in der Ordination trinkt er mit der Mutter Kaffee, dabei kommt ihm alles komisch vor. Alle gehen auf ihn los, aber nicht direkt. Die Menschen sind ihm so nahe und unangenehm, aber es kommt trotzdem kein Kontakt zustande. Sein Gefühl schwankt zwischen dem Eindruck, daß einerseits nichts fehle, und dem Gegenteil. Beim Heimfahren, in Begleitung der Mutter, hat er das Gefühl, daß er mit Leuten überhaupt keinen Kontakt mehr haben könne und am liebsten flüchten wolle. Er kann auch zeitweise nicht mehr denken, zeitweise denkt er aber viel. Er kommt sich dann schlecht vor, jetzt in der Klinik bekommt er endlich seine Strafe und muß Buße tun. Schließlich hat er auch das Gefühl, daß überall sich alles um ihn drehe wie schon vorher im Cafe, an der Salzach und im Fernsehen. Alle wußten über ihn Bescheid.

Auf der Station lacht er öfters, glaubt an Zeichen von Rose, zum Beispiel wenn sich das Funkgerät meldet. Auch ist er der Überzeugung, daß der Arzt im Auftrag von Rose gekommen sei. Er hält den Arzt für den Schwiegervater, lebt in der Hoffnung, Rose zu finden und bald zu heiraten.

Ein anderes Mal erzählt er, daß er seit etwa zwei Jahren kaum körperlichen Kontakt habe. Seit 14 Tagen leidet er an einem Kontaktekzem an beiden Händen. Medikamentöse Behandlung mit Fluphenazin-decanoat 14tägig intramuskulär sowie Desimipramin 2×50 mg oral. Der Patient ist zeitweise dysphorisch und ratlos. In einem derartigen Zustand erzählt er einiges mehr über die Tage vor seiner stationären Aufnahme.

Seine letzte Arbeit vor der Einweisung ist ein Transport in den Irak gewesen. Die Fahrt war sehr anstrengend, er ist oft zwölf Stunden durchgefahren. Im Irak hat er ein paarmal Haschisch geraucht, es ist ihm aber nicht gut bekommen. Mitte September ist er dann zurück nach Österreich gekommen und hat wieder Arbeit gesucht, jedoch nichts gefunden. Zu Hause hat ihm ein Freund einen Floh ins Ohr gesetzt, es ging um Gott und Teufel. Er hat viel darüber nachgedacht, viel über dieses Problem gelästert, was ihn nachher sehr belastet hat. Daraufhin ist ihm alles durcheinandergekommen. Er hat plötzlich geglaubt, sein Lieblingshund sei der Inbegriff des Bösen, deshalb hat er ihn sofort umbringen müssen. „Ich habe ihm zuerst den Kopf und dann die Ohren abgeschnitten." Der Tod des Hundes hat ihn dann sehr belastet, und er ist tagelang schwer deprimiert gewesen. Als ihm klar wurde, daß er in seinem „Verwirrtheitszustand" einen Fehler gemacht hat, hat er seine Mutter gefragt, ob er hinunterspringen solle. Dies führte zur Einweisung in die Klinik. Doch auch hier in der Klinik kommt es immer wieder vor, daß er sich zeitweise nicht mehr auskennt.

Entlassung nach vierwöchiger stationärer Behandlung. Therapievorschlag bei der Entlassung: Amitriptylin 25/25/50 mg. Bei einer amublanten Kontrolle nach fünf Tagen korrigiert Peter C. seine Wahnideen. Fluphenazindecanoat wird abgesetzt. Die Berufsrehabilitation ist zur Zeit der Verfassung dieses Fallberichtes (Ende Dezember 1982) erfolgreich im Gange.

7.1 Querschnittsdiagnosen

Manisch-depressives Krankheitsgeschehen (endomorph-zyklothymes Achsensyndrom). Tripolarer Krankheitsverlauf (mehrere depressive, eine manische, mehrere dysphorische Phasen). Ein situativ ausgelöstes holophrenes Syndrom.

7.2 Genetik

Matrilinear: manisch-depressives Krankheitsgeschehen. Patrilinear: nicht sicher eruierbar.

7.3 Besprechung

Wenngleich uns hier nur Querschnittsdiagnosen vorliegen, kann aufgrund eines endomorph-zyklothymen Achsensyndroms an einer Zyklothymie kein Zweifel sein. Ferner bevorzugt die Thymopsyche des Patienten drei Spielarten psychotischer Verstimmung. Es sind eindeutig depressive, manische und dysphorische Stimmungslagen zu beobachten. Dieser Fall zwingt uns gerade dazu, *tripolare* Verläufe innerhalb der Zyklothymie bzw. des endomorph-zyklothymen Achsensyndroms zu postulieren (darüber mehr im nächsten Kapitel). Die Phasen wechseln oft stündlich, so daß häufig die wahnchaotische Desorientiertheit (holophrenes Syndrom) mit lächelnd-dysphorischem Affekt von Zuständen völliger Orientierung mit euphorischer oder depressiver Stimmungslage abgelöst wird. Auch Mischbilder kommen vor. Man darf sich auch bei diesem Patienten, wie in Fall 3, nicht von seinem Lächeln täuschen lassen. Es handelt sich meist um eine mit Lächeln übertünchte Dysphorie. Lächeln ist eine Art „Abwehrmechanismus" der mißmutigen Gereiztheit.

Arbeitslosigkeit, Langeweile und körperlicher Berührungsmangel scheinen die akute Psychose ins Rollen gebracht zu haben. Erwähnenswert ist auch, daß die Wahnthemen des paranoid-halluzinatorischen Syndroms, welches holophrene Desorientiertheit mit sich bringt, aus einer früheren Begegnung mit einem fremden Mann stammen. Dieser dürfte selbst psychotisch gewesen sein und hat unseren Patienten gleichsam mit Verzögerung induziert, da dieser erst ein halbes Jahr später erkankte.

Die kommunikative Berührungsambivalenz (im Sinne der körperlichen Berührungslosigkeit) der Freundin gegenüber bewältigt der Patient nicht mit einer Arithmomanie, sondern mit einer „Erotomania proper" (Seeman 1978). In der Erotomania proper bezieht sich der Liebeswahn auf eine bestimmte Person, nicht auf unbestimmte, nicht feststehende Personen (phantom lover syndrom). Da der Patient seit Monaten von seiner Geliebten (ehemaligen Freundin) nichts mehr sieht und hört, tritt das Phänomen der Personenverkennung (die Ärztin wird für Rose gehalten) auf. Wir sehen in diesem Phänomen einen Ausdruck der Störung subjektiver Zeitauffassungen. Obwohl die Beziehung von Peter zu Rose objektiv zu Ende ist, was eine Offenheit für weitere zwischenmenschliche Kommunikation mit sich bringen könnte (im Sinne der offenen Weiterentwicklung mit anderen Menschen), interpretiert er die Begegnung mit der Ärztin, die er als Rose identifiziert, als die bereits vorhandene Beziehung mit Rose, welche nun durch die Heirat besiegelt werden muß. Dieser erotomane Personenverkennungsmechanismus „dreht" die subjektive Zeit zurück (s. Mitterauer 1983b).

Die Beziehung zwischen Wahn und Selbstmordtendenzen ist im vorliegenden Fall ebenfalls erwähnenswert. Solange der Wahn nicht völlig – wahnchaotisch – eine subjektive Wirklichkeit ergreift, ist Peter C. noch fähig, Selbstmordabsichten zu äußern. Im Wahnchaos des holophrenen Syndroms (Erlebnisse an der Salzach) läßt er sich das Leben von den halluzinierten Menschen entziehen, jedoch ohne Erfolg. Er hätte in diesem Zustand ohne weiteres in den Fluß springen können (der Tod wurde jedoch wahnhaft-erkennend thematisiert und nicht suizidal-handelnd herbeigeführt).

Die forensische Bedeutung liegt in der völligen Verkennung einer bestimmten Situation und vor allem von Personen. Wäre der Patient zum Beispiel nicht von seinem Hund, sondern von einem Kind begleitet gewesen und hätte dieses für den Inbegriff des Bösen gehalten, so wäre durchaus ein Mord denkbar. Der Wahnkranke sucht ja die Kommunikation und wird durch seine wahnhaften Scheinbegegnungen meist auch „befriedigt". Wir glauben daher, daß eine tätliche Kommunikation (im Sinne der Gewalttat) nur dann zustande kommt, wenn das Wahnsyndrom chaotisch wird und der aus der Basisstörung (zum Beispiel Zyklothymie) kommende Antrieb gesteigert ist. Morde im Wahn geschehen also dann und wann, da sie beide auf Kommunikation ausgerichtet sind, Wahn und Selbstmord hingegen dürften sich gegenseitig ausschließen, weil der erstere einem kommunikativen, der letztere einem antikommunikativen Prinzip gehorcht (Mitterauer 1981a).

8. Fall 8

Josef S. wird am 4. Dezember 1956 als Sohn eines Briefträgers in einem kleinen steirischen Dorf geboren. Die Mutter ist Postbeamtin. Er hat zwei ältere Schwestern und einen jüngeren Bruder. Über die Großeltern ist nichts zu erfahren. Schwangerschaft und Geburt verlaufen normal. Als Kleinkind hat er öfter Fraisen. Wegen einer Meningitis wird er im Alter von zwei Jahren in der Kinderklinik Graz stationär behandelt. Gutes Verhältnis zu den Eltern, obwohl der Vater sehr streng ist. Mit fünf Jahren stürzt Josef mit einem Roller ab und ist angeblich einige Minuten bewußtlos. Die familiären Verhältnisse werden von einer Schwester als gut und warmherzig bezeichnet. Als Josef nach dreijährigem Besuch der Volksschule nicht mehr mitkommt, wird er in ein Sonderschulinternat gebracht, wo er gerne lernt und zu den guten Schülern gehört. Wegen Verdachtes auf Epilepsie wird er mit zehn Jahren in der Landesnervenklinik Graz durchuntersucht. Entlassungsdiagnose: Oligophrenie, kein Hinweis auf ein zerebrales Anfallsleiden. Während seines Aufenthaltes in einem Berufsschulinternat, wo er Maler lernt, sterben beide Eltern, die Mutter an Krebs, der Vater durch einen Arbeitsunfall. Von den Mitschülern wird Josef oft gehänselt, so daß er eines Tages davonläuft und schließlich vom Hausarzt Anfang November 1974 in die Nervenklinik eingewiesen wird. Einweisungsdiagnose: Desorientiertheit, Unruhe (er findet sich nicht mehr in der Gemeinschaft zurecht). Bei der Aufnahme (laut Krankengeschichte) ist er zeitlich, örtlich, situativ völlig desorientiert, kann lediglich seinen Namen angeben. Es bestehen optische Halluzinationen (er sieht Schlangen). Der Patient ist 23 Tage völlig desorientiert, zeitweise unruhig und gereizt. Auf Fragen gibt er keine entsprechenden Antworten, macht große Gedankensprünge, zum Beispiel, Frage: „Wie alt sind Sie?“, Antwort: „Ich muß jetzt Gas geben.“ Therapie mit Thioridazin und Fluphenazin.

Ende August 1975 wird er von seinem Schwager und Vormund an einen geschützten Arbeitsplatz zu einem Landwirt gebracht. Josef ist körperlich sehr geschwächt, spricht nur auf Aufforderung und ist überhaupt sehr gehemmt. Im Laufe der Jahre wird er zum Familienmitglied, jedoch wird er wie ein Kind behandelt. Er verträgt nicht, wenn man mit ihm schreit, kann dann nichts mehr arbeiten. Er ist – so sein Arbeitgeber – ein folgsames Kind, das nie nein sagt. Im Frühjahr 1982 hat Josef Magenbeschwerden, ißt kaum, wacht in der Nacht öfters auf und schafft auch leichte Arbeiten nicht. Nach einigen Wochen erholt er sich und kann wieder arbeiten. Er ist den ganzen Tag fröhlich und hört gerne Schallplatten (mit Vorliebe von Vicky Leandros).

Im Spätsommer 1982 wird ihm erneut die Arbeit zu schwer, er klagt über Magenbeschwerden, Übelkeit und Brechreiz. Nun erfolgt eine Durchuntersuchung in einem nahegelegenen Krankenhaus. Von dort wird der Patient mit der Diagnose „vegetative Dystonie“ wieder entlassen. Er fühlt sich aber weiterhin miserabel, ist mißmutig, schlaflos und kann nicht arbeiten. Er sieht in der Nacht Schlangen auf sich zukommen, hört lautes Glockenläuten, spürt, wie ihn eine Riesenschlange würgt. Die Nächte sind voll Angst, er verliert völlig die Orientierung. In diesem Zustand wird er Ende September 1982 in der Landesnervenklinik Salzburg aufgenommen.

Josef S. ist bei der Aufnahme sehr agitiert, wird von den Begleitern festgehalten und ins Zimmer geführt. Er wähnt sich am Reschenpaß, „dort ist der Eschenauer Tunnel, dort der Ofenauer Tunnel, dort geht es nach Mallnitz.“ Er antwortet auf alle Fragen: „Ofenauer Tunnel“ und beginnt immer wieder stereotyp in verschiedene Richtungen zu zeigen und einen

Berg- oder Paßnamen zu nennen. Zwischendurch gibt er spontan richtige Antworten. Der Patient macht den Eindruck, als ob die momentane Umgebung für ihn eine zufällige sei, die keinerlei Relevanz für ihn habe. Manchmal sieht es so aus, als würde er die gestellten Fragen zwar verstehen, weil sie jedoch nicht wichtig für ihn sind, einfach nicht darauf antworten. Dann wiederum, so scheint es, kann er mit den Fragen tatsächlich nichts anfangen. Er ist in allen Qualitäten desorientiert, verfolgt wach die Ereignisse der Umgebung. Dieser Zustand wechselt noch in den Stunden der Aufnahme sehr rasch. Es gibt Augenblicke, wo er auf Fragen richtig antwortet. Wiederholt zählt er verschiedene Dinge ab, wobei er auf sie zeigt und ihnen verschiedene Namen gibt. Der organneurologische Befund zeigt inkonstante Pyramidenzeichen, die exakte Durchuntersuchung jedoch ist ohne krankhafte Befunde mit Ausnahme einer leichten Harnstofferhöhung wegen mangelnder Flüssigkeitszufuhr in den Tagen vor der Aufnahme. Obwohl nach zweitägiger Infusionstherapie die Harnstoffwerte wieder normal sind, hat sich das psychische Zustandsbild in keiner Weise geändert. Viel mehr noch, der Patient ist nun den ganzen Tag desorientiert. Da auf Haloperidol-Infusionen (à 10 mg) eine Blasenstörung auftritt, wird die neuroleptische Behandlung abgesetzt. Der neurologische Befund ist in zahlreichen Kontrollen ohne Besonderheiten. Fünf Tage lang bietet sich folgendes Zustandsbild: völlige Desorientierung, er hört Stimmen, sieht Gestalten, weiß nicht, worum es geht. Er hält den Arzt für einen Mann aus seinem Heimatort. Die Stimmen sagen ihm, daß er ein Mörder sei. Zeitweise hört er Musik, dann wieder Schüsse. Der Patient kann sich das alles nicht erklären, ist aber freundlich und lächelt bisweilen. Einmal nach dem Datum gefragt, beginnt er von 27 aufwärts zu zählen, bis man ihn unterbricht. Am elften Tag ist Josef wieder orientiert und fähig, ein Gespräch über seine wahnhaften Erlebnisse zu führen. Die Exploration gestaltet sich sehr schwierig, da der Patient sichtlich Gedächtnislücken hat. Er berichtet folgendes:

„Ich hatte nimmer richtig denken können, warum, weiß ich nicht. Ich habe mich einfach nicht mehr ausgekannt. In letzter Zeit habe ich mich am Hof überarbeitet. Um fünf Uhr früh muß ich schon in den Stall gehen, dann zur Waldarbeit. Dazwischen muß ich zusammenräumen. Die Leute sind nett am Hof zu mir. Nur einmal hat der Chef mit mir geschimpft und ist laut geworden. Ich habe mich am Tag niedergelegt, da hat der Bauer sehr geschimpft, worauf ich wieder aufgestanden bin. Ich habe schon im heurigen Frühjahr unter Magenweh gelitten, habe bei der Arbeit wenig Kraft gehabt. Nach der Rückkehr aus dem Krankenhaus haben sie mit mir lauter Blödsinn getrieben. Der Koch hat mich einfach herumgeschickt. Ich bin zwar fast immer gut aufgelegt, damals ist mir aber alles vergangen. Zeitweise bin ich auch sehr ernst. Daß ich entmündigt wurde, verstehe ich nicht, ich habe nie etwas getan. Während der Zeit zwischen der Entlassung aus dem Krankenhaus und der Aufnahme in die Landesnervenklinik bin ich zu Hause oft aufgewacht, unruhig gewesen, habe gesehen, wie in der Nacht eine Anakonda durch das Zimmer läuft. In der Nacht hatte ich große Angst, daß mich die Schlange erwürgt, habe keine Luft bekommen, bin von einer Schlange umwickelt gewesen. Dann ist sie aber wieder verschwunden. Ich mag Schlangen nicht, sie sind sehr dick und grausig." (Zeitweise sagt er, daß er sich nicht mehr genau an seine Erlebnisse erinnern könne). „Was mich in letzter Zeit am Hof sehr belastet hat, ist, daß die Leute mit mir Possen getrieben haben. Die Schlangen sind dann erst in der Nacht gekommen. Vor dem Schlafengehen war ich in großer Angst, daß die Schlangen wieder kommen. Ich glaubte, ich bin in einem Zirkus. Die Schlangen sind unter Glockenläuten erschienen. Früher habe ich viel arbeiten müssen, jetzt ist es etwas besser. Mich hat aber zuletzt zu Hause ganz durcheinander gebracht, daß ich so sehr gehänselt worden bin, und zwar vom Bruder des Chefs. Er hat mich dauernd ins Leere geschickt. Daraufhin bin ich ernst geworden, obwohl ich sonst gerne singe. Man hat mich austricksen wollen. Ich mag nicht gerne über meine Erscheinungen reden, sonst halten mich alle für närrisch, und man hänselt mich wieder. Der Bruder des Chefs steckt wahrscheinlich mit dem Koch unter einer Decke, weil beide gerne trinken. Vielleicht hat mir der Koch etwas in das Essen hineingegeben. Zur Sicherheit habe ich nichts mehr gegessen. Das Glockenläuten in der Nacht ist ganz laut gewesen. Es hat mir direkt in den Ohren wehgetan, obwohl mir sonst Lärm nichts ausmacht."

Der Patient erinnert sich auch teilweise an seinen Aufenthalt in der Landesnervenklinik Graz mit 17 Jahren, wo es ihm ähnlich gegangen sei wie hier. Er habe sich auch nicht mehr ausgekannt, habe nicht einmal mehr seine Schwester erkannt. Einen Tag nach diesem Gespräch erzählt Josef einem Pfleger, daß Vicky Leandros seine Freundin sei. Er behauptet, diese komme ihn regelmäßig mit dem Flugzeug besuchen. Auf der Station verhält er sich meist freundlich, eher euphorisch, im Handumdrehen aber ist er mißtrauisch, gereizt, will keinen Kontakt, beobachtet aber alles. Entlassung nach 22tägiger stationärer Behandlung in voller Orientierung. Bis auf den Liebeswahn ist das paranoid-halluzinatorische Syndrom abgeklungen.

In der Zeit nach der Entlassung erscheint Josef seinem Arbeitgeber völlig anders. Er lehnt jede Arbeit ab, wenn das Thema auf eine Arbeit kommt, beginnt er einfach von seinen Schallplatten zu sprechen. Er behauptet, er habe sich alles von seinem Geld gekauft und er könne alles. Er ist sehr aggressiv. Nur ein einziges Mal kehrt er den Stall aus, jedoch in falscher Richtung. Er bildet sich ein, viele Waffen und Gold zu besitzen, weshalb er nichts mehr arbeiten müsse. Die Orientierung ist unauffällig. Josef setzt sich nun zwischen die Gäste, trinkt mit ihnen Wein. Ferner nimmt er alles an sich, ohne zu fragen, redet ständig. Zum ersten Mal erzählt er von seiner Vergangenheit. Er ist viel unterwegs und schläft kaum. Einmal behauptet er, daß er ein großer Tennisspieler sei und jetzt nach Spanien fahre. Dann erzählt er wieder, daß ihm Vicky Leandros eine goldene Schallplatte geschenkt habe.

Bei der Aufnahme am 31. Oktober 1982 spricht der Patient sehr wenig. Er sagt: „Ich mag nichts mehr sagen, es ist ein Geheimnis. Was soll ich noch sagen, es ist jetzt vorbei." Während des Gespräches geht er mehrmals zur Tür hinaus. Er will auf keinen Fall hier bleiben. Dann beginnt er plötzlich stereotype Handbewegungen zu machen und mit den Augen zu zwinkern (er sieht eine Schlange). Im übrigen ist er voll orientiert, sehr unruhig, getrieben, der Gedankengang ist kohärent. In Größenideen sind depressive Inhalte eingefärbt.

Am nächsten Tag steht Josef vor dem Fenster, winkt hinaus, da Vicky Leandros jetzt komme. Plötzlich kriecht er auf allen Vieren herum, weil Vicky vielleicht schon unter dem Bett sein könnte. Er lacht laut, erzählt dann, daß jetzt soeben Vicky mit dem Flieger davonfliege. Er deutet mit den Händen herum, singt Schlager und lacht. Medikamentöse Behandlung: Lithiumcarbonat sowie Fluphenazindecanoat. Entlassung nach 18 Behandlungstagen in voller Orientierung, euphorischer Stimmungslage und hintergründiger Erotomanie. Zur Zeit der Abfassung dieser Kasuistik arbeitet Josef problemlos an seinem geschützten Arbeitsplatz in einem Salzburger Bergdorf. Er wird von uns regelmäßig nachbetreut.

8.1 Querschnittsdiagnosen

Zwei depressive Phasen, eine manische Phase, ein belastungsbedingtes holophrenes Zustandsbild während einer dysphorischen Phase. Fragliches holophrenes Zustandsbild im 18. Lebensjahr.

8.2 Längsschnittdiagnose

Oligophrenie (organisches Achsensyndrom). Manisch-depressives Krankheitsgeschehen (endomorph-zyklothymes Achsensyndrom). Tripolarer (depressive, manische, dysphorische Phasen) Krankheitsverlauf. Neurotische Persönlichkeitsentwicklung.

8.3 Genetik

Aufgrund mangelnder Informationsquellen nicht erhebbar.

8.4 Besprechung

Dieser Fall ist in bezug auf das holophrene Syndrom von größtem differentialdiagnostischen Interesse. Während wir über den ersten Zustand der Desorientiertheit (1974/75) keine ausreichende Information besitzen, konnten wir im Herbst 1982 selbst einen Zustand des wahnhaften Orientierungsverlustes beobachten. Sind aber alle sieben Kriterien des holophrenen Syndroms erfüllt? Diese Frage muß eindeutig negativ beantwortet werden. Denn es besteht ein organisches Achsensyndrom (Oligophrenie) im Sinne der Hirnleistungsschwäche, obwohl die organneurologische Durchuntersuchung keine aktuelle Hirnsubstratbeeinträchtigung anzugeben vermag. Gleichzeitig läßt sich aber ebenso zweifellos ein endomorph-zyklothymes Achsensyndrom

(Zyklothymie) feststellen.

Eine schwere Kindheit und Jugend in Heimen (neurotische Persönlichkeitsentwicklung) und Hänseleien (immer wiederkehrende akute Belastungssituationen) komplettieren die multifaktorielle Genese schwerer psychotischer Syndrome. Obwohl wir bei den bisher beobachteten klassischen holophrenen Syndromen auch jeweils ein endomorph-zyklothymes Achsensyndrom und eine akute Belastungssituation vorfinden, dürfte im vorliegenden Fall dennoch eine Hirnsubstratbeeinträchtigung das klinische Bild verzerren. So fehlt die zu erwartende dysphorische Stimmungslage völlig. Der Patient ist selbst in totaler wahnhafter Verwirrung eher stumpf-euphorisch. Er ist extrem suggestibel, man weiß nie recht, ob er eine Frage überhaupt versteht, wenn er mit ja antwortet, weil er es gelernt hat, mit dem Ja-Sagen noch am besten zu fahren. Ferner hat er auch in nicht-psychotischen Zeiten Mühe, ausdrucksstarke Ich-Sätze zu formulieren. Daher fehlen in der „Verwirrtheitspsychose" die typischen themeninkohärenten Ich-Sätze. Da mit Sicherheit eine aktuelle Hirnsubstratbeeinträchtigung auszuschließen ist, ist bei Josef die Vigilanz intakt. Kurz- und Langzeitgedächtnis sind hingegen mäßig herabgesetzt.

Schließlich zeigt auch dieser Patient das Phänomen der Arithmomanie. Psychodynamisch leidet er – wie andere den Zähldrang einsetzende Patienten – unter einem quälenden körperlichen Berührungsmangel. Ihm reicht das Zählen nicht, er setzt als Bewältigungsversuch auch noch einen erotomanen Wahn ein.

Unter der Perspektive des holophrenen Syndroms – als eines extremen Systemzustands der totalen wahnhaften, selbstbezogenen Orientierungslosigkeit – ist die Frage, ob die Desorientiertheit den Zyklothymien, den körperlich begründbaren Psychosen, den exogenen Psychosen oder gar den Schizophrenien zuzuordnen ist, bereits durch die systemtheoretische Grundkonzeption des holophrenen Syndroms entschieden:

a) Schizophrene und holophrene Zustände verhalten sich diametral; das heißt, sie schließen einander gegenseitig aus, obwohl die phänomenologische Ähnlichkeit in die Falle der Schizophreniediagnose lockt (s. Kapitel VII).

b) Das holophrene Syndrom beruht auf einem bestimmten Systemzustand der Hirnfunktionen, wobei die organischen Strukturen unbeeinträchtigt sind. Deshalb scheiden alle körperlich begründbaren Psychosen aus.

c) Es sind daher nur holophrene Syndrome denkbar, die entweder rein psychogen bedingt sind (hier fehlt uns bisher eine Fallbeobachtung), oder

d) es treten holophrene Syndrome im Rahmen von Zyklothymien auf, falls es sich um reine funktionelle Psychosen handelt und diese in ihrer extremen Selbstbezogenheit Wahnsyndrome produzieren. Für diese Möglichkeit zeugen die bisher von uns beobachteten Fälle.

Was wir anhand der letzten Falldarstellung deutlich machen wollen, ist die differentialdiagnostische Entscheidungspotenz, welche nur auf der Grundlage exakt definierter Syndrome zustandekommen kann.

Im nächsten Kapitel werden wir uns differentialdiagnostischen Erwägungen widmen. Dabei wird auch ein Versuch unternommen, die Dysphorie als eigenständige Stimmung syndromal zu erfassen.

V. Überlegungen zur Differentialdiagnose

In einer Zeit, in der die deduktive Methode die medizinische und leider auch die psychiatrische Forschung beherrscht, ist es ratsam, darüber nachzudenken, von welcher Logik das diagnostische Verfahren geleitet sein muß. Wie haben wir also bei unserer ärztlichen Hauptbeschäftigung – dem Diagnostizieren – vorzugehen, damit wir entscheiden können, ob der Kranke an diesem(n) Syndrom(en) oder an jenem(n) leidet oder nicht leidet bzw. an mehreren gleichzeitig erkrankt ist? Daraus müssen dann die Behandlungskonsequenzen gezogen werden.

1. Was sind nun die einzelnen Schritte der diagnostischen Prozedur?

1.1 Dem Arzt steht – je nach dem Stand seines Wissens – eine Vielzahl möglicher, klar umschriebener, voneinander eindeutig unterscheidbarer Krankheitsbilder (Syndrome) zur Verfügung.

1.2 Jedes einzelne Syndrom muß „Programmcharakter" haben, d.h. die exakte syndromale Beschreibung muß eindeutig auf die Symptome des Kranken übertragbar sein.

Die Logik des Diagnostizierens funktioniert nicht deduktiv, nicht induktiv, sondern *abduktiv*. Schon *Aristoteles* beschreibt drei Arten von Logiken: die deduktive, die induktive und die abduktive. Die abduktive Logik läßt sich am einfachsten so beschreiben: es stehen Programme (Syndrome, Gesetze) zur Verfügung, von denen man ausgeht. Wird man mit einem Faktum konfrontiert, so muß festgelegt werden, daß dieses Faktum ein Fall ist, der einem bestimmten Programm (Syndrom, Gesetz) entspricht. Diagnostizieren heißt also, während der Untersuchung des Patienten aus dem Programmrepertoire (Menge aller bekannten Syndrome) jenes Programm (Syndrom) auszuwählen, welches exakt die Symptome (Befunde) des Kranken erfaßt.

„Das ist die diagnostische Prozedur, die abduktive Prozedur ... Abduktion ist wahrscheinlich von allen logischen Verhaltensweisen des Menschen die am schlechtesten formulierte. Genau das tun wir aber die meiste Zeit als

Wissenschaftler" (McCulloch 1966a, unsere Übersetzung).

Nun leiden wir aber gerade in der Psychiatrie darunter, daß wir nur über wenige gute diagnostische Programme im Sinne operationsfähiger Syndrome verfügen. Die atheoretischen, pragmatischen Statistiken sind methodisch nur in sehr beschränktem Maße geeignet, die Komplexität des menschlichen Gehirns und seiner Verhaltensprodukte zu ermitteln. Anders steht es mit jenen Forschergruppen, die sehr wohl eine Grundstörung annehmen und gleichzeitig an der Verbesserung des Forschungsinstrumentariums arbeiten.

2. Die Achsensyndromlehre Berners

zeigt einen Weg auf, wie man psychiatrische Zustandsbilder durch „Grundstörungshypothesen" (1982, S. 121) syndromal konzipieren kann, was von der reinen Symptomdiagnostik wegführt und Grundstrukturen erfaßt, welche das hirnbiologische Substrat berücksichtigen.

Was bedeuten derartige Überlegungen, auf die Kasuistik des holophrenen Syndroms angewandt?

Grundsätzlich konnten wir bei allen acht Patienten ein endomorph-zyklothymes Achsensyndrom diagnostizieren. Ein Patient (Fall 4) zeigte zusätzlich im Querschnitt ein endomorph-schizophrenes Achsensyndrom, ein anderer (Fall 8) ein organisches Achsensyndrom. Da bei allen Kranken als Grundstörung ein endomorph-zyklothymes Achsensyndrom festzustellen ist, wollen wir uns mit diesem eingehender beschäftigen.

Der Phasenverlauf von sechs Patienten lehrt uns nämlich, daß neben depressiven und manischen auch dysphorische Phasen auftreten. Wir haben daher in den einschlägigen Falldiskussionen von *tripolaren* Verläufen innerhalb des endomorph-zyklothymen Achsensyndroms gesprochen. Mit Berner sind wir der Überzeugung, daß Dysphorie eine eigenständige Stimmung ist (s. auch Kapitel XI). Rein aus logischen Erwägungen hat in der Konzeption einer tripolaren Zyklothymie die Bipolarität eine mehrfache Bedeutung. Bipolare Krankheitsverläufe können grundsätzlich in drei Verlaufsmodalitäten auftreten:

a) depressive und manische Phasen
b) dysphorische und manische Phasen
c) depressive und dysphorische Phasen.

3. Die Hypothese des endomorph-dysphorischen Achsensyndroms

Wenn nun im Verlaufe von Zyklothymien bzw. vom manisch-depressiven Krankheitsgeschehen dysphorische Phasen auftreten können, so muß auch ein endomorph-dysphorisches Achsensyndrom (gleich dem endomorph-depressiven und endomorph-manischen Achsensyndrom) formulierbar sein. Es stellt sich also die Frage, ob es auf dem Stand heutigen Wissens möglich ist, das endomorph-zyklothyme Achsensyndrom um die Hypothese eines endomorph-dysphorischen Achsensyndroms zu erweitern. Mit Pritz (1983) sehen wir die dringende Notwendigkeit einer Weiterentwicklung des Stimmungskonzeptes. Bestärkt durch das klinische Material und mit dem Werkzeug einer modernen Logik wagen wir den Versuch, ein endomorph-dysphorisches Achsensyndrom zu formulieren. Wir wenden hierzu die induktive Methode an, wo vom Einzelfall auf die Allgemeinheit einschlägiger Zustandsbilder gefolgert wird.

3.1 Was sind also die Kriterien des endomorph-dysphorischen Achsensyndroms?

3.1.1 „Störungen des Antriebes, der Befindlichkeit und des affektiven Ansprechens, die abgesetzt auftreten, mit Tagesschwankungen und Veränderungen des Schlafmusters einhergehen" (Berner 1978). Damit ist das endomorph-zyklothyme Achsensyndrom im weiteren Sinne – gleichsam als Überbegriff – erfaßt.

3.1.2 Die zwischenmenschliche Kommunikation ist wahnhaft-selbstbezogen (von unbestimmter Sensitivität bis zum Vollbild des Wahns).

3.1.3 Polyvalenz aller auf sich selbstbezogener (wahnhafter) Seinsthemen.

Die erste Komponente ermöglicht die eindeutige Abgrenzung der Zyklothymie gegenüber anderen Psychosen. Auf Komponente 2 und 3 haben wir nun näher einzugehen, denn sie sind ursächlich für den dysphorischen Affekt.

Zur zweiten Komponente: hier gilt es, zwei Fragenkomplexe zu behandeln:

a) Was verstehen wir unter wahnhafter Selbstbezogenheit der menschlichen Kommunikation?

b) Wie wird ein derartiger Zustand affektiv erlebt?

Da wir uns um die Konzeptionen eines endomorphen Achsensyndroms bemühen, ist es Grundbedingung, dieses hirnsubstratbezogen zu formulieren. In der Studie „Die Logik des Wahns" haben wir eine Wahntheorie entwickelt, die auf einer „Neuro-Logik" gründet:

„Haben wir darauf hingewiesen, daß letztlich keine psychische Realität einer anderen psychischen Realität und schon gar nicht der Realität schlechthin gleichen kann, so wird umso eindrucksvoller, daß der Wahnkranke aller Welt demonstriert, wie sehr seine Umwelt exakt dem entspricht, was er empfindet. Er macht Bereiche seiner verborgenen subjektiven Wirklichkeit insofern zur objektiven Wahrheit, als er sie spiegelgleich in der Umwelt wiederfindet. Im Wahn werden also subjektiv geschaffene Wunschstrukturen aufgedeckt und in isomorpher Weise erfüllt bzw. gestaltet. Isomorph bedeutet hier, daß die Gestalt des Wahns vollkommen der Form bestimmter Bereiche der psychischen Realität des Kranken entspricht (isos = gleich, morphe = Gestalt). Das von Reinhold Baer (1932) mathematisch formalisierte Konzept der Isomorphie könnte für die Wahnforschung (und somit für die Hirnforschung) von größter Bedeutung sein. Das Gesetz der Isomorphie besagt nämlich letztlich nichts anderes, als daß in einer bestimmten Beziehung der Inhalt völlig derselbe bleibt, wenn man die Beziehungsglieder vertauscht, also einen Ortswechsel vornimmt. Auf das Wahnproblem bezogen heißt Isomorphie dieses: Ob sich eine bestimmte Form der psychischen Realität als Wunschvorstellung im Gehirn lokalisiert oder als Wahnsystem in der Umwelt, ist vollkommen dasselbe." (Mitterauer 1980, S. 176–177). „Wenngleich unsere eigene Hypothese zum Wahn auf Anhieb neue Einsichten zu liefern scheint, haben wir uns dennoch zu fragen: Wie ist es technisch möglich, in bestimmten Ich-Du-Beziehungen das jeweilige Du wie den eigenen Körper zu gebrauchen? Dies soll nun abrißartig am Beispiel der logischen Arbeitsweise unseres Gehirnes dargestellt werden. Wie wir bereits angedeutet haben, muß man aus logischer Sicht den polytopen neuronalen Aufbau des Gehirnes als ein Ortswert-System beschreiben. Das Gehirn besteht also aus vielen Orten, welche mit bestimmten Werten (Themen) besetzt werden können. Nun wissen wir aber, daß ein Wesensmerkmal unseres Gehirnes in der Fähigkeit liegt, Bewußtsein zu erzeugen. Günther (1966) beschreibt diesen Vorgang folgendermaßen: ‚Die Methode der Reflexion, die das menschliche oder irgendein Hirn notwendigerweise gebraucht, ist ein klarer Hinweis, daß sich das Gehirn eines Ortswert-Systems bedient. Um reflektiert zu werden, muß ein Begriff wenigstens zweimal im Gehirn niedergelegt werden: einmal an dem Ort, wo er entsteht, und sodann an dem Ort, an dem sein „Spiegelbild" reflektiert wird. Ohne diese Eigenschaft ist kein Hirn fähig, irgendetwas bewußt zu erkennen. Wenn wir die Welt als ein System der Wirklichkeit und als ein System der Gedankenwelt denken, so denken wir genau denselben Begriff zweimal: als bona-fide-Objekt und als Reflexion desselben. Um aber beides getrennt zu halten, muß das Gehirn dasselbe Konzept an zwei verschiedenen Orten innerhalb seines Erkenntnismusters lokalisieren' (unsere Übersetzung). Die Technik des Bewußtseinsmachens besteht also darin, daß ein und derselbe Inhalt (Begriff) an zwei verschiedenen Orten lokalisiert wird. Das Verhältnis zweier solcher Orte ist isomorph, worauf bereits hingewiesen wurde. Bewußtsein erzeugt das Gehirn dadurch, daß es Symmetrieverhältnisse bildet. Das heißt, *wenn ich die beiden Begriffe vertausche, ändert sich nichts an der Gestalt des Verhältnisses. Es handelt sich also um ein Symmetrie- bzw. Umtauschverhältnis.* Technisch ist dieser gestaltinvariante (isomorphe) Umtausch nur dann durchführbar, wenn zwei Orte (zum Beispiel Neuronen) direkt benachbart sind. Bewußtsein ist also logisch gesehen dadurch möglich, daß zwei benachbarte Werte (Begriffe) vertauscht werden können." (Mitterauer 1980, S. 183).

Das Symbol der Symmetrie (Umtauschverhältnis) ist der Doppelpfeil (⊲—⊳). Diese einfache Struktur gestattet prinzipiell zwei dialektische Interpretationen.

a) eine erkenntnistheoretische Deutung: ich sehe (erkenne) zwei spiegelgleiche Dreiecke,

b) eine handlungstheoretische Deutung: wenn ich auf der Verbindungslinie nach links gehe, komme ich zum gleichen Dreieck, wie wenn ich nach rechts gehe (und umgekehrt).

Die erste Deutung ist ambivalent, das heißt, zwei entgegengesetzte Themen sagen erkenntnistheoretisch nichts Neues aus. In der Psychiatrie versteht man seit Bleuler (1911) unter Ambivalenz „die Neigung der schizophrenen Psyche, die verschiedensten Psychismen zugleich mit negativen und mit positiven Vorzeichen zu versehen". Bleibt dieser Zustand über längere Zeit bestehen, ohne daß ein Vorzeichen die Oberhand gewinnt, so entstehen Spannung und psychopathologische Phänomene, allen voran die Depression (nicht die Schizophrenie, wie Bleuler meinte). Die klinische Erfahrung, daß innige Liebe in extremen Haß umschlagen kann, besagt lediglich, daß jede intensive zwischenmenschliche Beziehung phänomenologisch diametrale Gesichter haben kann, strukturtheoretisch aber unverändert bleibt, wie am Doppelpfeil unschwer abzulesen ist.

Die zweite (handlungstheoretische) Deutung ist ambitendent. Unter Ambitendenz versteht man „gleichzeitig nebeneinander vorkommende entgegengesetzte Willensimpulse, die einen Entschluß unmöglich machen" (Spoerri 1975, S. 73). Ambitendenz ist – je nach Antrieb – die Folge der Ambivalenz. Wenn ich sowohl nach links als auch nach rechts will (strebe), so kann ich mich für keine Richtung entscheiden, weil ich in beiden Richtungen des Doppelpfeiles dasselbe erreiche (zwei gleiche, gleichbedeutende Dreiecke). Hier gibt es alle Ausprägungsgrade von der neurotischen Entscheidungsunfähigkeit des „ewigen" Bräutigams zwischen zwei geliebten und gleichbedeutenden Frauen bis zur Unfähigkeit eines Wahnkranken, sowohl gegen seine Verfolger anzukämpfen als auch sich ihnen zu entziehen.

Bis jetzt wurde davon ausgegangen, daß es sich um einen bestimmten Themenbereich (*einen* Doppelpfeil) handelt, der gleichbedeutend und unentscheidbar interpretiert bzw. erlebt wird. Wenn wir aber weiterhin annehmen, daß mehrere (viele) Themenbereiche (Doppelpfeile) gleichbedeutend und unentschieden nebeneinander bestehen, dann herrscht ein Systemzustand der *Polyvalenz*. Damit sind wir bei der Diskussion der dritten Komponente des endomorph-dysphorischen Achsensyndroms angelangt.

Zur dritten Komponente: die dysphorische Affektlage beschreiben heißt das Erkenntnisdilemma des Dysphorischen verstehen. Abb. 1 zeigt die Grundstruktur der Polyvalenz in Gestalt eines Rades. Am innersten Nabenkreis dreht sich das selbst-beobachtende Subjekt (im oder gegen den Uhrzeiger). Der Selbst-Beobachter befindet sich im Zentrum eines großen Kreises (Rades), dessen vielzahlige Durchmesser (Speichen) von Umtauschverhältnissen (Symmetrien) gebildet werden. In anderen Worten: die subjektive Polyvalenz setzt sich aus einer bestimmten Zahl ambivalenter Verhältnisse (Bedeutungen, Gefühle) zusammen.

Was empfindet nun ein Mensch, der in einen Zustand gerät, wo er sich am Nabel einer Welt befindet, von dem aus er viele Themenbereiche als

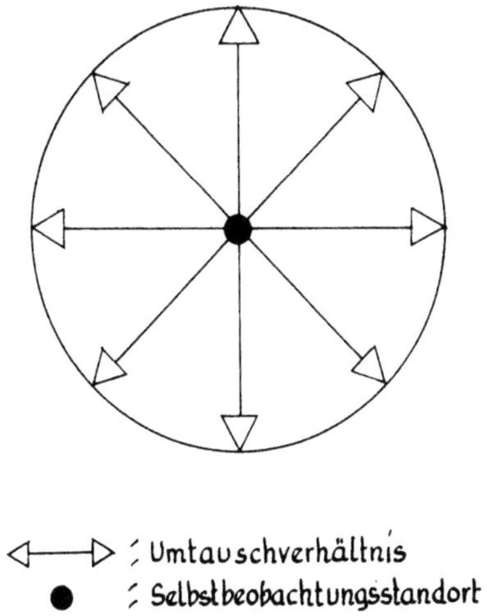

Abb. 1. Das Rad der Polyvalenz

gleichbedeutend und unentscheidbar erleben muß. Wenn dieser Zustand – wie im Wahn – länger anhält, dann überkommt ihn allmählich die Angst, die Orientierung zu verlieren, weil alles, was er erlebt, die gleiche Bedeutung hat.

Gleichzeitig aber erzeugt die Entscheidungsunfähigkeit den Mißmut über unlösbare kommunikative Beziehungen. Treten neue kommunikative Themen (Partner) auf, so reagiert er gereizt, da ein weiteres „verwirrungsstiftendes" Moment dazukommt. Dieses Gefühl der Hilflosigkeit hat wiederum zwei Gesichter:

a) Hilflosigkeit sich selbst gegenüber, weil man unfähig ist, die eigene Welt zu strukturieren.

b) Hilflosigkeit den Kommunikationspartnern gegenüber, von denen man sich mißbraucht fühlt, weil man den Eindruck (die Überzeugung) hat, daß sie die Fähigkeiten des anderen nicht erkennen und ohne Wertungsunterschiede thematisieren und kommunizieren.

Es mag vielleicht ungebräuchlich sein, wenn man bei differentialdiagnostischen Überlegungen in die Problematik der mehrwertigen Logik vorstößt, die klinische Bedeutung tripolarer Krankheitsverläufe gebietet jedoch, von dem „bipolaren" zwei-wertigen Denken auf die Mehrwertigkeit überzugehen. Damit haben wir unter anderem die Einbeziehung von Wahnsyndromen in das endomorph-zyklothyme Achsensyndrom erreicht, da das endomorph-dysphorische Achsensyndrom alle nicht-depressiven und nicht-manischen Wahnformen erfaßt. Während der depressive und der manische Wahn *einen* bestimmten ambivalenten Seinsbereich thematisieren (Versündigung, religiöse Schuld, Größenideen), resultieren dysphorische Sensitivität bzw. Wahn aus vielen ambivalenten Seinsthemen, die gleichbedeutend nebeneinander stehen, wie etwa unbestimmte Beziehungsideen. Auf eine knappe systemtheoretische Formulierung gebracht: Der depressive Affekt ist *intraambivalent*, die dysphorische Stimmung *interambivalent*. Der Depressive kann sich zwischen *zwei* bestimmten Möglichkeiten nicht entscheiden, der Dysphorische hingegen ist unfähig, sich zwischen *vielen* Möglichkeiten zu entscheiden, zumal für ihn alle gleichbedeutend sind.

Ein Patient (P 22, Scharfetter 1976, S. 51) schildert ergreifend, wie einem zumute ist, wenn man sich in einer Welt von „vielen Umtauschverhältnissen" (Polyvalenz) befindet (s. Abb. 1):

„. . . es ist ein großes Durcheinander in mir . . . wo ist meine Nase, was ist mit meinem Mund . . . Mein rechter Arm? Ich weiß nicht mehr, was rechts und links ist. Ich weiß nicht genau, wo mein linkes Bein ist. Rechts bin ich ein Mann, links bin ich eine Frau. Rechts bin ich mein Vater, manchmal meine Mutter. Blut habe ich nur das halbe von mir, das andere ist von einem Mann oder einer Frau . . . Ich habe nur die halbe eigene Meinung, das andere ist von anderen, von Verwandten, von Stimmen. Das ist ein großes Durcheinander im Kopf und Körper . . . auch der Magen und der Hals drehen sich."

Hier wird in einzigartiger Weise die Logik der Dysphorie in Worte gefaßt.

Die Einbeziehung möglicher Wahnsyndrome in die Zyklothymie bzw. das manisch-depressive Krankheitsgeschehen durch die Konzeption eines endomorph-dysphorischen Achsensyndroms hat mit einem Schlage die wahnsymptomenorientierte Schizophreniediagnostik der Schule Schneiders als möglichen Irrtum entlarvt. Es sollte daher in Zukunft nicht mehr passieren, daß die Dysphorie des Wahnkranken von so manchem Psychiater als stumpf und affektlos fehlinterpretiert wird. Was die Genetik betrifft, so sind alle sieben in der Kasuistik dargestellten Patienten mit endogenen Psychosen familiär belastet.

Im Kapitel XI wird zur Dysphorie als typischem Affekt des holophrenen Syndroms noch einmal Stellung genommen.

4. Einige Bemerkungen zu den liquorzytologischen Befunden

Ehe wir den klinischen Teil des Buches abschließen, sind noch einige Bemerkungen zu den Liquorbefunden unumgänglich, die im Rahmen holophrener Syndrome erhoben wurden. Bei drei Patienten (Fall 1, 3, 7) fanden wir bei der zytologischen Untersuchung (Befunde Dr. P. Pilz) ein sogenanntes unspezifisches Liquorreizsyndrom mit folgenden Befunden: Fall 1: Zellzahl 7/3, Gesamteiweiß 48 mg-%. Zytologie: zellarmes Sedimentpräparat mit einigen Monozyten. Der Befund spricht eher für eine unspezifische Reizreaktion. Fall 3: Zellzahl 4/3, Gesamteiweiß 51 mg-%. Zytologie: die

Monozyten überwiegen die Lymphozyten deutlich, einige Granulozyten. Es handelt sich um ein unspezifisches Liquorreizsyndrom. Fall 7: Zellzahl 3/3, Gesamteiweiß 37 mg-%. Zytologie: einige Lymphozyten und Monozyten, vereinzelt eosinophile Granulozyten, viele neutrophile Granulozyten. Das Liquorsedimentpräparat ist pathologisch. Differentialdiagnose: floride Entzündung oder unspezifisches Liquorreizsyndrom. Nach Abklingen des holophrenen Syndroms zeigten sich im Kontrollpunktat bei allen drei Patienten normale Befunde.

Der Begriff des „unspezifischen Reizsyndroms vom subakuten Typ" wurde von Sayk (1960, 1964, 1974) beschrieben. Es ist durch eine absolute oder relative Erhöhung der mononukleären Phagozyten oder der runden Zellen charakterisiert. Dieses unspezifische Liquorreizsyndrom gilt als Hinweis auf pathologische Prozesse im zentralen Nervensystem, insbesondere in Nähe der Liquorräume.

„Man findet derartige zytologische Veränderungen bei allen Prozessen in unmittelbarer Nähe des Liquorraumes, zum Beispiel bei Tumoren, Encephalitiden (Olischer 1967), intrazerebralen oder extraduralen Prozessen (Wertlake und Mitarbeiter 1972), Blutungen, ischämischen Infarkten, usw. Sie werden aber auch bei Epileptikern während eines *Status epilepticus* (Olischer 1966, Sayk 1964), gefunden" (Oehmichen 1976, S. 138, unsere Übersetzung, unsere Hervorhebung).

Da wir bei keinem der Patienten ein pathologisches hirnorganisches Substrat für das unspezifische Liquorreizsyndrom finden konnten, bieten sich grundsätzlich zwei Interpretationsmöglichkeiten an:

a) Die derzeitige diagnostische Methode ist nicht fein genug, um alle pathologischen hirnorganischen Prozesse zu erfassen.

b) Das unspezifische Liquorreizsyndrom kann auch Ausdruck pathologisch arbeitender *Hirnfunktionen* sein, ohne daß das Hirnorgan in seinem organischen Bau krankhaft verändert ist. Diese Hypothese könnte man etwa durch die Liquorbefunde beim Status epilepticus, sofern es sich um ein genuines, nicht-symptomatisches Anfallsleiden handelt, gestützt sehen.

Unser Beobachtungsmaterial reicht selbstverständlich bei weitem nicht aus, um die Hypothese der rein funktionellen Genese eines unspezifischen Liquorreizsyndroms zu erhärten. Überlegt man sich aber, daß das holophrene Syndrom einen Extremzustand funktioneller Psychosen definiert, so gibt es – zumindest systemtheoretisch – kein einleuchtendes Argument gegen die Hypothese, daß auch rein funktionelle Veränderungen des Gehirns Liquorveränderungen bewirken können.

Wir sind uns dieser kühnen Vermutung bewußt und bar empirischen Beweismaterials. Dennoch hoffen wir, vom Tenor der gesamten Abhandlung getragen, daß durch derartige Überlegungen die Neuropsychodiagnostik neue Impulse erhält.

VI. Das Konzept der Selbstreferenz

„Ein lebendes System ist eine Gruppe relativ diskontexturaler Subsysteme, die durch eine mysteriöse Funktion, genannt Selbstreferenz, zusammengehalten werden; dieses System ist hetero-referentiell mit einer Umwelt von noch größerer Diskontexturalität verbunden" (Günther 1971, S. 62, unsere Übersetzung).

Mit dieser dialektischen Formulierung des Konzeptes der Selbstreferenz zeigt Günther einen Weg auf, der zur Lösung des Problems der logischen Paradoxien führt. Der Satz des kretischen Philosophen Epimenides „alle Kreter sind Lügner" und ähnliche Propositionen, die zu Widersprüchen (Paradoxa) führen, haben zu Beginn unseres Jahrhunderts vor allem Whitehead und Russel (1925) beschäftigt. Sie konnten in ihrer Typentheorie das Problem der Paradoxien nur dadurch und scheinbar lösen, daß sie den Beobachter eliminierten. Seit der Begründung der Kybernetik durch McCulloch und Pitts im Jahre 1943 sind es einige namhafte Kybernetiker, die in ihren Arbeiten laufend nachweisen, wie man mit Selbstwertproblemen wissenschaftlich umzugehen hat (s. Löfgren 1968, 1982; von Foerster 1971). Das wissenschaftliche Verfahren basiert nicht ausschließlich auf objektiven, vom Beobachter unabhängigen Fragestellungen. Es ist daher durchaus möglich, geschlossene logische Systeme, also Selbstreferenz-Konzepte (Selbst-Beschreibung, Selbst-Beobachtung usw.) formal zu bearbeiten. Pattee (1972) betont, daß Selbstreferenz eine fundamentale und universale Eigenschaft von Sprachstrukturen und Kontrollhierarchien ist.

Maturana und Mitarbeiter haben eine Systemtheorie der Organisation lebender Systeme entwickelt, in der das Konzept der Selbstreferenz in seiner selbstkonstruktiven Potenz (Autopoese) eine tragende Rolle spielt (Maturana 1975, Varela et al. 1974).

Varelas Arbeit „A Calculus of Self-reference" (1975) ist insofern von besonderer Bedeutung, als formal folgendes bewiesen werden konnte: Wenn man sich mit der Organisation lebender Systeme oder mit der Struktur von Sprachen befaßt, wird offenkundig, daß alle Probleme mit Selbst-Referenz-Situationen eine gemeinsame Wurzel haben, in der die Unterscheidung zwischen dem Operator und dem Objekt der Operation hinfällig wird. Eine interessante Modifikation des Autopoese-Konzeptes hat Uexküll (1978) vorgeschlagen, indem er von autokinetischen Systemen spricht. Uexküll vermutet mit Recht ein reduktionistisches Moment in der Theorie der Autopoese, ohne jedoch selbst die dialektische Logik selbstreferierender (lebender, subjektiver) Systeme zu erwähnen. Die Güntherschen Arbeiten (und der Kreis um Günther) ausgenommen, handelt es sich in den kybernetischen und biologischen Disziplinen um rein holistische (nicht-dialektische) Ansätze, wenn es um die formale Bearbeitung des Konzeptes der Selbstreferenz geht. (Der interessierte Leser sei auf die Primärliteratur verwiesen.)

Unsere eigenen interdisziplinären Studien werden vom Konzept der Selbstreferenz getragen, wobei wir – mit Günther – versuchen, die Dialektik der Selbstreferenz logisch-formal vorwärtszutreiben. Da wir nun zum ersten Mal in der Lage sind, die Dialektik der Selbstreferenz als Kontinuum zu definieren, müssen zum Verständnis desselben die Meilensteine unseres eigenen Forschungsweges kurz markiert werden. Wenn es dabei gelingt, das über diesem Kapitel stehende Günther-Zitat zu erklären, so sind die Grundlagen für ein Verständnis des Kontinuums der Selbstreferenz geschaffen.

Aus der Überzeugung heraus, daß operationsfähige Theorien der Arbeitsweise des menschlichen Gehirns bzw. seines Verhaltens nur mit interdisziplinären Mitteln erarbeitet werden können, wurde unser Selbstreferenzkonzept zunächst interdisziplinär konzipiert und von *organismischer Selbstreferenz* gesprochen. In der Studie „The concept of narcissism and organismic self-reference" (Pritz, Mitterauer 1977a) haben wir zu zeigen versucht, daß der Freudsche Begriff des Narzißmus (1967a) systemtheoretisch als organismische Selbstreferenz beschrieben werden kann:

„Wir verstehen unter Narzißmus jene Prinzipien der Selbstreferenz, welche die Erhaltung der zirkulären Organisation (Identität) garantieren und welche für die Konstruktion progressiv reifender Modelle der Selbstwiederherstellung verantwortlich sind, wann immer die Identität bedroht ist. Dieses von uns vorgeschlagene Konzept des Narzißmus entwickelt sich aus der Tatsache, daß der Prozeß der Erhaltung der zirkulären Organisation eines Organismus bzw. die Erhaltung seiner Identität als eine unveränderliche Logik lebender Systeme behandelt werden muß. Wie auch immer, diese Logik ist offensichtlich polythematisch. Polythematisch in bezug auf die verschiedenen Entwicklungsstadien und polythematisch vom Gesichtspunkt der Individualität aus. Diese narzißtische Logik zeigt die unumstößliche Notwendigkeit an, organismische Programme zu gebrauchen, welche mit der Erhaltung der Identität übereinstimmen. Wir glauben, daß es dieser Aspekt war, auf den Freud (1968) aufmerksam wurde, als er vermutete, daß die narzißtische Organisation nie mehr völlig aufgegeben wird" (Pritz, Mitterauer 1977a, S. 191, unsere Übersetzung).

Diese der Selbstreferenz immanente Polythematik wirft das logische Problem der Mehrwertigkeit auf.

„Unsere Arbeiten zur Schaffung einer neuen psychosomatischen Theorie (organismische Theorie) haben klar gezeigt, daß mit den Mitteln der herkömmlichen zweiwertigen aristotelischen Logik die dem menschlichen Subjekt innewohnende Polythematik nicht ausreichend erfaßt werden kann. Unter Zweiwertigkeit versteht man, daß es immer nur zwei mögliche (polare) Werte gibt. Eine dritte Möglichkeit ist ausgeschlossen (z.B. wahr oder falsch, ja oder nein, positiv oder negativ, Sein oder Nichtsein, Subjekt oder Objekt). Gerade das letzterwähnte Gegensatzpaar (Subjekt–Objekt) führt uns tief in die Polythematik, mit der wir es in der Psychiatrie zu tun haben. Nach den Gesetzen der klassischen Zweiwertigkeit müßte man sagen, es gibt die menschliche Subjektivität schlechthin, alles andere ist Objektivität. Nun ist es aber im Gegenteil unsere tägliche klinische Erfahrung, daß nicht nur kein Patient dem anderen gleicht, sondern jeder in sich selbst extrem vielgestaltig und unfaßbar ist. Was wir daher in der psychiatrischen Forschung benötigen, ist ein logisches Instrumentarium, welches die Erfassung der ‚vielen Themen', die das menschliche Individuum gestalten, ermöglicht. Kennt die klassische zweiwertige Logik immer nur zwei Themen (Diathematik), so benötigen wir viele Themen (Polythematik), also eine Mehrwertigkeit im Sinne einer mehrwertigen Logik.

Da es seit Beginn unseres Jahrhunderts viele verschiedene Theorien mehrwertiger Logik gibt, ist es äußerst wichtig, genau festzulegen, welcher mehrwertigen Logik wir uns bedienen. Alle mehrwertigen Logiken können grundsätzlich in zwei Gruppen geteilt werden. Die erste große Gruppe rechnet zwar mit beliebig vielen Werten, bleibt aber im ontologischen Sinne der zweiwertigen aristotelischen Logik treu. Das heißt: Zur Wertbesetzung steht nach wie vor der klassische Ort des Seins schlechthin zur Verfügung. Also entweder wird die Subjektivität schlechthin oder Objektivität schlechthin mit beliebig vielen Werten besetzt. Darauf, daß jedes Subjekt einen eigenen Ort des Seins darstellt, wird in keiner Weise Rücksicht genommen. Wie wir aber gerade aus der Hirnforschung wissen, besteht das Subjekt in sich wiederum aus kaum faßbar vielen Orten (Neuronen), welche für sich klar abgegrenzte logische Einheiten darstellen (Module). Konkret heißt dies auf das Gehirn bezogen: das Gehirn besteht aus vielen Neuronen (im Sinne von Polyontologien), jedes Neuron ist ein autonomer logischer Ort (Modul), welcher mit beliebig vielen Werten besetzt werden kann. Dieser Forderung wird die zweite Gruppe mehrwertiger Logiken gerecht. Es handelt sich um die von Gotthard Günther geschaffene transklassische (nicht-aristotelische) Logik. Hier geht es also darum, daß eine beliebige Mehrwertigkeit immer gleichzeitig auch örtlich (ontologisch) bestimmt werden muß.

In der von uns verwendeten Günther-Logik werden also nicht an einer Stelle des Ortes schlechthin Werte eingesetzt (Stellenwerte), sondern an bestimmten verschiedenen Orten beliebige Werte (Ortswerte)." (Mitterauer 1980, S. 174, 175).

Was sind nun aus psychologischer Sicht die ontologischen Minimalbedingungen, mittels derer sich eine mehrwertige Theorie der menschlichen Subjektivität (subjektive Selbstreferenz) entwickeln läßt? Dies ist zweifelsohne das auf Fichte (1954) zurückgehende Es-Du-Ich-Modell, dem auch der Hegelsche (1956) dreifache Reflexionsbegriff (Reflexion in sich, Reflexion in Anderes, Reflexion in sich der Reflexion in sich und Anderes) entspricht. Eine derartige intrasubjektive Teilung der menschlichen Subjektivität in die drei Themenbereiche Es, Du, Ich wurde von Günther (1959) formal weiterentwickelt.

Paraphrasiert man die Reflexion in sich der Reflexion in sich und Anderes (Hegel) mit Selbstreferenz, so ist unschwer zu erkennen, daß darin noch die beiden Reflexionsbegriffe „Reflexion in sich" und „Reflexion in Anderes" enthalten sind. Ausgehend von Selbstreferenz als umfassenden Terminus definiert sich systemtheoretisch Reflexion in sich als Autoreferenz und Reflexion in Anderes als Heteroreferenz (Mitterauer, Pritz 1983).

Nach Günther (1971) ist Autoreferenz die Beziehung zwischen verschiedenen Elementen, die zu einem ontologischen Ort gehören. Auf Autoreferenz ist das wissenschaftliche, aristotelische Weltbild bezogen. Heteroreferenz illustriert Günther (1971) durch den Denkprozeß. Denken bezieht sich auf etwas und bildet dieses Etwas, das nicht in den ontologischen Bereich des Denkvorganges gehört, ab. Heteroreferenz-Prozesse haben darum, wie selbstreferierende Operationen, eine interontologische semantische Relevanz. Die Schwierigkeiten, die wir mit Begriffen wie Lernen, Selbst und Seele haben, sind stets darin zu suchen, daß sie interontologische Phänomene darstellen. Fernerhin ermöglichte diese logisch-ontologische Dreiteilung der menschlichen Subjektivität eine Reformulierung der Freudschen Strukturtheorie (1967c), indem wir das Es als Autoreferenz, das Du als Heteroreferenz und das Ich als Selbstreferenz definiert haben (Pritz, Mitterauer 1977b).

Auf der Grundlage dieser polyontologischen (mehrörtlichen) Konzeption der Selbstreferenz sind prinzipiell drei Möglichkeiten interontologischer Beziehungen gegeben:

a) Holismus der Funktionen
b) Diskontexturalität (Bruch im ontologischen Zusammenhang)
c) Polykontexturalität (Vermittlung ontologischer Bereiche).

Da wir im klinischen Teil die Holophrenie als syndromale Störung der Hirnfunktionen charakterisiert haben, ist es zweckmäßig, die weiteren ontologischen Grundlagen für die dialektische Arbeitsweise der Selbstreferenz hirntheoretisch zu formulieren.

1. Der vielörtliche Bau des Gehirns und seine dialektischen Relationen

Arbib hat zum Verständnis des menschlichen Gehirns acht Prinzipien vorgeschlagen. Wir wollen uns hier nur auf ein Prinzip konzentrieren, da dieses für die weiteren Ausführungen von größter Bedeutung ist. Es lautet: „Das Gehirn ‚ist‘ ein geschichteter somatotopischer Computer“ (1972, S. 165; unsere Übersetzung). Der Begriff der Somatotopie ist hier extrem weit gefaßt: nicht nur als zentrale Repräsentation des taktilen Systems (Somatotopie im engeren Sinne; griechisch: soma = Körper; topos = Ort), sondern auch auf das visuelle System (Retinotopie) und auditorische System (Tonotopie) bezogen.

„Was dieses Prinzip aussagt, ist, daß ein brauchbarer Weg das scheinbare Chaos der vielen Hirnteile zu strukturieren darin besteht, daß man diese Teile in Form von miteinander verbundenen Schichten beschreibt, wobei die Lage innerhalb einer bestimmten Schicht einen wesentlichen Indikator der funktionellen Signifikanz der Zellaktivität darstellt. Die Analyse eines kleinen Bereiches solch einer Schicht kann dann das Verständnis der Funktion der gesamten Schicht liefern.“ (Arbib 1972, S. 165; unsere Übersetzung).

Dieses Prinzip des geschichteten somatotopischen Baues des Gehirns hat sich als äußerst fruchtbar erwiesen und konnte experimentell eindeutig bewiesen werden. Werner hat in mehreren Untersuchungen die „topologische Äquivalenz" zwischen Körperperipherie und kortikaler Repräsentation gezeigt (1968, 1970, 1978). Ferner spricht für die somatotopische „Schichtentheorie", um nur einige Autoren zu nennen, daß Scheibel und Scheibel im ventrobasalen Bereich des Thalamus eine anatomische Organisation beschrieben haben, die eine präzise somatotopische Repräsentation der Körperoberfläche darstellt (1977). Wir selbst glauben, daß die Somatotopie auch in den tieferen Regionen des Gehirns – wie etwa in der Formatio reticularis – eine funktionell entscheidende Rolle spielen muß. Peterson und Mitarbeiter haben experimentell somatotopische Eigenschaften in der Organisation der Retikulärformation entdeckt (1980, S. 52).

Die gesicherten Ergebnisse der Hirnforschung lassen aber bereits folgende ontologische Beschreibung des Gehirns zu: das Gehirn besteht aus einer Vielzahl eigenständiger ontologischer Orte, die bestimmte in sich abgeschlossene Wirklichkeitsbereiche der inneren und äußeren Welt des Individuums (subjektiven Systems) repräsentieren.

Ferner lehrt uns die tägliche Erfahrung, daß es Wirklichkeitsbereiche gibt, zwischen denen ein Bruch im logischen Zusammenhang besteht, zumal die eine Realität ganz anders ist als die andere. Als Paradigma ist hier der Unterschied zwischen lebender Materie (Organismen) und toter Materie zu erwähnen. Noch radikaler ist der Gegensatz zwischen Materie und Antimaterie. Wenn wir mit unserem Gehirn diese Gegensätze in ihrem trennenden Aspekt erkennen können, so müssen für die somatotopische Gliederung ebenfalls logische Brüche zwischen bestimmten ontologischen Orten bestehen. Das Gehirn ist daher grundsätzlich aus zwei Typen ontologischer Orte aufgebaut:

a) Orte (Themenbereiche), die logisch zusammengehören.

b) Orte, zwischen denen ein logischer Bruch besteht.

Nun wissen wir aber aus der Neurophysiologie, daß das Gehirn unter Normalbedingungen eine Funktionseinheit darstellt. Es muß interontologische Relationen geben, welche auch nicht-zusammenhängende ontologische Bereiche berücksichtigen.

Ehe wir die möglichen interontologischen Relationen herausarbeiten, sind einige grundsätzliche Bemerkungen zu Logik und Ontologie unumgänglich. Die zeitgenössische Hirnforschung geht stillschweigend von der Annahme aus, daß das Gehirn in Bau und Funktion als geschlossene Einheit aufzufassen ist. Dies wundert uns nicht, da das wissenschaftliche Instrumentarium der klassischen Logik nur für einen holistischen Ansatz tauglich ist. Daher werden dialektische Fragestellungen, wie die unsrigen, rigoros als unwissenschaftlich abgetan.

Dem ist aber folgendes zu entgegnen: Gotthard Günther hat – wie schon erwähnt – in zahlreichen Arbeiten eine formale Dialektik vorgelegt, welche die wissenschaftliche Bearbeitung hirntheoretischer Probleme ermöglicht (1976b, 1979, 1980c). Obwohl Günther vor einer unkritischen Anwendung der von ihm geschaffenen transklassischen Logik bzw. Dialektik warnt, ist es bei entsprechender Sachkenntnis dennoch legitim, einige seiner Konzepte für die Hirntheorie fruchtbar zu machen. Geht man davon aus, daß jeder einzelne ontologische Ort *in sich* erschöpfend durch die klassische zweiwertige Logik beschrieben werden kann, so ist dieser geschlossene Bereich nach dem klassischen Prinzip des Entweder–Oder (eine dritte Möglichkeit ist ausgeschlossen) auch adäquat zu bearbeiten. Es ist aber zum Beispiel völlig unzulässig, um weiter die klassische Logik anwenden zu können, die Grenzen zwischen zwei Personen derart aufzulösen, daß es sich um einen einzigen ontologischen Bereich (eine einzige Person) handelt.

Ob es die Wissenschaft wahrhaben will oder nicht: „die Beziehung des erkennenden Subjekts zu seinem Bereich der Objekte ist immer eine der Diskontexturalität" (Günther 1973, S. 192; unsere Übersetzung). Diskontexturalität bedeutet nichts anderes, als daß zwischen bestimmten Wirklichkeitsbereichen ein Bruch im klassisch-logischen Zusammenhang besteht. Wie schon angedeutet wurde, herrscht aber die Diskontexturalität nicht nur intersystemisch (Subjekt–Subjekt, Subjekt–Objekt), sondern auch intrasystemisch, also innerhalb des lebenden Systems Mensch (im Sinne der zwei Typen ontologischer Orte). Das menschliche Gehirn hat also das Problem zu lösen, bei bestehenden radikalen ontologischen Gegensätzen, dennoch als Einheit zu funktionieren.

Diese Dialektik bewältigt das Gehirn laufend in Form einer Auseinandersetzung von drei grundlegenden Relationen (Verhältnissen):

a) Es bestehen diskontexturale ontologische Verhältnisse (These).

b) Es gilt gleichzeitig ein holistisches Funktionenverhältnis im Sinne einer generellen Funktionseinheit (Antithese).

c) Diskontexturale Ortsverhältnisse und holistische Funktionenverhältnisse finden eine gemeinsame Bearbeitung: dann besteht ein Polykontexturalverhältnis (Vielörtlichkeit als Komplimentarität).

Ehe wir uns mit der dialektischen Funktionsweise des Gehirns eingehend auseinandersetzen, sei das Problem des vielörtlichen, polyontologischen Baues des Gehirns mit den bereits angeführten Worten Günthers noch einmal in Erinnerung gerufen:

„Ein lebender Organismus ist eine Gruppe von relativ diskontexturalen Subsystemen, die durch eine mysteriöse Funktion, genannt Selbstreferenz, zusammengehalten werden; dieses System ist hetero-referentiell mit einer Umwelt von noch größerer Diskontexturalität verbunden" (Günther 1971, S. 62, unsere Übersetzung).

Hier kommt klar zum Ausdruck, daß es die Funktion der Selbstreferenz ist, welche das Problem der Diskontexturalität zu bewältigen vermag.

Als letzten Schritt vor der Erstellung eines Kontinuums der Selbstreferenz gilt es, jene elementaren dialektischen Funktionen aufzuzeigen, vermittels derer die alles tragende Hirnfunktion der Selbstreferenz operiert.

2. *Die vier elementaren Operatoren der Selbstreferenz*

„Sowohl in der experimentellen Neuropsychologie, wie auch in der theoretischen Neurolinguistik findet man viel häufiger Diskussionen über Verhaltensveränderungen, welche aus der Schädigung bestimmter anatomischer Hirnstrukturen resultieren, als umfassende Modelle der funktionellen Organisation neuraler Informationsbearbeitungssysteme“ (Pribram 1971; zitiert nach Lamendella 1980, S. 148–149; unsere Übersetzung).

Dieser Satz gilt jedoch nicht für die Kybernetik. Wie wir in einer anderen Arbeit (Mitterauer 1983a) ausgeführt haben, hat McCulloch mit seinem Konzept der Heterarchie (1945) die Logik des Kreises bzw. zyklischer Funktionen beschrieben. Man hat im Laufe der Jahre eingesehen, daß subjektive Systeme (wie der Mensch) in allen wesentlichen Erkenntnis- und Handlungvorgängen selbstbezogen (selbstreferentiell) funktionieren. Oder wie Maturana sagt: „Lebende Systeme sind selbstbezogene Systeme“ (1970, S. 9; unsere Übersetzung).

Dialektische Ansätze haben jedoch – mit Ausnahme jener Günthers – noch keinen Eingang in die Kybernetik gefunden. Günther (1967, S. 405) spricht von einem „Janusgesicht subjektiver Selbstreferenz. Subjektivität ist beides, das reglose Abbild der Welt sowie der Lebensprozeß, der dieses Abbild schafft“. In dieser Definition der Selbstreferenz ist das dialektische Gegensatzpaar von Erkennen (regloses Abbild) und Handeln (abbildschaffender Lebensprozeß) verborgen. Die Untersuchung interdisziplinärer, organismischer Probleme als Dialektik von Erkennen (Kognition) und Handeln (Volition) ist äußerst operationsfähig und sollte auch in der Psychopathologie und Hirnforschung Anwendung finden (s. Mitterauer 1983a).

Es wird nun abrißartig aufgezeigt, daß die subjektive (menschliche) Selbstreferenz grundsätzlich über vier elementare Operatoren verfügen muß, um das Erkenntis- und Handlungsproblem in seiner dialektischen Wechselwirkung bewältigen zu können:

2.1 Handlungsoperatoren, die verschiedene ontologische Orte (Themen, Informationen) akzeptieren, das heißt in einen bestimmten Handlungsprozeß aufnehmen: *Handlungsoperatoren der Akzeption.*

2.2 Handlungsoperatoren, die bestimmte ontologische Orte (Themenbereiche) verwerfen und nicht für spezifische Handlungsvorgänge berücksichtigen: *Handlungsoperatoren der Rejektion* (Verwerfung).

2.3 Erkenntnisoperatoren, die die eigene Somatotopie sowie bereits bestehende Funktionen beschreiben: *Erkenntnisoperatoren der Selbst-Deskription.*

2.4 Erkenntnisoperatoren, welche bereits vorhandene Selbst-Deskriptionen wiederholend beschreiben und sich damit selbst interpretieren: *Erkenntnisoperatoren der Selbst-Interpretation.*

Wie arbeiten nun diese vier zyklischen, selbstreferentiellen Operatoren unter Normalbedingungen zusammen?

Als ersten Schritt müssen die Handlungsoperatoren jene Motorik in Gang setzen, derer es bedarf, um zu einem bestimmten Zeitpunkt für eine spezifische Problemstellung eine ontologische Kategorisierung vorzunehmen. Während die Handlungsoperatoren der Akzeption eine interontologische Polykontexturalität logisch zusammenhängender ontologischer Bereiche erzeugen, vollziehen die Handlungsoperatoren der Rejektion (Verwerfung) eine exakte Kategorisierung, indem sie die Diskontexturalität logisch nichtzusammenhängender ontologischer Orte erarbeiten.

Erst auf der Grundlage dieses Kategorisierungsprozesses können die zyklischen Erkenntnisoperatoren die für jedweden Kommunikationsvorgang notwendige Selbst-Deskription sowie Selbst-Interpretation leisten.

Wie ist dies zu verstehen?

Zunächst sei darauf hingewiesen, daß Piaget (1967) die sensorisch-motorischen Wechselwirkungen als Grundlage der kognitiven Entwicklung betrachtet. Auch Werner (1978) betont, daß der Perzeptionsvorgang weitgehend handlungsorientiert ist und aufgrund seiner Komplexität nicht auf merkmalanalysierende Elemente in Computersystemen reduziert werden darf. Was wir jedoch zusätzlich zeigen wollen, ist der dialektische Mechanismus, der zwischen den vier elementaren Funktionen der Selbstreferenz abläuft. *Im Wechselspiel zwischen ontologisch aufgebauten Hirnstrukturen und zyklischen Hirnfunktionen muß die Motorik der Selbstreferenz zu allererst entscheiden, welche ontologischen Bereiche zusammen und welche nicht zusammengehören.* Durch diesen Vorgang erzeugt sich das Gehirn selbst eine dialektisch funktionierende ontologische Struktur zwischen Polykontexturalität und Diskontexturalität. Erst wenn die jeweilige ontologische Fragestellung dialektisch konzipiert ist, kann Selbst-Deskription bzw. Selbst-Interpretation an *unterscheidbaren* ontologischen Orten (Seinsbereichen) erfolgen. Auf dieser Unterscheidungsfähigkeit des Gehirns zwischen zahlreichen Wirklichkeitsbereichen (Polyontologien) basiert der ungestörte menschliche Erkenntnisvorgang. In einer anderen Studie (Mitterauer 1983a) haben wir bereits ausgeführt, daß jedwede interpersonelle Kommunikation nur durch einen entsprechenden polyontologischen Bau des Gehirns überhaupt bewältigt werden kann.

Die Definitionen der vier elementaren Operatoren der Selbstreferenz ermöglichen es nun, die Dialektik zwischen Volition (Handlung) und Kognition (Erkennen) als Kontinuum der Selbstreferenz formal darzustellen.

VII. Das Kontinuum der Selbstreferenz

„Denn es gibt zwei Labyrinthe für den menschlichen Geist: das eine betrifft die Zusammensetzung des Kontinuums, das andere das Wesen der Freiheit" (Leibniz 1966, S. 499).

Leibniz vergleicht in seinen „Hauptschriften zur Grundlegung der Philosophie" die Zusammensetzung des Kontinuums mit einem Labyrinth (ebenso das Wesen der Freiheit, worauf wir im nächsten Kapitel kurz eingehen wollen). „Das eine wie das andere aber entspringt aus derselben Quelle, nämlich aus dem Begriff des Unendlichen" (Leibniz 1966, S. 499). Wir werden uns nun – in Richtung einer dialektischen Psychopathologie – nicht mit der Unendlichkeitsanalyse beschäftigen, sondern versuchen, das Kontinuum der Selbstreferenz zu entwickeln. Die Anregung, Selbstreferenz als Kontinuum darzustellen, verdanken wir Gerhard Werner (Pittsburgh 1982). Werner weist darauf hin, daß unsere Definition der vier Operatoren der Selbstreferenz (Selbst-Akzeption, Selbst-Deskription, Selbst-Interpretation, Selbst-Rejektion) diese entscheidende Weiterentwicklung (Kontinuum) des Selbstreferenz-Konzeptes ermöglicht.

1. *Die logisch-ontologischen Voraussetzungen*

„Subjektivität ist ein Phänomen, welches sich über die dialektische Antithese des Ichs als subjektives Subjekt und des Du als das objektive Subjekt verteilt; beide haben eine gemeinsame, vermittelnde Umwelt" (Günther 1976a, S. 237; unsere Übersetzung).

Will man die Komplexität subjektiver Systeme unter der Perspektive der Selbstreferenz formal erfassen, so ist dieses Unterfangen nur dann aussichtsreich, wenn man von den einfachsten ontologisch-logischen Bedingungen ausgeht und auf dieser Grundlage die Komplexität dialektisch vorwärtstreibt.

Die Günthersche Definition von Subjektivität liefert genau jene vier Themenbereiche, die wir als Minimalbedingung für die Entwicklung eines Kontinuums der Selbstreferenz benötigen. Zunächst ist festgelegt, daß sich jedwedes subjektives System *kommunikativ* konstituiert, indem es über das Gegensatzpaar von Ich und Du hin verteilt ist. Das basale Gesetz der Distribution differenziert den klassischen Begriff der Subjektivität schlechthin in die zwei Bereiche des Ichs als subjektives Subjekt (S^s) und des Du als objektives Subjekt (S^o). Diese beiden Subjektivitätsbereiche haben eine gemeinsame Umwelt (O), welche zwischen ihnen vermittelt.

Intrasystemisch – also innerhalb des subjektiven Systems Mensch – entspricht die Dreiteilung in S^s, O, S^o den Ich-Es-Du-Bereichen. Das Es ist hier die eigene körperliche Umwelt des Ichs.

„Wir sprechen in vollem Bewußtsein vom Du und nicht vom Über-Ich. Unsere bisherigen Arbeiten (Pritz, Mitterauer 1977a, b; 1979a, b; Mitterauer, Pritz 1978; Mitterauer 1980) haben unter anderem ergeben, daß im Freudschen Über-Ich-Konzept ein gefährlicher Reduktionismus verborgen ist. Logisch gesehen impliziert Über-Ich einen Persönlichkeitsbereich, in dem alle Beziehungen zur Welt (Kultur, Gesellschaft usw.) und zu bestimmten Menschen (Eltern, Freunden usw.) universal zusammengefaßt sind. Deshalb wird das Über-Ich-Konzept in keiner Weise der Tatsache gerecht, daß es in jeder zwischenmenschlichen Beziehung sehr wesentlich ist, mit welchem individuellen Du ich gerade kommuniziere. Es unterscheidet sich also nicht nur das Ich vom Du, sondern auch das einzelne Du ist für sich Ich-Subjekt. Diesen vielen Du-Individualitäten muß vor allem in einer operationsfähigen Kommunikationstheorie voll Rechnung getragen werden" (Mitterauer 1981, S. 4–5).

Designiert man S^s, O, S^o mit logischen Werten, so wird S^s durch 1, O durch 2 und S^o durch 3 ersetzt. Nun legt aber die Günthersche Definition eindeutig fest, daß zwischen den drei Werten (S^s, O, S^o) Beziehungsstrukturen (Vermittlungen, Relationen = R) am Werke sind, denen wir den Wert 4 zuteilen wollen. Auf diese Weise verfügen wir über eine 4-wertige Logik, die ontologisch durch einen dialektischen Subjektivitätsbegriff begründet ist ($S^s = 1; O = 2; S^o = 3; R = 4$).

Welche Möglichkeiten gibt es, so muß die nächste Frage lauten, aus 4 Werten ein Kontinuum zu bilden? Ein lückenloses zweidimensionales Zahlenband, wo jeder der 4 Werte in allen möglichen Kombinationen ohne Wiederholung vorkommt, entsteht durch den Algorithmus der Permutation ohne Wiederholung. Diese einfache Zahlenoperation (Permutation) wird nach den Regeln der Fakultät ($n!$) ausgeführt. Fakultät spielt in der Kombinatorik eine große Rolle und besagt, daß die Multiplikation aller ganzen Zahlen von 1 bis n (= bestimmte Wertzahl) durchgeführt wird, wobei das Rufzeichen ($n!$) den mathematischen „Handlungsbefehl", eine Fakultät zu erzeugen, bedeutet. Wenn wir also die Fakultät eines 4-wertigen Systems errechnen wollen, dann gehen wir so vor: $n! = 1 \times 2 \times 3 \times 4 = 24$ ($n = 4$). Überlegt man sich weiterhin, daß die Folgen der Fakultäten rascher als jede Potenz oder sogar Exponentialfunktion ansteigen und praktisch nicht mehr berechnet werden können, da supraastronomische, ins Unendliche weisende Zahlen entstehen, so dürfte gerade die Methode der Permutation unter dem kombinatorischen Gesichtspunkt den Anforderungen der Idee des Kontinuums (im Leibnizschen Sinne) exakt entsprechen.

Tabelle 1. *4-wertiges Permutationssystem (4! – 24)*

1	1	1	1	1	1	2	2	2	2	2	2	3	3	3	3	3	3	4	4	4	4	4	4
2	2	3	3	4	4	1	1	3	3	4	4	1	1	2	2	4	4	1	1	2	2	3	3
3	4	2	4	2	3	3	4	1	4	1	3	2	4	1	4	1	2	2	3	1	3	1	2
4	3	4	2	3	2	4	3	4	1	3	1	4	2	4	1	2	1	3	2	3	1	2	1

Tabelle 1 zeigt alle 4-wertigen Permutationen ($n! = 24$). Wir sind dabei so vorgegangen, daß die 24 Folgen in Sechsergruppen geteilt werden. Es ist fernerhin leicht abzulesen, daß jede der 4 Sechsergruppen mit der gleichen Zahl beginnt (1 1 1 1 1 1, 2 2 2 2 2 2, 3 3 3 3 3 3, 4 4 4 4 4 4). Überträgt man diese Wertfolgen auf die vier Themenbereiche der Subjektivität, dann lauten die sechs verschiedenen Anfangswerte der vier Gruppen: S^s S^s S^s S^s S^s S^s, O O O O O O, S^o S^o S^o S^o S^o S^o, R R R R R R (s. Tabelle 2). Die drei darunter notierten Wertfolgen stellen alle möglichen Platzwechsel (Permutationen) ohne Wiederholung dar. Wie aus Tabelle 2 zu ersehen ist, entspricht jede Sechsergruppe einem der vier Operatoren der Selbstreferenz, nämlich der Selbst-Akzeption (S-A), der Selbst-Deskription (S-D), der Selbst-Interpretation (S-I) und der Selbst-Rejektion (S-R).

Tabelle 2. *Die 4 Operatoren der Selbstreferenz als 4-wertiges Permutationssystem*

S - A						S - D						S - I						S - R					
S^s	S^s	S^s	S^s	S^s	S^s	O	O	O	O	O	O	S^o	S^o	S^o	S^o	S^o	S^o	R	R	R	R	R	R
O	O	S^o	S^o	R	R	S^s	S^s	S^o	S^o	R	R	S^s	S^s	O	O	R	R	S^s	S^s	O	O	S^o	S^o
S^o	R	O	R	O	S^o	S^o	R	S^s	R	S^s	S^o	O	R	S^s	R	S^s	O	O	S^o	S^s	S^o	S^s	O
R	S^o	R	O	S^o	O	R	S^o	R	S^s	S^o	S^s	R	O	R	S^s	O	S^s	S^o	O	S^o	S^s	O	S^s

S^s : 1		S - A: Selbst-Akzeption
O : 2		S - D: Selbst-Deskription
S^o : 3		S - I: Selbst-Interpretation
R : 4		S - R: Selbst-Rejektion

Was berechtigt uns zu einer derartigen Interpretation der vorliegenden (4-wertigen) Permutationsfolgen?

Man hat davon auszugehen, daß selbstreferierende Systeme stets geschlossene Systeme sind, d.h. ihre Selbst-Beziehung zyklisch herstellen. Formal sind daher selbstreferierende Systeme Kreissysteme. Dieser formalen Grundbedingung wird der Algorithmus in den Tabellen 1 und 2 dadurch gerecht, daß bei 24 Sitzreihen der Platzwechsel so lange vollzogen wird, bis die exakte Umkehrung (Inversion) der ersten Reihe in der letzten (24.) Reihe erscheint:

1. Reihe	24. Reihe	1. Reihe
1 (S^s)	4 (R)	1 (S^s)
2 (O)	3 (S^o)	2 (O)
3 (S^o)	2 (O)	3 (S^o)
4 (R)	1 (S^s)	4 (R)

Durch eine weitere Umkehrung (Inversion) beginnt also der Prozeß wieder von vorne (1, 2, 3, 4).

2. Ehe die Beziehungen der vier Operatoren untereinander diskutiert werden können, muß ihre semantische Bedeutung präzisiert werden

Grundsätzlich ist bei allen vier Operatoren das zyklische Wesen der Selbstreferenz dadurch festgelegt, daß sich jeder Operator als *Selbst*-Operator selbst beschreibt. Die jeweilige spezifische Thematik der Operation ist in der ersten 6-wertigen Zeile, in der sich ein bestimmter Subjektivitätsbereich wiederholt (iteriert), ausgedrückt.

2.1 Der volitive Operator der Selbst-Akzeption

Wie im vorigen Kapitel bereits ausgeführt, entwickeln sich subjektive Systeme aus einer Dialektik zwischen Handeln (Wollen, Volition) und Erkennen (Kognition):

„Die Beziehung eines personalen Selbst zu seiner Umwelt kann entsprechend eines jeden Erfahrung zwei Aspekte annehmen. Entweder ist der Einfluß der Umwelt so überwältigend, daß sich das Selbst nicht anders helfen kann als sich den Kräften anzupassen, die von außen einwirken. ... Da gibt es keinen Weg, auf dem sich die Subjektivität eines lebenden Organismus als ein Prozeß ausdrücken kann, der Entscheidungen trifft. Sie kann nur passiv Botschaften der Umwelt registrieren. ..."

„Wenn wir aber annehmen, daß die Beziehung zwischen einem lebenden System und seiner Umwelt in einen Zustand kommt, in welchem die Umwelt die Subjektivität nicht positiv beeinflußt, dann kann die Subjektivität nicht anders ... als eine aktive Rolle annehmen. Es ist wichtig, daß wir sagen: sie *muß* eine aktive Rolle annehmen, und nicht nur, daß sie aktiv sein kann" (Günther 1976a, S. 237, unsere Übersetzung).

Diese aktive Rolle lebender Systeme muß durch Handlungsmechanismen erzeugt werden, welche, im Gegensatz zur passiven Erkenntnis vorgegebener Umweltbereiche, Entscheidungen herbeiführen. Entscheidungsfähigkeit ist eine Handlungsleistung, über die zum Unterschied lebloser Systeme ein lebendes System verfügen muß. Grundsätzlich ist daher das Kontinuum der Selbstreferenz von zwei elementaren, gegensätzlich arbeitenden Handlungsoperatoren, Selbst-Akzeption und Selbst-Rejektion, getragen.

Unter dem biologischen, lebenerzeugenden Gesichtspunkt erhält das Kontinuum der Selbstreferenz seine Motorik durch den Operator der Selbst-Akzeption. Die basale Handlungsthematik der Selbst-Akzeption wird durch die 5fache Wiederholung der S^s (subjektive Subjektivität, Ich) bestimmt. Die Permutationen in den drei unteren Zeilen sind lediglich Variationen zur Polythematik der Selbst-Akzeption.

Fassen wir also die erste Spalte links in Worte:
S^s: Ich will mich selbst als Ich akzeptieren.
O: Ich will mich selbst als Es (mein Körper) akzeptieren.
S^o: Ich will mich selbst als Du akzeptieren.
R: Ich will mich selbst als reine Selbst-Beziehung (Selbstreferenz) akzeptieren.
Der aufmerksame Leser erkennt sogleich, daß die Reihung der Themen in dieser ersten Spalte antithetisch erfolgt, d.h. von der totalen Selbst-Akzeption als Ich über Es- und Du-Themen bis zur reinen Selbst-Beziehung als logische Struktur bzw. funktionelle Mechanik.

Wie die Spalten 2 bis 6 zeigen, können die verschiedenen Folgen in deren Thematisierungsstruktur unterschiedlich gereiht werden, so daß die Thematik jeder einzelnen Spalte eine Gewichtung erhält. Zum Beispiel die 6. Reihe (S-A):
S^s: Ich will mich selbst als Ich akzeptieren.
R: Ich will mich selbst als reine Selbst-Beziehung akzeptieren.
S^o: Ich will mich selbst als Du akzeptieren.
O: Ich will mich selbst als Es (mein Körper) akzeptieren.
Hier folgt auf die totale Selbst-Akzeption (S^s) unmittelbar die totale Selbst-Verwerfung (R), wobei die S-A als Du bzw. Es nur durch die S-A als reine Selbst-Beziehung (was Selbst-Rejektion bedeutet) erreicht werden kann.

An dieser Stelle ist es wichtig zu verstehen, daß in der ersten Spalte das Kontinuum der Selbstreferenz (S^s-O-S^o-R) durchlaufen wird, während in der 6. Spalte die Handlungsdialektik dominiert, indem sich die totale S-A nur mehr als Selbst-Rejektion akzeptieren will. Auf diese Weise erzeugt das Kontinuum der Selbstreferenz laufend Paradoxe, welche aber nicht zu unüberwindbaren Widersprüchen führen, sondern im Gegenteil die Dialektik des Gesamtsystems der Selbstreferenz vorantreiben. Darauf werden wir noch zurückkommen, wenn wir nachzuweisen versuchen, daß psychopathologische Phänomene – wie etwa die Holophrenie – nur dann entstehen, wenn die scheinbar widersprüchlichen Handlungsoperatoren nicht mehr dialektisch arbeiten, weil ihre Funktionen gestört sind.

2.2 Der volitive Operator der Selbst-Rejektion (Selbst-Verwerfung, S-R)

Am rechten Ende des Kontinuums (Tabelle 2) findet sich die formale Darstellung des Handlungsoperators der Selbst-Rejektion (S-R), welcher antithetisch zum Handlungsmechanismus der Selbst-Akzeption (S-A) operiert.

Die 19. Spalte formuliert sich semantisch auf folgende Weise:
R: Ich will mich rein als Selbst-Beziehung auf mich selbst beziehen.
S^s: Ich will mich rein als Ich auf mich selbst beziehen.
O: Ich will mich rein als Es auf mich selbst beziehen.
S^o: Ich will mich rein als Du auf mich selbst beziehen.
Selbst-Verwerfung heißt nichts anderes, als daß hier ausschließlich zyklische

Beziehungsstrukturen am Werke sind, welche *abgetrennt* von den Themenbereichen des Ichs, Es und Du funktionieren. Mit Selbst-Rejektion ist der reine Akt der Selbstreferenz gemeint, von dem Günther (1967) treffend sagt: „Der Akt der Selbstreferenz, welcher das Ich bildet, stellt eine Abtrennung des Subjekts sowohl von der Umwelt als auch von seinen eigenen Gedanken dar" (S. 405, unsere Übersetzung). Dieser Operator wird weiter unten in seiner neurophysiologischen Bedeutung zu prüfen sein.

Der Abtrennungsmechanismus der Selbst-Rejektion von der eigenen objektiven (Es) und subjektiven (Du) Umwelt ermöglicht eine Strukturierung des Gesamtsystems, wobei Diskontexturalitäten zwischen bestimmten ontologischen Bereichen erzeugt werden. Während also der Operator der Selbst-Akzeption ontologische Bereiche polykontextural zusammenfaßt, trennt der Operator der Selbst-Rejektion nicht-zusammenhängende Ontologien voneinander diskontextural ab. Kurzum: die Selbst-Rejektion setzt die ontologischen Grenzen zwischen den zahlreichen subjektiven und objektiven Orten fest.

Mit Hilfe dieses Operators ist das Gehirn fähig, nicht nur zwischen Subjektivität und Objektivität schlechthin (klassische Logik) zu unterscheiden, sondern es kann vielmehr noch die ontologische Eigenständigkeit (Individualität) zahlloser subjektiver Systeme ausloten. Ist dieser Operator funktionsunfähig, so verliert das Gesamtsystem seine intrasystemische ontologische Strukturierung, was zur Orientierungslosigkeit führt (s. Kapitel XI).

2.3 Die kognitiven Operatoren der Selbst-Deskription (S-D) und Selbst-Interpretation (S-I)

Diese beiden kognitiven (Erkenntnis-) Operatoren ergänzen einander, sind also einzeln operationsinsuffizient. Sie werden daher gemeinsam besprochen.

„Eine Beschreibung würde keine Beschreibung sein, wenn sie nicht mit einer Interpretation verbunden wäre. Durch die Interpretation der Beschreibung bekommen wir das, was beschrieben wird" (Löfgren 1977, S. 198).

Die kognitiven Operatoren der Selbst-Deskription und Selbst-Interpretation vermitteln zwischen den volitiven Operatoren der Selbst-Akzeption und Selbst-Rejektion, indem sie einerseits die systemeigenen ontologischen Orte (O, Es) exakt beschreiben, andererseits aber eine Interpretation (S^o) vornehmen. Durch die beiden Funktionen der Selbst-Deskription und Selbst-Interpretation wird die innere und äußere Umwelt gleichzeitig objekthaft beschrieben und Du-haft, individuell interpretiert.

Es sei auch hier wieder eine verbale Selbst-Beschreibung der 7. Spalte (S-D) angeführt:

O: Ich beschreibe mich selbst als Es (als mein Körper).
S^s: Ich beschreibe mich selbst als Ich.
S^o: Ich beschreibe mich selbst als Du.

R: Ich beschreibe mich selbst als reine Selbst-Beziehung.

Ein Beispiel einer Selbst-Interpretationsfolge gibt die 13. Spalte (S-I) wieder:

S^o: Ich interpretiere mich selbst als Du.

S^s: Ich interpretiere mich selbst als Ich.

O: Ich interpretiere mich selbst als Es (als mein Körper).

R: Ich interpretiere mich selbst als reine Selbst-Beziehung.

Aus Tabelle 2 kann man nun die verschiedenen Interpretationsfolgen ohne Schwierigkeiten in Worte kleiden. Dies kommt allerdings einer vollständigen Thematisierung des Kontinuums der Selbstreferenz gleich, was uns vom Thema Holophrenie zu weit abbringen würde. Wir glauben aber, daß die vorliegende permutatorische Formalisierung des Kontinuums die Grundlage für einen Selbstreferenz-Fragebogen liefern könnte.

Es wurde angedeutet, daß die Selbst-Deskriptions- und Selbst-Interpretations-Operatoren die kognitive Vermittlung zwischen den beiden volitiven Operatoren (S-A, S-R) bewerkstelligen. Der dialektisch gebildete Leser folgert selbstverständlich sofort, daß die These der kognitiven Vermittlung die Antithese der volitiven Vermittlung in sich bergen muß. Abb. 2 gibt die dialektische Selbst-Vermittlung im Kontinuum der Selbstreferenz wieder. Während die kognitive Vermittlung zwischen allen vier Operatoren tätig ist, überspringt die volitive Vermittlung die beiden kognitiven Operatoren im Sinne einer reinen volitiven Selbst-Vermittlung der beiden Handlungsoperatoren Selbst-Akzeption und Selbst-Rejektion.

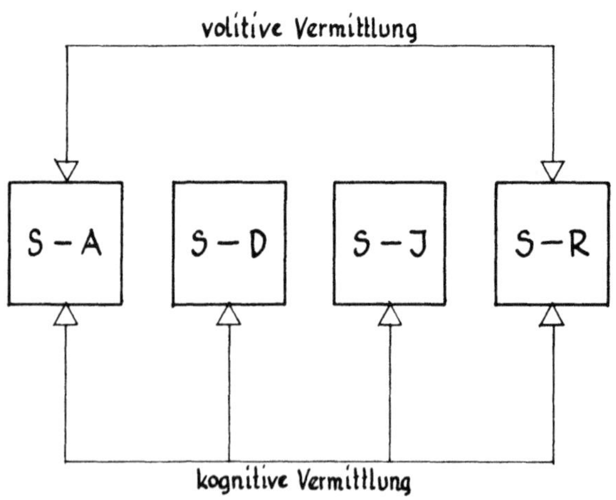

Abb. 2. Diagramm der dialektischen Selbstvermittlung der 4 Operatoren der Selbstreferenz

Damit haben wir in aller Vorläufigkeit einen Formalismus entwickelt, der das Kontinuum der Selbstreferenz unter den vier Wertbereichen (S^s, O,

S^o, R) permutatorisch darstellt. Überlegt man sich noch einmal, daß deshalb statt drei vier Werte angenommen wurden, weil nicht nur die 3 ontologischen Bereiche S^s, O, S^o als solche bestehen, sondern auch untereinander relational im System der Subjektivität verbunden sein müssen.

3. Selbstreferenz als zyklisches Kontinuum der Selbst-Beziehungs-Funktionen

Wie wir gesehen haben, besteht das Kontinuum der Selbstreferenz aus vielen Themenbereichen, die sich alle zyklisch konstituieren, d.h. jedes Thema bezieht sich auf das eigene System. Zum Beispiel Selbst-Akzeption, Selbst-Deskription usw. Nun hat es der Algorithmus der Permutation ermöglicht, einen lückenlosen Platzwechsel der vier Werte (S^s, O, S^o, R) unter Ausschöpfung aller kombinatorischen Möglichkeiten durchzuführen, indem wir fortlaufend die Werte unterschiedlich gereiht haben.

Man fragt sich nun aber sogleich, ob es einen Formalismus gibt, der die Beziehungsstrukturen *zwischen* den einzelnen Werten darstellen kann. Um diese Frage erfolgreich zu lösen, muß etwas ausgeholt werden.

Geht man davon aus, daß jedes Thema der Selbstreferenz formal einen Kreis bildet, so kann die Polythematik der Selbstreferenz nur dadurch erfaßt werden, daß sich zwischen den einzelnen, verschieden großen Kreisen eine Beziehung (Relation) herstellen läßt. Kurzum, es geht um folgendes Problem:

3.1 Wie verbinden sich Kreise von immer größerem Umfang zur Spirale?

Günther hat 1981 folgende kalkültheoretischen Gesetze der Spirale angegeben:

„Nun kann aber jemand fragen, warum immer bei 1 anfangen, warum nicht bei 2 oder bei 3. Um diese Willkür auszuschalten, indem ich 1 2 3 sage, schreibe ich auch noch (bei 2 beginnend) 2 3 1 und
3 1 2 (bei 3 beginnend) an.
Was kann man damit nun anfangen? Und wie komme ich von 1 2 3
2 3 1
3 1 2
zu der Zahlenfolge 1 2 3 1 2 1 3 2 3?

Denken wir daran, daß seit der Einführung der imaginären Zahlen man nicht mehr allein mit der Zahlengeraden arbeiten muß, sondern eine Zahlenebene benutzen kann, oder großzügiger gesagt, einen Zahlenkörper, oder wie Gauß vorgeschlagen hatte: Wenn es in einer kubischen Gleichung notwendig ist, führe man eine imaginäre Zahl so ein, daß man die Zahlenachse erst einmal um 90 Grad dreht. Genau das machen wir jetzt. Ich zähle folgendermaßen:

1 2 3
2 3 1
3 1 2

Also 1 2 3, dann eine Drehung um 90 Grad 1 2, dann wieder eine Drehung um 90 Grad 1 3 und dann wieder eine 90gradige Drehung; es entsteht eine 2 – nichts weiter, da ich bei der darüberstehenden 1 schon war. Schließlich noch ein letztes Mal eine Drehung um 90 Grad und ich komme zur 3, also zum Zentrum. Es entsteht demnach die Reihenfolge der oben genannten Zahlenfolge. Nun hat die Erde ja 4 Himmelsrichtungen. Statt in der oberen linken Ecke anzufangen, kann ich ja auch in den übrigen 3 Ecken anfangen.

1 2 3	1 2 3	1 2 3	1 2 3
2 3 1	2 3 1	2 3 1	2 3 1
3 1 2	3 1 2	3 1 2	3 1 2
SP_1	SP_2	SP_3	SP_4

SP_1 : = 1 2 3 1 2 1 3 2 3 SP_3 : = 2 1 3 2 1 2 3 1 3
SP_2 : = 3 1 2 1 3 2 1 2 3 SP_4 : = 3 2 1 2 3 1 2 1 3
SP = Spirale

Das Charakteristische an dieser Tafel ist, daß ich diese Folgen als Spiralen interpretieren kann, weil sie die Tatsache in Betracht ziehen – und das fehlte bei den früheren Theorien –, daß man erst immer davon ausgeht, die natürliche Zahlenfolge zu haben, die linear ist. Und so lang wie dieses Quadrat ist, werde ich am Anfang nicht davon abweichen, erst einmal die gesamte Zahlenfolge, soweit sie mir zur Verfügung steht, hinzuschreiben. Dabei ist immer vorausgesetzt, daß wir uns in einer endlichen Welt befinden. Demnach muß ein Punkt kommen, an dem ich die letzte Zahl erreicht habe. Dann muß ich, um die Tatsache zu berücksichtigen, daß nicht mehr mit linearen Zahlen, sondern mit einer Zahlenebene gearbeitet wird, die anderen Dimensionen der Ebene ausmessen und dabei stellt sich jedesmal heraus, daß ich, wenn ich ein logisches System mit der Wertanzahl 3, 5, 7, 9, 11 usw. benütze, immer zur höchsten Zahl als Zentrum gelangen muß: Wie Sie es z.B. an SP_1, SP_2, SP_3, SP_4 sehen. Wobei das Zentrum jedesmal die 3 ist. Falls ich eine siebenwertige Logik habe, wird es immer mit 7 enden usw. Man kann sich das nach dieser primitiven Methode unschwer konstruieren.

Unter anderem kommt etwas heraus, was in der bisherigen Theorie der mehrwertigen Logik nicht relevant war und infolgedessen nicht diskutiert worden ist, nämlich, daß sich mehrwertige Systeme mit geradzahliger Wertanzahl – also 2, 4, 6, 8, 10, 12 – ganz anders verhalten als solche mit ungeradzahliger Wertanzahl.

Die geradzahligen Systeme haben nämlich kein Zentrum. Nur geradzahlige Systeme haben kein Zentrum! Sie haben statt dessen dort, wo nach klassischer Tradition der logische Ort des Absoluten ist, eine Struktur, die folgendermaßen bei einem Modell einer vierwertigen Logik aussieht.

1 2 3 4
2 3 4 1
3 4 1 2
4 1 2 3"

(Günther 1981, Ausschnitt aus einem Vortrag an der Technischen Hochschule Berlin):

Jetzt ist es ohne Schwierigkeiten möglich, rein die Spiralenstruktur zu berechnen, wobei man ausschließlich die Relationsglieder darstellt und die einzelnen Wertzahlen wegläßt. Der Spiralenkalkül kann daher auch als selbstrejizierender Mechanismus, der die konstituierenden Zahlen verwirft, interpretiert werden. Abb. 3 zeigt zunächst, daß sich die Spirale aus 15 Relationsgliedern, welche die einzelnen Werte verbinden, konstituiert. Übersichtshalber haben wir die Werte ($n = 4$) durch Punkte designiert, um auf einfache Weise die reine Spiralenstruktur entwickeln zu können. Zieht man nämlich die Relationslinie vom Anfang bis zum Mittelpunkt durch, indem man die Werte nicht mehr berücksichtigt (Werterejektion), so stellt sich die Spiralenstruktur als reine Funktion im Sinne eines *zyklischen Kontinuums* dar.

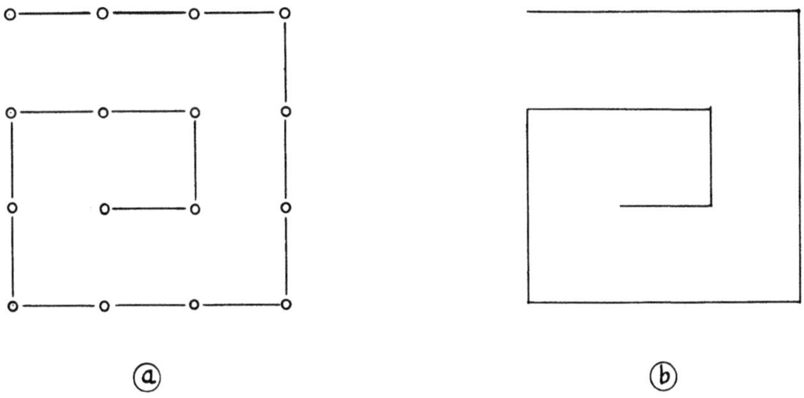

Abb. 3. a) Spirale als Werte-Relationsstruktur ($n = 4$). b) Spirale als reine Relationsstruktur. ○ Werte (n), — Relationsglieder (r), $r = n^2 - 1$

3.2 Die Spirale als zyklisches Kontinuum

Durch diesen einfachen Formalismus ist es gelungen, die Grundstuktur eines Kontinuums der Selbstreferenz herzustellen, welches sich nicht mehr direkt kognitiv thematisieren läßt (wie es bei dem 4-wertigen Permutationskontinuum der Fall ist), sondern durch das lückenlose Zusammenspiel der zyklischen Funktionen komplexe Handlungsoperationen vollzieht.

Da wir uns um eine dialektische Theorie der Selbstreferenz bemühen, verwundert es nicht, daß bei strenger Fortführung des Gedankenganges das Kontinuum der Selbstreferenz janusgesichtig erscheint. Es hat also zwei Gesichter: Ein erkenntnistheoretisches (kognitives) und ein handlungstheoretisches (volitives) Gesicht. Während das kognitive Kontinuum, wie bereits ausgeführt, unschwer mit den natürlichen Sprachen formuliert werden kann, ist das volitive Kontinuum eine komplexe Struktur zyklischer Funktionen, die Handlungsanweisungen produziert. Diese Handlungsanweisungen (Handlungsprogramme) drücken sich ausschließlich logisch-mathematisch aus und können nicht umgangssprachlich verbalisiert werden. Günther nennt derartige formale Sprachstrukturen „Negativsprachen“ (s. nächstes Kapitel).

Wir werden nun versuchen, eine Spiralenstruktur zu entwickeln, welche die Operatoren der Selbstreferenz (S-A, S-D, S-I, S-R) in Gestalt eines funktionellen Kontinuums umfaßt. Ausgangspunkt ist wiederum das 4-wertige System, das bereits logisch-ontologisch begründet wurde. Wie man aus Abb. 3 ablesen kann, setzt sich die 4-wertige Spirale aus 15 wertverbindenden Relationsgliedern zusammen (die Zahl der Relationsglieder kann für jede n-wertige Spirale nach der Formel n^2-1 errechnet werden). Ordnen wir nun – nach den Regeln der Dialektik – den einzelnen Relationsgliedern wieder Werte zu, so ergibt sich ein 15-wertiges System (15 Relationsglieder). Daraus kann nach dem Algorithmus des Güntherschen Spiralenkalküls wiederum eine Spirale erzeugt werden (s. Abb. 4). Durch diesen Sprung von einer 4-wertigen auf eine 15-wertige Spirale erhalten wir mit einem Schlage alle vier Operatoren der Selbstreferenz in Form von *kontinuierlichen zyklischen Funktionen*.

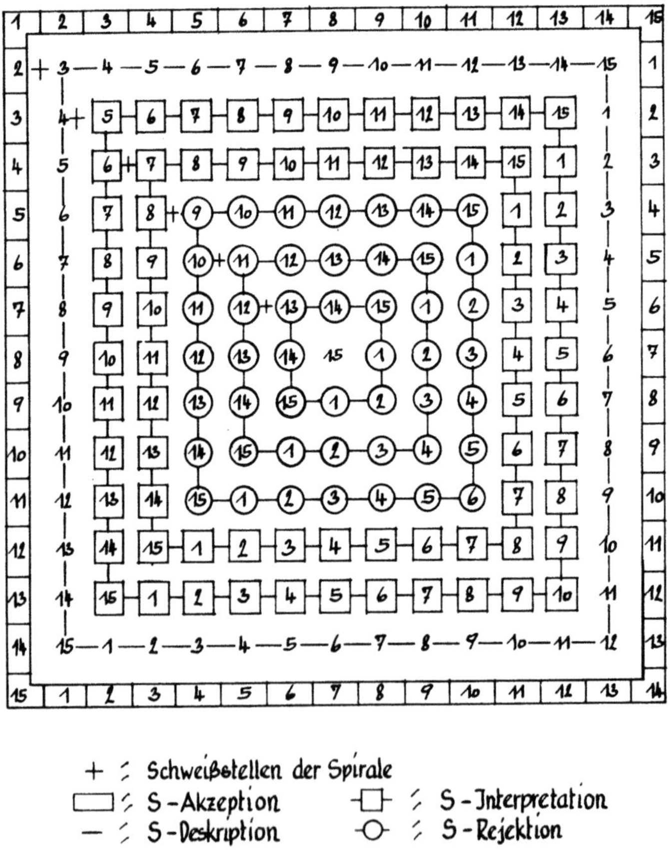

Abb. 4. Das Kontinuum der Selbstreferenz als Spirale

Verzichtet man aus Übersichtsgründen auf die Spiralenform, indem die einzelnen Kreise selbsttätig dargestellt werden, so liegen in den 7 Kreisen die logischen Grundbedingungen der vier Operatoren der Selbstreferenz verborgen, und zwar auf folgende Weise:

3.2.1 Der erste äußerste Kreis (der 15-wertigen Spirale) umfaßt der Reihe nach alle 15 Werte, nimmt also den gesamten Wertbereich vollständig auf. *Der erste Kreis entspricht daher dem Operator der Selbst-Akzeption.*

3.2.2 Der zweite Kreis (nach innen) ist von der Motorik der Selbst-Akzeption insoferne abhängig, als er, um synchron zu funktionieren, bereits mit der Wertzahl 3 beginnt. Es werden aber dennoch im Zyklus alle 15 Werte durchlaufen. Dieser zweite Kreis vollzieht daher eine Selbst-Beschreibung der durch die Selbst-Akzeption vorgegebenen Werte. Es handelt sich um den *Operator der Selbst-Deskription.*

3.2.3 Die beiden nächstkleineren Kreise 3 und 4 betreiben die *Operation der Selbst-Interpretation.* Sie wiederholen in synchroner Abhängigkeit zur S-D bzw. S-A den vorgegebenen Wertbereich, wobei sie dem bestehenden Rhythmus der S-A entsprechend mit jeweils höherer Wertzahl (5 bzw. 7) beginnen. Selbst-Deskription und Selbst-Interpretation verhalten sich wie Objekt- und Metasprache. „Aufgrund der iterativen Fähigkeit selbstreferentieller Systeme kann jede Objektsprache beliebig oft in Metasprachen wiederholt werden“ (Günther 1968a, S. 42, unsere Übersetzung).

3.2.4 Die dem Zentrum zustrebenden Kreise 5, 6 und 7 setzen den bisherigen Wiederholungszyklen eine exakte Grenze.

Betrachten wir zuerst den 5. Kreis, so sticht ins Auge, daß er nicht nur, um synchron zu arbeiten, mit der Wertzahl 9 beginnt, sondern, daß die Wertzahlen 7 und 8 überhaupt nicht mehr vorkommen. Formal ausgedrückt: der 5. Kreis hat durch Selbst-Rejektion den Wertbereich zwischen 6 und 9 verworfen. Dieser Zyklus bewirkt die Selbst-Rejektion eines 2-wertigen Wertbereiches (Werte 7 und 8).

Im 6. Kreis wird noch radikaler verfahren, da die Werte 5 bis 10 nicht mehr berücksichtigt sind. Hier sprechen wir von Selbst-Rejektion eines 6-wertigen Wertbereiches (Werte zwischen 4 und 11 sind verworfen).

Schließlich gelangt man zum innersten Zyklus, welcher durch Selbst-Rejektion bereits einen 10-wertigen Wertbereich (Werte zwischen 2 und 13) verwirft. Die dem Zentrum der Spirale zustrebenden Kreise 5, 6 und 7 sind jene Operatoren der Selbst-Rejektion, die das 15-wertige Gesamtsystem entscheidend strukturieren, da sie den Wiederholungsoperatoren der Selbst-Deskription und Selbst-Interpretation eine wertentsprechende Grenze setzen. Mit wertentsprechend ist folgendes gemeint: Es hängt von der Wertigkeit des Gesamtsystems einer Spirale ab, wieviele zyklische Wiederholungen der Ausgangswertmenge möglich sind. Je größer die Wertmenge, umso mehr Wiederholungs (-Iterations-) zyklen im Sinne der Selbst-Interpretation sind gegeben. Ontologisch ausgedrückt: *die Zahl der ontologischen Orte determiniert die Fähigkeit der Selbst-Interpretation eines subjektiven Systems.*

Da wir im Grunde bemüht sind, durch kybernetische Konzeptionen zum Verständnis der Arbeitsweise des menschlichen Gehirns beizutragen, sei es an dieser Stelle gestattet, einen Mythos zu erzählen. Mythen sind ja Produkte menschlicher Gehirne eines bestimmten Kulturkreises, wo universale Logiken zum Ausdruck kommen. Sie sind gleichsam Bilder aus dem Reich der „objektiven Psyche" (Jung 1976).

Dio Chrysostomus erzählt von einer mystischen Quadriga:

„Der höchste Gott führt seinen Wagen immer im Kreise. Der Wagen ist mit 4 Pferden bespannt. Das an der Peripherie gehende Pferd bewegt sich sehr schnell. Es hat eine glänzende Haut und trägt darauf die Zeichen der Planeten und Sternbilder. Das zweite Pferd geht etwas langsamer und ist nur auf der einen Seite beleuchtet. Das dritte Pferd geht noch langsamer und das vierte dreht sich um sich selbst. Einmal aber setzt das äußerste Pferd mit seinem feurigen Atem die Mähne des zweiten in Brand, und das dritte überflutet mit strömendem Schweiß das vierte. Dann lösen sich die Pferde auf und gehen in die Substanz des stärksten und feurigsten über, welches nun zum Wagenlenker wird" (Jung 1973, S. 358).

Ohne weitere Detaildeutungen dieses Mythos vorzunehmen, scheint die Schilderung des synchronen Laufrhythmus der vier Pferde zwanglos auf die Arbeitsweise der vier Operatoren der Selbstreferenz im Spiralenmodell übertragbar zu sein.

Nun besteht aber technisch die Möglichkeit, daß diese vier Operatoren nicht synchron, sondern dyschron arbeiten. Dieses Problem eröffnet mit einem Schlage die Diskussion möglicher Funktionsstörungen der vier Operatoren, welche in psychopathologischen Phänomenen in Erscheinung treten.

4. Die 6 Grundstörungen im Kontinuum der Selbstreferenz

Es bestehen nun diverse Möglichkeiten, am Spiralenkontinuum der Selbstreferenz verschiedene „biorhythmische" Funktionsstörungen zu zeigen. Die Spirale kann einerseits zwischen den Zyklen unterbrochen sein, so daß die Kreise in einem eigengesetzlichen Rhythmus, d.h. unabhängig voneinander, funktionieren. Andererseits kann der teilweise oder totale Ausfall eines oder mehrerer Zyklen eintreten. Schließlich ist die Kombination von Funktionsausfällen und Rhythmusänderungen denkbar. Da diese Störungen am Spiralenmodell eher kompliziert und nicht sehr übersichtlich zu demonstrieren sind, greifen wir auf das kognitiv-semantisch konzipierte (4-wertige) Kontinuum der Selbstreferenz zurück, wo sich 6 typische Grundstörungen im Kontinuum übersichtlich angeben lassen.

Obwohl wir uns in diesem Buch in erster Linie um ein operationsfähiges neuro-kybernetisches Modell der wahnhaften Orientierungslosigkeit (holophrenes Syndrom) bemühen, sollen anhand von Abb. 5 auch die anderen 5 Grundstörungen satzartig formuliert werden:

Psychopathologie	Selbst-Akzeption	Selbst-Deskription	Selbst-Interpretation	Selbst-Rejektion
Norm	++++++	++++++	++++++	++++++
Neurose	++−+−+	++++++	++++++	++−++−
Depression	+−−−−−	++++++	−−−−−−	++++++
Manie	++++++	−−−−−−	++++++	++++++
Holophrenie	++++++	++++++	++++++	−−−−−−
Selbstmord	−−−−−−	++++++	++++++	++++++
Schizophrenie	++++++	−−−−−−	−−−−−−	++++++

Abb. 5. Die 6 typischen Grundstörungen im Kontinuum der Selbstreferenz. Operationsbereich: + intakt, − gestört

4.1 Alle Selbstreferenzsysteme arbeiten ungestört, da die vier Operatoren (S-A, S-D, S-I, S-R) ihre Polythematik voll thematisieren können (das Pluszeichen bedeutet ungestörte Teilfunktion; das Minuszeichen: Funktionsausfall für einen bestimmten Bereich im Kontinuum).

4.2 Die Operatoren weisen mehere Teilausfälle auf, wobei die Handlungsoperatoren (S-A, S-R) vorwiegend betroffen sind. Solch ein Störungstyp führt jedoch zu keinem Totalausfall eines bestimmten Operators. Diese Grundstörung zeigt sich in den psychopathologischen Phänomenen der *Neurose.*

4.3 Der Operator der Selbst-Akzeption kann sich nur mehr minimal thematisieren, die Selbst-Rejektion funktioniert dagegen ungestört. Fernerhin erfolgt eine „objektive", exakte Selbst-Beschreibung, die Selbst-Interpretation wiederum ist ausgefallen. Eine gut strukturierte ontologische Selbstbeschreibung, welche bei mangelndem Selbstverständnis (S-I) kaum akzeptiert werden kann, bewirkt einen depressiven Zustand des Gesamtsystems, also *Depression.*

„Ich kann nichts Sinnvolles tun und auch nicht mehr denken, obwohl ich alles könnte", klagt so manch Depressiver. Das depressive Denken ist daher eine monotone Selbst-Beschreibung.

4.4 Die beiden Handlungsoperatoren (S-A und S-R) arbeiten intakt. Die Selbst-Interpretation hingegen läuft auf Hochtouren, während die objektive Selbst-Beschreibung äußerst mangelhaft thematisiert werden kann. Dieses Muster im Kontinuum der Selbstreferenz erscheint uns in der *Manie*. Das manische Denken kommt in seiner Ideenflucht einer rasenden zeitraffenden Selbst-Interpretation gleich. Je nachdem, ob der Selbst-Akzeptions-Operator oder der Selbst-Rejektions-Operator dominiert, so erzeugt ersterer eher eine heitere (Akzeptionsmanie), letzterer eher eine „zornige" Manie (Rejektionsmanie).

4.5 Der Selbst-Akzeptions-Operator funktioniert in allen Bereichen, der Selbst-Rejektions-Operator hingegen ist ausgefallen. Selbst-Beschreibung und Selbst-Interpretation beziehen sich voll auf die durch die totale Selbst-Akzeption vorgegebene Thematik. Diese Extremsituation im Kontinuum erscheint klinisch als wahnhafte Orientierungslosigkeit bzw. als *holophrenes Syndrom*. Davon handelt ausschließlich der klinische Teil unseres Buches.

4.6 Der Selbst-Akzeptions-Operator arbeitet nicht mehr. Der jeweilige Zustand wird jedoch exakt selbst-beschrieben und selbst-interpretiert. Die Selbst-Rejektionsmaschinerie verwirft – der Selbst-Akzeptionsthematik verlustig – das Gesamtsystem, was *Selbstmord* bedeutet.

4.7 Dadurch, daß die beiden kognitiven Operatoren (S-D und S-I) nicht mehr arbeiten, operieren die volitiven Funktionen (S-A, S-R) ohne die Vermittlung der Selbsterkenntnis. Der „zentrale" Bruch im Kontinuum, wo das Gesamtsystem handlungsautomatisch und ohne Selbst-Erkenntnis vegetiert, bewirkt jene Systemspaltung, die man dann mit Recht *Schizophrenie* nennen darf. Solange ein Mensch Ich-bezogen handelt und denkt, ist es falsch, von einem schizophrenen Zustandsbild zu sprechen.

Mit diesen stichwortartigen Interpretationsversuchen von typischen Störungen im Kontinuum der Selbstreferenz sei das Kapitel über das Kontinuum der Selbstreferenz abgeschlossen. Es wird noch mühevoller Detailarbeit bedürfen, um derartige Ansätze zur Grundlegung einer dialektischen Psychopathologie bis hin zur klinischen Anwendbarkeit zu entwickeln. Die Konsequenzen allerdings sind enorm. So kann man das Kontinuum der Selbstreferenz bis zu einem beliebig hohen Komplexitätsgrad durch Steigerung der Ausgangswerte (Themenbereiche) erhöhen und das gesamte Kontinuum thematisieren. Einer bestimmten psychopathologischen Symptomatik entspricht dann ein bestimmtes Störungsmuster im Kontinuum. Es läßt sich auf dieser Basis gleichzeitig exakt angeben, wo therapeutisch anzusetzen ist. Gelingt es eines Tages, die neurophysiologischen Grundlagen des Kontinuums der Selbstreferenz zu entdecken, dann darf sich die Psychiatrie zum ersten Mal mit Recht als Wissenschaft bezeichnen.

Als ersten Schritt in diese Richtung wagen wir im nächsten Kapitel den kühnen Versuch, unter dem Blickwinkel der Selbstreferenz ein neuro-kybernetisches Handlungsmodell zu entwerfen.

VIII. Entwurf einer Theorie der Formatio reticularis

„Es dürfte eine leichte Übertreibung sein, daß jedes zufriedenstellende Modell des Nervensystems ein Modell der retikulären Formation ist. Die große Masse zerebralen und zerebellaren Gewebes, welches den Hirnstamm überschattet, kann in endgültiger Analyse nur Unterschiede schärfen, Repertoire vergrößern und Zeit binden" (Scheibel, Scheibel 1966, S. 283, unsere Übersetzung).

1. Einleitende Bemerkungen

Das nun folgende Kapitel stellt einen Versuch dar, handlungstheoretische Grundlagen der Arbeitsweise des menschlichen Gehirns zu schaffen. Wie das einleitende Zitat bereits ankündigt, ist eine Handlungstheorie des Gehirns eine Theorie der sich im Hirnstamm (und Rückenmark) befindlichen Formatio reticularis (RF). Obwohl die Anatomie der RF durch die Untersuchungen der Scheibels (1958) weitgehend geklärt ist, verfügen wir bis heute über keine operationsfähige Theorie bezüglich der logischen Funktionsweise derselben.

Diese Tatsache hat McCulloch in seinen späten Arbeiten immer wieder beklagt. Da McCulloch und Mitarbeiter (1968, 1969) in ihren S-Retic-Computer-Modellen die logische Problematik anatomieorientiert erschöpfend aufgezeigt haben, wird im folgenden auf die Neuroanatomie der RF nicht explizit eingegangen, sondern unmittelbar der von McCulloch erarbeitete Problemkreis diskutiert. Es ist jedoch an entsprechender Stelle unumgänglich, anatomische Fragen zu diskutieren, vor allem was die Zugehörigkeit bestimmter Gebiete des Rückenmarks und des Thalamus zur RF betrifft.

2. Die typischen Strukturmerkmale und Verhaltensweisen der RF

Nach McCulloch und Mitarbeiter (1968, 1969) und nach Scheibel und Scheibel (1958) lassen sich Bau und Arbeitsweise der RF folgendermaßen charakterisieren:

2.1 Die RF-Neurologie ist im wesentlichen vom Frosch bis zum Menschen unverändert geblieben. Es handelt sich daher um ein System, das sich nicht evolutiv entwickelt hat.

2.2 Die RF ist eine „integrierende Matrix", die mit allen Hirn- und Rückenmarkssystemen in Beziehung steht, jedoch keinen direkten Kontakt mit der Umwelt hat.

2.3 Die RF ist ein Command-Computer, der den gesamten Organismus zu einer einzigen bestimmten, von einer kleinen Zahl (< 30) untereinander unverträglicher Verhaltensweisen (modes of behavior) verpflichtet. „Ein besonders auffallendes Organisationsmerkmal der RF als Gesamtsystem ist ihre Unterteilung in mehr oder weniger gut definierte gegensätzliche Systeme" (Kilmer, McCulloch, Blum 1969, S. 288, unsere Übersetzung); z.B.:
sensorisch – motorisch
aufsteigend – absteigend
Entfernen – Annähern usw.

2.4 Die RF kann keine neuen Verhaltensweisen erfinden und ihre Befehle nicht selbst ausführen.

2.5 Das Problem der RF besteht darin, wie seine paar Millionen Neuronen im Bruchteil einer Sekunde einen arbeitsfähigen Konsens bezüglich des passenden Modus der totalen Ausübung (proper mode of total commitment) erreichen können.

2.6 Die RF hat eine Redundanz an potentieller Befehlsausübung. Die Definition lautet: Module (formale Neuronen), die über die meiste Information verfügen, haben die meiste Autorität.
McCulloch belegt diese Eigenschaft mit experimentellen Daten:

„Nun, da gibt es eine sehr wichtige Sache über die ‚Retic', über die ich noch nichts gesagt habe. Ich sagte, sie hätte einen Überfluß an möglicher Befehlsgewalt. Dieser Überfluß wurde im letzten Jahr schon von drei Forschungsgruppen, die sehr kleine Läsionen in diesem Gebiet im Mittelhirn gesetzt haben, demonstriert. Schon eine sehr kleine Läsion bringt das Verhalten einer Katze oder eines Affen für eine Woche oder zehn Tage völlig durcheinander. Es ist sehr schwierig, das Tier überhaupt am Leben zu halten. Nach zehn Tagen aber ist es wieder neu organisiert. Nun sind diese Zellen abgestorben und weg. Setzt man eine neue Läsion direkt daneben, so zeigt sich wiederum dasselbe Bild und wieder erhält man das Tier am Leben. Man fährt nun jeweils nach zehn Tagen so fort bis praktisch die ganze retikuläre Formation des Mittelhirns des Versuchstieres zerstört ist. Dann hat aber die übrige retikuläre Formation die Aufgabe übernommen, Entscheidungen zu fällen. Es handelt sich um einen Überfluß an potentieller Befehlsgewalt, der es gestattet, bestimmte Teile mit dieser oder jener Fähigkeit zu zerstören, wobei sich der Rest aber gänzlich reorganisiert, so daß vom intakten Gewebe der RF ihre Entscheidungsangelegenheiten voll übernommen werden. Die zehn Tage werden wahrscheinlich zur Aufräumung des toten Gewebes beansprucht" (McCulloch 1966a, unsere Übersetzung).

2.7 Ferner zeigt die RF einige im zentralen Nervensystem einzigartige anatomische Eigenschaften:

2.7.1 „Im Bereich der zentralen zwei Drittel der RF erstrecken sich Dendritenschäfte in vorwiegend dorso-ventraler Richtung mit höchst beschränkter Ausdehnung in Längsrichtung des Stammes. Die starke rostro-caudale Kompression . . . führte zum Vergleich mit einem Stoß Pokerchips (s. Abb. 6), welche entlang der Längsachse der RF gereiht sind" (Scheibel, Scheibel 1966, S. 272, unsere Übersetzung).

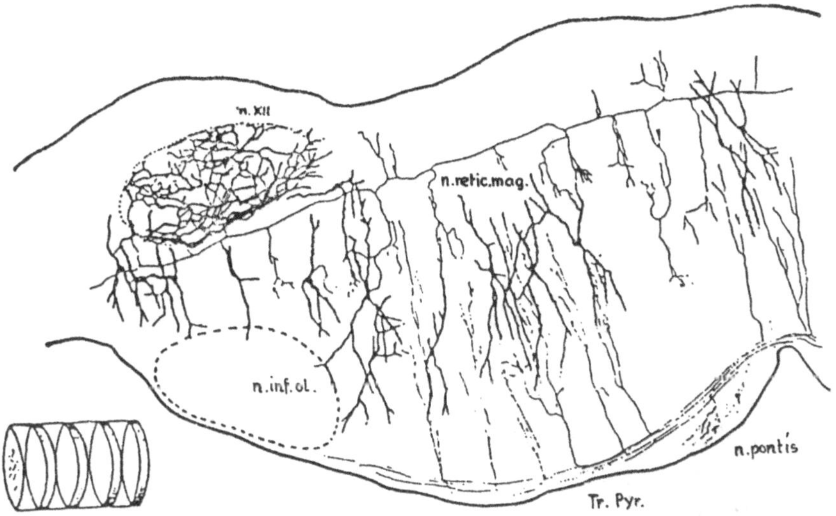

n. XII: hypoglossus nucleus
n. inf. ol.: inferior olivary nucleus
n. retic. mag.: nucleus magnoreticularis
Tr. Pyr.: pyramidal tract
n. pontis: pontine nuclei

Abb. 6. Sagittalschnitt durch die untere Hälfte des Hirnstammes einer 10 Tage alten Ratte. Kollaterale Fasern vom Tractus pyramidalis (*Tr. Pyr.*) und von einem einzelnen Axon einer retikulären Zelle illustrieren die Tendenz der afferenten Endäste, sich in Ebenen zu organisieren, die annähernd senkrecht zur Längsachse des Stammes stehen. Die retikulären Dendriten scheinen sich parallel zu diesen Endästen anzuordnen – im Gegensatz zur Dendritenorganisation des angrenzenden nucleus n. hypoglossi (XII) –, so daß man die Formatio reticularis als eine Reihe von Neuropilsegmenten (Nebendiagramm) betrachten kann (Abbildung und Text nach Scheibel und Scheibel 1958, S. 35, unsere Übersetzung)

2.7.2 „Zwecks Vereinfachung könnte man die unteren zwei Drittel der RF (Diencephalon ausgeschlossen) als dreidimensionale Matrix ähnlich einem Kristallgitter betrachten. Jeder Gitterschnittpunkt kann als Ort verstanden werden, an dem man möglicherweise ein retikuläres Neuron finden kann. Wegen der offensichtlich zufälligen Verteilung der Zellen in der RF, nehmen wir an, daß man Zellen an manchen, aber nicht an allen Schnittpunkten findet (Abb. 7); jede Zelle ist von einem Dendritenbaum umgeben, dessen Struktur und Muster einem zufallsorganisierten Strahlenmuster folgt, falls keine starken örtlichen Störungen oder Feldeffekte vorhanden sind. Diese könnte man als ‚relaxierte' Dendritenkonfiguration mit einem relativ niedrigen inneren Informationsgehalt betrachten. In Gebieten, wo sich Bahnen und spezifische Kerne der Matrix aufdrängen, dürften Verzerrungen im Gitter entstehen (Abb. 7). Das Ausmaß der Verzerrung dürfte dann proportional einer Gruppe von bislang noch unspezifizierten Eigenschaften der fremden Glieder sein. . . . in dem Ausmaß, in welchem solche Muster von der relaxierten Konfiguration abweichen, könnte man sie als ‚gestreßt' und von höherem inneren Informationsgehalt betrachten" (Scheibel, Scheibel 1966, S. 270–271, unsere Übersetzung).

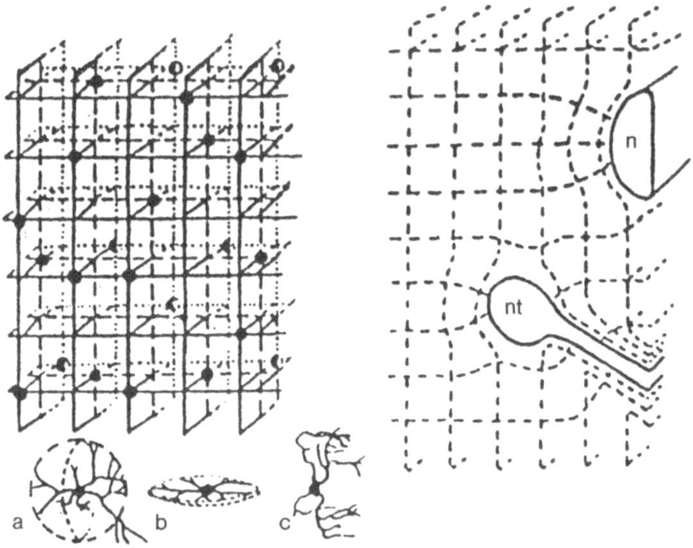

Abb. 7. Darstellung der retikulären Formation als dreidimensionales Gitter in einem ungestörten Zustand (links) mit zufällig verteilten Zellkörpern an den Gitterschnittpunkten. Rechts sind die Störungseffekte der spezifischen Kerne, *n*, und Bahn, *nt*, die in das Gitter eintauchen, zu sehen. Die unterhalb dargestellten Zellformen deuten den vorgeschlagenen dendritischen Bereich vom entspannten Zustand, *a*, zu zunehmend angespannten Konfigurationen, *b* und *c*, an (Abbildung und Text nach Scheibel und Scheibel 1966, S. 271, unsere Übersetzung)

2.7.3 Beim erwachsenen Tier formieren sich die Dendriten der RF entlang der Axone zu Bündel verschiedener Stärke, Haarzöpfen vergleichbar (s. Abb. 8).

2.8 Einige physiologische Phänomene, die auf die spezifischen Mechanismen der RF schließen lassen:

2.8.1 Es zeigt sich ein gegensätzliches Reizantwortmuster der retikulären Dendriten und der Zellkörper. Die Dendriten liefern ein abgestuftes, geordnetes, responsives System vom Analog-Typ. Die Zellkörper hingegen arbeiten digital und feuern nach dem Alles-oder-Nichts-Prinzip.

2.8.2 Die RF als Ganzes antwortet bevorzugt auf das Fremdartige und ignoriert das Vertraute, ein Charakteristikum von offensichtlichem Überlebenswert.

2.8.3 Eine weitere wichtige Eigenschaft ist die Reizantwort-Abschwächung

(Attenuation) oder Anpassung an wiederholte (iterative) Stimuli der RF eines wachen Organismus.

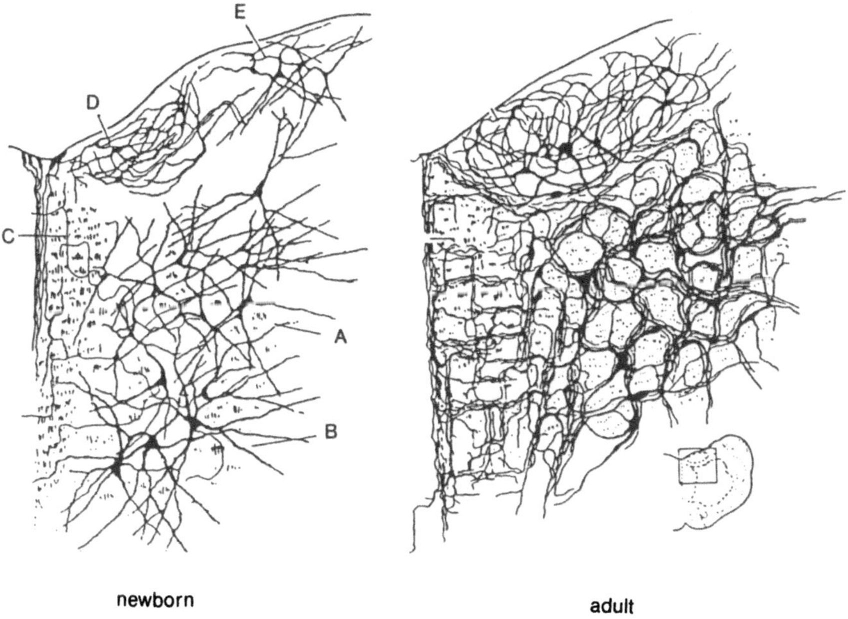

Abb. 8. Vergleich der Dendritenanordnung an der medullären retikulären Formation zwischen einer neugeborenen und reifen Katze. Das Neugeborene: die Neuronen des rostralen Teiles des nucleus reticularis parvocellularis, *A* und des nucleus reticularis magnocellularis, *B*, sind charakterisiert durch strahlenförmige Dendriten, die viele stachelähnliche Auswüchse tragen. Bei der reifen Katze scheinen sich die Dendriten neu angeordnet zu haben, indem sie in dicht zusammengepreßten Bündeln um die Faszikel der myelinierten Axone laufen. Die Axone verlaufen in der Längsrichtung durch die retikuläre Formation. Die umgebenden Strukturen umfassen den fasciculus longitudinalis medialis, *C*, den nucleus praepositus hypoglossi, *D*, und den nucleus vestibularis medialis, *E* (Abbildung und Text nach Scheibel und Scheibel 1973, S. 198, unsere Übersetzung)

2.8.4 Viele retikuläre Einheiten gehen durch zyklische Aktivitätsphasen, während der sie ihre Antwortschwelle selektiv herabsetzen, zuerst für eine Stimulusfamilie, dann für eine andere (die Länge eines kompletten Zyklus ist für jedes einzelne Element relativ konsistent).

2.8.5 „Die Mechanismen, die dieser Veränderung der synaptischen Empfindlichkeit zugrunde liegen, bleiben unbekannt. Die idiosynkratische Natur der Zykluslänge in jeder einzelnen Zelle läßt auf eine intrazelluläre Rhythmusquelle schließen“ (Scheibel, Scheibel 1966, S. 282, unsere Übersetzung).

2.8.6 Die bislang attraktivste Theorie zu 2.8.5 ist das Konzept der Pace-Maker-Neuronen (Schrittmacher-Neuronen), welches das Prinzip einer mobilen und redundanten Befehlsstruktur hervorruft, d.h., vorübergehend werden jenen Zellreihen die Schrittmacheraktivitäten übertragen, deren Informations-„Ladung" zu einem bestimmten Zeitpunkt als biologisch vordringlich angesehen werden.

2.8.7 „Wir können nur vermuten, daß der Prozeß der Koppelung und Entkoppelung neuraler Elemente von einem Input oder einem anderen zur Erhaltung der *funktionellen Isotropie* im retikulären Netz dienen dürfte" (Scheibel, Scheibel 1966, S. 282–283, unsere Übersetzung, unsere Hervorhebung).

Der hier erwähnte Begriff der Isotropie wird noch weiter unten zur Erklärung des holophrenen Syndroms eine große Rolle spielen.

2.8.8 Ohne ein solches periodisches Input-gating („Eingangsverbot") würden die Neuronensysteme der RF in Dauerfunktion stehen, was ihre allmähliche Erosion (Zerfressung) – laut Scheibel und Scheibel – bedeuten würde.

2.8.9 „Beim Menschen hat die Evolution eine Stufe erreicht, wo die RF einen kortikalen Mantel über den Rest ihrer phylogenetisch älteren Strukturen hat wachsen lassen" (Kilmer, McCulloch, Blum 1968, S. 290, unsere Übersetzung).

3. Die logischen Probleme einer Theorie der RF

Die logischen Anforderungen an eine Theorie der RF hat McCulloch in zwei Problemkomplexe gegliedert:

3.1 Die RF arbeitet nach einer abduktiven Logik. McCulloch definiert die für eine Computernachbildung erforderliche abduktive Logik der RF so:

„Ihr Schema ist, von Fakten und einem Gesetz zu einem Fall zu kommen. Das heißt, die Fakten der sensorischen und inneren Wahrnehmung wie sie über die Inputkanäle der RF dargestellt werden und ein Gesetz zur Klassifizierung dieser Tatsachen durch ein alles einschließendes Komputationsschema beziehen sich auf einen Fall folgender Form: der Input ist X und daraus folgt ein Handlungsmodus Y" (Kilmer, McCulloch, Blum 1969, S. 297, unsere Übersetzung).

(Siehe auch Kapitel V.)

3.2 Will man diese relativ einfache Struktur der RF in einem Mechanismus nachbauen, so muß erst ein Kalkül intentionaler Beziehungen (calculus of *n*-adic intentional relations) geschaffen werden. Während die verschiedenen anderen Hirnregionen logisch bzw. technisch relativ leicht zu bearbeiten sind,

„unterscheiden sie sich", wie McCulloch sagt, „alle von dem großen zentralen Problem, von der RF selbst. Betrachten wir daher die retikuläre Formation so (Abb. 9): Beachten Sie, daß jede zentrale Zelle mit jeder anderen Zelle verbunden ist. Wenn ich einige Verbindungen weglasse, so kann ich jedwede andere Beziehung von dieser Zelle aus herstellen. Das ist unser großes Problem. Wir haben hier in diesem retikulären Kern (RF) einen Überfluß an potentieller Befehlsgewalt. Jeder Einzelteil hat die Fähigkeit, das Ganze zur notwendigen Handlung anzufeuern. Wer immer in diesem Überfluß an potentieller Befehlsgewalt die Information besitzt, trifft automatisch auch die Entscheidung. Diese Sache ist schwierig nachzubauen. Im Jahre 1952 gab ich auf, mich mit der retikulären Formation zu befassen, weil ich mich in Daten vergraben hatte. Ich kann aber Daten gar nicht leiden, wenn ich keine Fragen habe. Zur Zeit arbeite ich an der RF mit einem Mathematiker und Ingenieur, der mehr über die RF weiß, als irgendein mir bekannter Biologe. Er und ich sind gerade dabei, unter den anatomischen Gegebenheiten und der Voraussetzung, daß es sich um ein iteratives Netz handelt, einen Weg auszuarbeiten, auf dem man die RF in Angriff nehmen kann. Nun haben aber iterative Netze eine unangenehme Gewohnheit: fast jede Frage, die man bezüglich eines iterativen Netzes stellt, ist gewöhnlich rekursiv unlösbar. Man kann nicht sagen wie weit sich in ihr eine Störung ausbreitet. Sie glauben, diese Dinge sind einfach, aber sie hängen von all den kleinen verrückten Angelegenheiten in den Parametern des Systems ab. Ich glaube, wir werden wahrscheinlich den größten Teil eines Jahres mit der Berechnung der passenden Parameter verbringen. Sind wir einmal so weit gekommen, so sollten wir fähig sein, das modale Verhalten der RF nachzuprüfen – d.h., ob es in der Lage sein wird, ein System zu dem einen oder anderen Verhalten zu zwingen. Dann müßte es möglich sein, eine Arbeitsperiode in fünf Sekunden abzuwickeln. Nun, das kommt der wirklichen Zeit beim Menschen schon einigermaßen nahe. Der Mensch braucht ungefähr eine Drittelsekunde. Vom In- zum Output betrachtet, handelt es sich um eine sehr oberflächliche Berechnung; die RF besteht nur aus einem afferenten peripheren Neuron, einem retikulären Neuron und einem motorischen Neuron. So schnell geht es durch die RF durch. Sie ist enorm effektiv in der Tiefe, wie auch immer, weil jeder zu jedem spricht. Und wenn jeder zu jedem spricht, so ist es sehr schwierig, ein System herzustellen, welches in einer anständigen Zeitspanne zu einer Entscheidung kommt. Ich übertreibe gerade. Nicht jeder spricht zu jedem. Aber so viele sprechen miteinander, so daß es extrem schwierig ist" (McCulloch 1966a, unsere Übersetzung).

Es wird hier deshalb so ausführlich zitiert, weil McCulloch bisher der einzige Kybernetiker war, der die Tragweite des logischen Problems einer Formalisierung der RF gesehen hat. Auf der Suche nach einem Kalkül *n*-facher intentionaler Beziehungen (calculus of *n*-adic intentional relations) ist McCulloch vom stoischen Begriff des Lektons ausgegangen. Er beschreibt Lekton folgendermaßen:

„Das Das, welches ausgesagt werden kann . . . das ist wie eine Faust in deiner Hand (the that, which can be said . . . that's like a fist in your hand)" (McCulloch 1966a).

Lassen wir McCulloch selbst die logische Problematik einer Theorie der RF zusammenfassen:

„Die allerwichtigste Relation ist die intentionale. Wenn ich wohin zeige, schauen Sie nicht auf mein Fingerende. Die großen Entscheidungen, die wir fällen, werden von unserer retikulären Formation gemacht – die großen Entscheidungen, durch die wir leben oder sterben. Dieses System hat sich

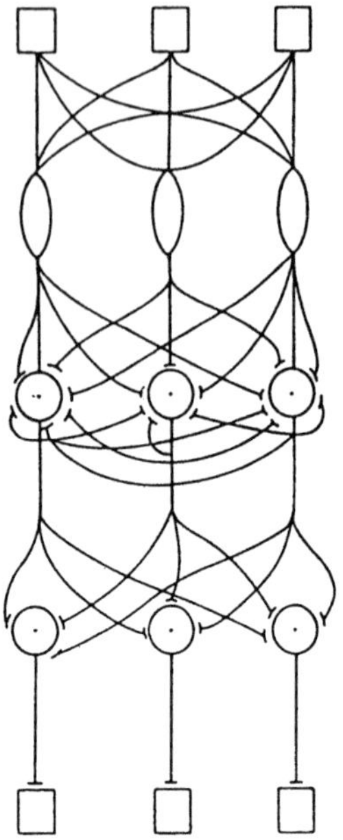

Abb. 9. Netzstruktur der Formatio reticularis als neurophysiologische Funktionseinheit (nach McCulloch 1966a). Siehe Text

nicht entwickelt. Was immer es braucht, macht es, wobei es sich selbst nicht verändert. Die anatomische Struktur ist unglaublich einfach, wenn man einmal gelernt hat, wie man schneidet, färbt, usw. Wie auch immer, wir haben keine Theorie, um an sie heranzukommen. Wenn wir nach einem Jahr fähig sind, unseren Weg zu einigen richtig geschätzten Parametern durchzuziehen, so werden wir glücklich sein. Ich sage ‚glücklich', weil es überhaupt keine Art rigorosen Denkens ohne den Kalkül geben kann, der aber nicht vorhanden ist. Für diese einfachen Relationen, die intentionalen Relationen, haben wir keinen Kalkül" (McCulloch 1966a, unsere Übersetzung).

Nach dieser abrißartigen, jedoch problemorientierten Einführung in die Thematik der RF wird nun der verwegene Versuch unternommen, eine eigene Theorie der RF zu entwickeln, welche im wesentlichen den McCullochschen Anforderungen entsprechen soll. Es sei jedoch bereits vorweggenommen, daß die im folgenden dargelegte Theorie der RF vom Güntherschen Formalismus der Negativsprachen getragen ist.

4. *Allgemeine Bemerkungen zur Theorie der Negativsprachen*

Wir gehen davon aus, daß die Günthersche Theorie der Negativsprachen auch als ein Kalkül *n*-facher intentionaler Beziehungen (calculus of *n*-adic intentional relations) interpretiert werden kann, von dessen Entdeckung

McCulloch die Weiterentwicklung der Computertheorie abhängig gemacht hat.

Die Grundlagen für eine Theorie der Negativsprachen wurden von Günther 1974 in der Arbeit „Das Janusgesicht der Dialektik" publiziert. Günther legt in dieser Studie zum ersten Mal eine formale Konzeption der beiden (erste und zweite) Hegelschen Negationen vor.

„Die klassische Logik ist in der . . . Idee des Kreises aufgehoben: das heißt vernichtet in dem Sinn, daß sie nicht mehr als die endgültige Logik des Weltverständnisses anerkannt werden kann. Andererseits aber ist sie bewahrt und bestätigt in dem zweiten Sinne, daß ihr grundlegendes Verhältnis des symmetrischen Umtausches von Position zu Negation in die transklassische Logik hinübergenommen wird, denn die logische Struktur des Kreises wird sich uns als eine Verkettung von vorerst zwei Umtauschverhältnissen von Positivität und Negation offenbaren. Um eine solche Verkettung zu bewerkstelligen, führt Hegel seine berühmte zweite Negation ein, eine Negation, die Hegel als ‚die Beziehung des Negativen auf sich selbst' definiert. Dem, was der Philosoph hier meint, läßt sich ein exakter, kalkültheoretischer Sinn geben. Von den Griechen her steht uns das universale klassische Widerspruchsverhältnis von Positivität und erster Negation zur Verfügung . . . Die Hegelsche zweite Negation führen wir jetzt zusätzlich – aber vorerst einstufig – ein als ein neues Widerspruchs- und logisches Umtauschverhältnis zwischen dem klassisch-negativen Wert einerseits und dem Hegelschen Dritten andererseits. Dieses Dritte ist das zweite Negative relativ zur klassischen Positivität. Aber es hat zu dieser Positivität kein unmittelbares Verhältnis, weil es ja nichts weiter in Gang bringt als ein neues Umtauschverhältnis zwischen sich selbst und dem klassischen Negationswert. Genau das ist gemeint, wenn Hegel von der Beziehung des Negativen auf sich selbst spricht. Bezeichnen wir die Positivität mit der Wertziffer 1, den klassischen Negationswert mit 2, und das neue Hegelsche Negationsresultat mit 3, so ergibt sich die Doppeltafel *a* und *b*" (Günther 1974, S. 90–91):

a)

p	$N_1 p$
1	2
2	1

(N_1 : bedeutet erste klassische Negation)

b)

p	$N_2 p$
2	3
3	2

(N_2 : zweite, transklassische Negation)

Nun läßt sich aber schön zeigen, daß man – je nach Anzahl der vorhandenen Werte – eine entsprechende Zahl von Negationsoperatoren einführen kann (N_1, N_2, N_3, N_4, . . . N_i). Die formalen Gesetze, denen diese transklassischen mehrwertigen Negationsoperatoren folgen, erzeugen die Negativsprachen.

„Es muß nun gezeigt werden, daß es durchaus im Bereiche des Menschen liegt, im Kontrast zu den existierenden Positivsprachen der Geschichte auch Negativsprachen zu entwickeln. Wir gehen dabei von der jedermann geläufigen Tatsache aus, daß eine doppelte Verneinung (im klassischen Sinne) genau äquivalent einer positiven Aussage ist. Also

$$p = N_{1.1} p$$

N bedeutet hier generell einen Negationsoperator; das Subskript deutet an, um welchen Negator es sich handelt. Der obige Ausdruck betrifft also die erste klassische Negation. Es handelt sich hier aber um ein generelles Gesetz: d.h., jeder Negator N_i auf sich selbst angewendet, annuliert seine Negationswirkung. Gehen wir jetzt zu einer dreiwertigen Logik über, so können wir anschreiben:

$$p = N_{1.2.1.2.1.2}\, p$$
$$p = N_{2.1.2.1.2.1}\, p$$

Der Positivität der Umgangssprache steht jetzt in der Negativsprache ein sogenannter Hamiltonkreis gegenüber, der wie jeder Kreis entweder im Uhrzeigersinne oder im Gegensinne durchlaufen werden kann. In dieser *Doppeldeutigkeit* von p in der Negativsprache entdecken wir die Wurzel aller folgenden Sprachsysteme, die sich in der Negativität bewegen und die bei wachsender Wertzahl einen geradezu überwältigenden Reichtum neuer Termini und Begriffe produzieren. Ein n-wertiger Hamiltonkreis umfaßt, wenn er vollständig ist, $n!$ Negationsschritte. Im Falle der Vierwertigkeit ist also $n! = 24$. In seinem Essay ‚Das Janusgesicht der Dialektik' (Hegel-Jahrbuch 1974, S. 89–117) hat der Verfasser einige Hamiltonkreise mit 24 Negationsstufen angegeben. Der von ihm zuerst gefundene, der aufgrund von einfachen Symmetrie-Überlegungen sehr leicht zu konstruieren war (die meisten sind dann später vom Computer errechnet worden) ist im folgenden (Tafel IV) mit den zu ihm gehörenden Permutationen der Negativität angeschrieben.

Tafel IV (nach Günther 1980a, S. 106)

P	N	1 ·	2 ·	3 ·	2 ·	3 ·	2 ·	1 ·	2 ·	1 ·	2 ·	3 ·	2 ·	3 ·	2 ·	1 ·	2 ·	1 ·	2 ·	3 ·	2 ·	3 ·	2 ·	1 ·	2	P
1		2	3	4	4	3	2	1	1	2	3	4	4	3	2	1	1	2	3	4	4	3	2	1	1	
2		1	1	1	1	1	1	2	3	3	2	2	3	4	4	4	4	4	4	3	2	2	3	3	2	
3		3	2	2	3	4	4	4	4	4	4	3	2	2	3	3	2	1	1	1	1	1	1	2	3	
4		4	4	3	2	2	3	3	2	1	1	1	1	1	1	2	3	3	2	2	3	4	4	4	4	

Solche vollständigen Hamiltonkreise sind für den Aussagebereich einer gegebenen Logik – in diesem speziellen Fall handelt es sich um Vierwertigkeit – die informationsreichsten ‚Worte' eines ‚Wörterbuchs' einer Negativsprache, die gerade nur über die Dimension der Dreiwertigkeit hinausreicht.

Von diesen Kreisen gibt es, wenn man Drehsinn und Gegen-Drehsinn als einen Kreis rechnet, 44 Exemplare. Ihr Kennzeichen ist es, daß in ihren 24 Negationsschritten alle überhaupt möglichen Permutationen einmal und nur einmal auftreten. Das Wörterbuch einer vierwertigen Negativsprache wäre aber höchst unvollständig, wenn nicht auch die Gesamtheit aller derjenigen Negationskreise enthalten wäre, die weniger als 24 Permutationen einmal und nur einmal enthielten.

Damit nimmt unser Wörterbuch schon weit, weit mehr als tausend Termini auf – eine beachtliche Größe. Immerhin ist es, verglichen mit einem Wörterbuch des Englischen oder Deutschen, noch relativ schmalschultrig. Das ändert sich aber rapide, wenn man etwa die Absicht hat, ein Wörterbuch einer fünfwertigen Negativsprache zu konstruieren. Die Zahl der Termini, die dann zu registrieren sind, geht schon in die Milliarden." (Günther 1980a, S. 105–107).

Jeder Hamiltonkreis beliebigen Umfanges wird durch Negationsoperatoren erzeugt, welche grundsätzlich so funktionieren: die neben dem Negationsoperator stehende Zahl gibt exakt seinen Negationsbereich an, der immer und ausschließlich durch den Umtausch zweier benachbarter Zahlen erfolgt. Zum Beispiel: $N_1 : 1 \leftrightarrow 2$ bzw. $2 \leftrightarrow 1; N_2 : 2 \leftrightarrow 3$ bzw. $3 \leftrightarrow 2; N_3 : 3 \leftrightarrow 4$ bzw. $4 \leftrightarrow 3$ ($\leftrightarrow$ bedeutet Umtauschverhältnis).

Obwohl an den negativsprachlichen Negationssystemen unschwer abzulesen ist, daß die transklassische Dialektik nicht nur viele verschiedene, sondern auch stets neue Gesichter (Gegensatzpaare) zeigt, konzentrieren wir uns hier zunächst auf die Permutationsstruktur eines 4-wertigen Negationssystems. Das 4-wertige Negationssystem wird durch die drei Negationsoperatoren N_1, N_2, N_3 definiert (m-1 Negationen).

Kaehr hat die in 4-wertigen Negationssystemen geltenden Gesetze für unsere Zwecke knapp und übersichtlich zusammengefaßt. Daher seien seine Ausführungen hier zugrunde gelegt:

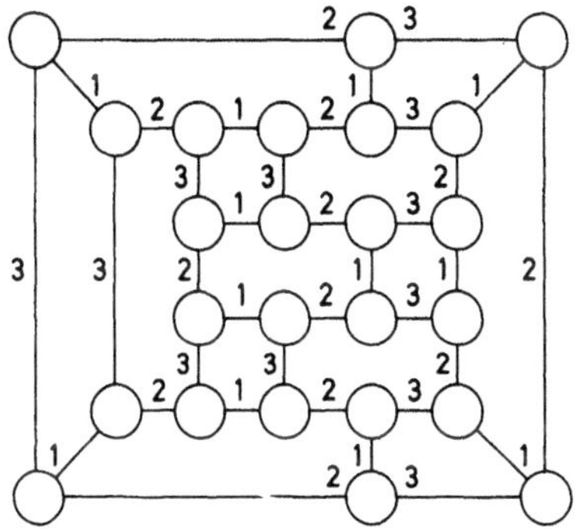

Abb. 10. Permutograph PG (4) des Negationssystems N (4) (nach Kaehr 1982b, S. 234)

„Die Anzahl der m-Permutationen ist $m!$, also für $m = 4$,24. Diese 24 Elemente werden lexikographisch nach ihren Positionen $i_1 < i_2 < i_3 < i_4$, $1 \leqslant i \leqslant 4$, angeordnet. Alle 24 Permutationen der 4 logischen Werte lassen sich mit den drei Negatoren N_1, N_2, N_3 generieren und in dem Permutographen $PG(4)$ des Negationssystems $N(4)$ anordnen (s. Abb. 10): In der klassischen Logik ist das Verhältnis von Affirmation X und Negation $N(X)$ ein-eindeutig bestimmt, d.h. $N(N(X)) = X$. Unter Negation wird hier nur die primäre und basale Negation einer Logik und nicht ihre möglichen sekundären abgeleiteten Negationen verstanden. Dagegen läßt sich die Affirmation $X(4)$ im Negationssystem $N(4)$ durch eine Vielzahl verschiedener Negationsfolgen charakterisieren; etwa

$$X(4) = N_{1.2.1.2.1.2}\,(X(4)) = N_{1.3.2.3.2.3.12.1.2}\,(X(4))$$

Es (Thomas, Anmerkung des Autors) stellt sich die Frage nach der genauen Anzahl der negationalen Äquivalenzen und damit nach der Anzahl der Negationszyklen durch einen Knoten (Affirmation) des Permutographen *PG*(4). Weiterhin bleibt die Frage nach der Anzahl der Negationszyklen überhaupt, also auch der Zyklen, die nicht durch einen Knoten, sondern durch mindestens zwei disjunkte Knotenmengen gehen. Die Tabelle 3 beantwortet diese Anzahlfragen:

Tabelle 3. *Ermittlung aller Kreise in* $PG_1(4)$ (nach Kaehr 1982b, S. 235)

Knoten-anzahl	Kreislänge 4	6	8i	10	12	14	16	18	20	22	24	Summe
6	0	1	-	-	-	-	-	-	-	-	-	1
8	1	0	1	-	-	-	-	-	-	-	-	2
11	1	0	1	1	-	-	-	-	-	-	-	3
12	1	0	1	2	1	-	-	-	-	-	-	5
15	0	1	2	5	4	0	-	-	-	-	-	12
16	0	1	2	5	9	6	1	-	-	-	-	24
18	0	1	2	5	15	15	5	4	-	-	-	47
20	0	1	1	4	15	19	25	11	2	-	-	78
21	1	0	2	5	17	31	35	25	10	-	-	126
22	1	0	2	6	28	44	58	55	29	4	-	227
23	0	1	2	9	43	75	112	135	111	24	-	512
24	1	2	8	30	132	266	472	690	760	308	44	2713
Anzahl der Kreise insgesamt	6	8	24	72	264	456	708	920	912	336	44	3750

Die 4-kontexturale Affirmation $X(4)$ läßt sich nach den EDV-Bezeichnungen durch genau 2713 verschiedene Negationsfolgen der Länge 4 bis 24 darstellen, wobei die letzteren die Hamiltonkreise sind, die von Günther in ‚Das Janusgesicht der Dialektik' (1974) erstmals im Rahmen der transklassischen Logik untersucht werden. Die Anzahlbestimmung der Tabelle berücksichtigt nicht den Richtungssinn der Zyklen, also ihre Rechts- bzw. Linksläufigkeit. Zusätzlich zu den Zyklen lassen sich eine Fülle weiterer Möglichkeiten, durch das Labyrinth zu gehen, berechnen" (Kaehr 1982b, S. 234–235).

Die in Tabelle 3 aufgelisteten Anzahlen der verschieden großen Kreise zeigen klar, daß jeder Kreisumfang mehrfach (6- bis 920fach) auftritt. Es besteht also eine Redundanz, was die in Negationssystemen auftretenden Negationszyklen betrifft. Je nach Anwendung der Negationsoperatoren ist es möglich, Redundanzbeschränkungen bzw. -erweiterungen zu erzeugen (s. Günther 1980b, S. 75).

Wie mannigfaltig die Möglichkeiten sind, Permutographen (Thomas) zu konstruieren, sollen zwei weitere Permutographen (Abb. 11 und 12) zeigen.

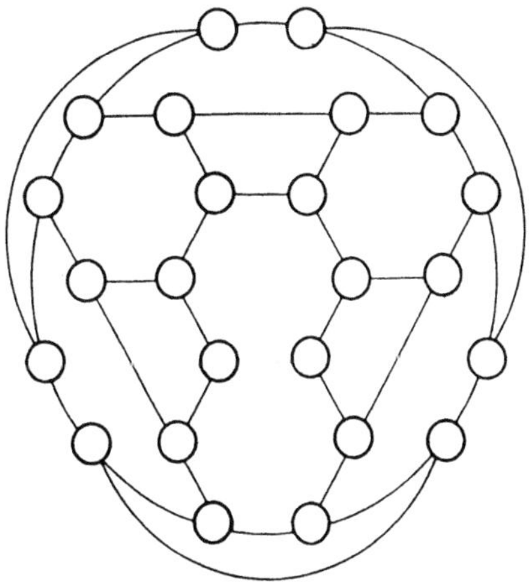

Abb. 11. 4-wertiger Permutograph $PG_1(4)$ (nach Thomas 1983)

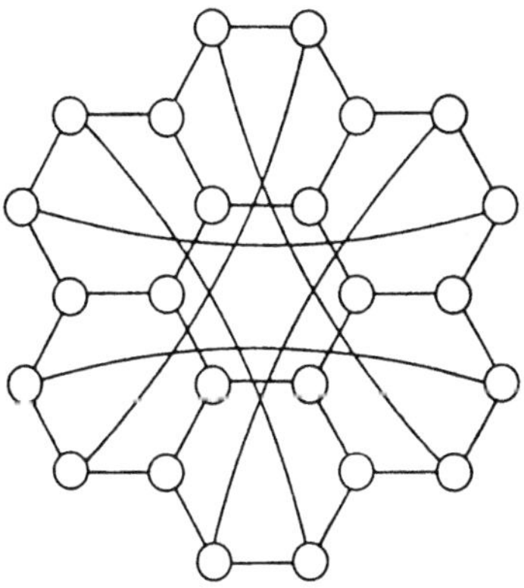

Abb. 12. 4-wertiger Permutograph PG_2 (4) (nach Thomas 1983)

Thomas (1982), der die Theorie der Negativsprachen mathematisch weiterentwickelt, gibt zum Beispiel die folgenden zwei Permutographen $PG_1(4)$ und $PG_2(4)$ an. Die formale Entwicklung derartiger Permutographen wird hier nicht wiedergegeben, wir verweisen auf die einschlägige Literatur (Kaehr 1982a und b; Thomas 1982).

Nun wollen wir darlegen, daß unsere Theorie der RF bereits eine Anwendung transklassischer Kalküle auf das biologische Substrat der Formatio reticularis (RF) des menschlichen Gehirns ist.

5. Das Volitron: ein Handlungsmodell der RF und verwandter Systeme

Orientiert an Bau- und Funktionsweise der RF schlagen wir vor, diese aus Handlungssystemen (Volitrone) zu konstruieren, welche ein 3-dimensionales Mosaik bilden.

5.1 Das Volitron ist folgendermaßen definiert:

5.1.1 Es repräsentiert durch seinen anatomischen Bau ein 3-dimensionales transklassisches Permutationssystem, welches einem bestimmten Wert entspricht.

5.1.2 Es gelten alle logischen Gesetze des Negativsprachenkalküls.

5.1.3 Die Knotenzahl im Permutationssystem ist gleich der Zahl der Neuronen der RF (Formel $m!$ = Anzahl der Knoten = Anzahl der Neuronen).

5.1.4 Geht man davon aus, daß das niederwertigste Volitron 3-wertig ist und die Wertigkeit mit der zur Verfügung stehenden Zahl der Neuronen gleichzusetzen ist, so läßt sich einfach errechnen, welche Wertigkeit ungefähr der Gesamtzahl der in der RF vorhandenen Neuronen entspricht. McCulloch gibt die Zahl der RF-Neuronen mit ein paar Millionen (a couple of a million) an. Überlegt man sich, daß ein 10-wertiges System 10! Permutationen produziert (10! = 3628800), so entspricht diese Zahl in etwa der Gesamtzahl der Neuronen der RF.

5.1.5 Das 10-wertige Volitron umfaßt dann die ersten 4 ontologischen Orte in Gestalt seiner neuronalen Knotenanzahl, während der 5. ontologische Ort durch die astronomische Zahl verschieden großer Zyklen repräsentiert ist. Kurzum: die ersten 4 ontologischen Orte ($m = 10$) werden durch die Neuronen, der 5. (iterative) Ort durch die komplexe Netzstruktur der RF gestaltet.

5.1.6 Der durch die Input-Kanäle angebotene Wertbereich ist durch den Bau der Volitrone der RF determiniert.

5.1.7 Das Volitron ist ein „Band" eines vielbändigen Lexikons von negativsprachlichen Handlungsanweisungen (vgl. Günther 1980b: „Jeder Kreis entspricht einem Wort im technischen Wörterbuch", S. 75).

5.1.8 Da die einzelnen Kreise (Handlungsanweisungen) stets vielfach im Sinne äquivalenter neuraler Netzstrukturen anatomisch angelegt sind, ist das Volitron ein Lexikonband, dessen Wörter redundant „gedruckt" sind.

5.1.9 Eine Input-Wertmenge kann daher auf verschiedenen Wegen bestimmte synonyme Sätze für Handlungsvollzüge (Handlungsprogramme) erreichen.

5.1.10 Da in der RF die verschiedenen lebenserhaltenden Handlungsprogramme satzartig anatomisch festgelegt sind, besteht das Volitron aus intentionalen Strukturen, welche McCulloch als Lekton (Lekta) bezeichnet hat. Darauf muß weiter unten noch näher eingegangen werden.

5.1.11 Das Volitron arbeitet nach abduktiver Logik, vermittels derer auf ein bestimmtes Umweltereignis hin erst in der RF entschieden werden kann, unter welches Handlungsprogramm (unter verschiedenen anderen) es fällt, d.h., auf welche Weise der Organismus reagieren *muß*. So gesehen ist das Volitron auch ein Diagnosecomputer.

5.1.12 Das Volitron funktioniert in zwei zeitlich (Sekunden bis Minuten) aufeinanderfolgenden Prozessen als dialektische Akzeptions-Rejektionsmaschinerie.

Prozeß 1: Ein bestimmter Input-Wert durchmißt alle seiner Wertigkeit entsprechenden Zyklen, die durch Neuronen definiert sind, was Wertakzeption bedeutet.

Prozeß 2: Als zweiter und entscheidender Schritt werden ausschließlich die nicht-Neuronen bezogenen Negationszyklen durchschritten, was Wertbereichs (viele Neuronen) -rejektion bedeutet. Durch diesen zweiten Mechanismus erzeugt die RF stets neue Indizes der Subjektivität in einer bestimmten inneren und äußeren Welt (vgl. Günther 1974). Unter der Perspektive einer zweistufigen Handlungsmaschinerie kann man die Netzstruktur der RF sowohl als Akzeptions- wie auch als Rejektionskreissystem auffassen.

5.1.13 Da das Volitron sowohl Werte akzeptiert als auch Wertbereiche rejiziert (verwirft), handelt es sich um ein Computersystem, welches digital rechnet *und* analog konstruiert ist. Darüber weiter unten.

Diese 13 Wesensmerkmale des Volitrons lassen es nun zu, gesichertes Datenmaterial bezüglich der RF zu interpretieren.

6. Erklärungsversuche neurophysiologischer Daten durch das Volitron-Modell

Zunächst darf behauptet werden, daß die Struktur eines Permutographen mit seinen Knoten und Zyklen – dreidimensional konstruiert (s. Scheibel und Scheibel, 1966, S. 271) – der Anatomie der medialen unteren zwei Drittel der RF des Hirnstammes entspricht.

Das anatomische Bild der RF (s. Abb. 8) kann bezüglich Neuronen und Dendritenstruktur zwanglos als ein „Permutograph" interpretiert werden, in welchem die Neuronen die Knoten, die Dendriten die Kanten der Zyklen bilden. Da sich die RF vom Frosch bis zum Menschen herauf nicht evolutiv entwickelt hat, ist es bezüglich dieser Hirnregion zulässig, anatomische Befunde der Katze unmittelbar auf den Menschen zu übertragen.

Diesen anatomischen Bereich (untere zwei Drittel) der RF betreffen die folgenden Überlegungen: wir glauben, daß jedweder Erklärungsversuch von Phänomenen der RF der McCullochschen Forderung nach einem Kalkül *n*-facher Intentionalbeziehungen nachzukommen hat. Inwiefern also entspricht die Günthersche Theorie der Negativsprachen einem derartigen Kalkül? Um diese Frage in bezug auf die RF zu erörtern, ist es von Vorteil, sich mit dem stoischen Begriff des Lektons auseinanderzusetzen.

McCulloch hat immer wieder geklagt, daß wir über keinen „calculus of intentional relations" verfügen. Dabei geht es nach McCulloch um den stoischen Begriff des Lektons („the that, which can be said . . . that's like a fist in your hand"). Schließlich betont er auch, daß man den Begriff des Lektons nur dann versteht, wenn man ihn als Verkörperung (embodiment) definiert (McCulloch 1975, S. 393).

Studiert man die einzelnen stoischen Philosophen und deren Definition des Lektons, so ist mit diesem Begriff das intentionale Moment bei manchen Autoren klar transparent. *Diogenes Laertius* hat überhaupt statt Lekton den für ihn synonymen Begriff Pragma (Handlung) verwendet. McCulloch hat also richtig gesehen, daß Lekton zwar in buchstäblicher Übersetzung das Ausgesagte bzw. das Gedachte (Windelband 1976, S. 169) bedeutet, aber dahinter ein viel stärkeres Handlungsmoment steht, welches nach seiner Verkörperung in einer Maschine drängt.

Was unseres Wissens McCulloch nicht erkannt hat, ist die stoische Teilung in vollständige und unvollständige Lekta. In dieser Zweiteilung sehen wir die Möglichkeit, das Lekton-Konzept logisch eindeutig auf die Negativsprachen anzuwenden.

„Vollständige Lekta sind Dinge, die durch ganze Sätze zum Ausdruck gebracht werden können, seien sie nun Wünsche, Befehle oder Aussagen. Sie werden einerseits von Dingen unterschieden, von denen in den Sätzen die Rede ist, zum anderen aber auch von den Sätzen, mit deren Hilfe sie zum Ausdruck gebracht werden. Während nun ‚Dio geht spazieren' ein vollständiges Lekton zugeordnet ist, weil durch diesen Satz etwas zum Ausdruck gebracht werden kann, ist ‚geht' nur ein unvollständiges Lekton zugeordnet, weil man mit ‚geht' allein nichts zum Ausdruck bringen kann" (Frede 1974, S. 33).

Unsere Hypothese lautet folgendermaßen:

Vollständige Lekta sind Sätze der Negativsprache im Sinn eindeutiger Handlungsanweisungen. Unvollständige Lekta sind Worte der Negativsprache, welche sich erst zu Handlungsbefehlen formieren müssen.

Wie anhand eines 4-wertigen Negationssystems gezeigt wurde, entwickelt sich je nach Kreisumfang eine verschieden große Anzahl von Negationszyklen.

„Jeder einzelne Kreis stellt ein ‚Wort' in einem technischen Wörterbuch einer Negativsprache dar, die nicht vorhandenes – schon geschaffenes – Sein in einer Positivsprache beschreibt, sondern jeder der 3750 Zyklen stellt eine *spezifische Anweisung dar, wie gehandelt bzw. wie etwas konstruiert werden kann*" (Günther 1980b, S. 75; unsere Hervorhebung).

Intrasystemisch interpretiert ist Handlungsanweisung nichts anderes als die *Intention*, etwas auf finite Weise zu machen.

Wie sehr die RF eine intentionale Handlungsanweisungsmaschinerie ist, zeigen die Tierversuche, wo nach Abtrennung der Großhirnbereiche vom Hirnstamm die abgetrennten Hirnanteile wieder nachwachsen, was auf Handlungsanweisung der RF geschieht (s. Kilmer und Mitarbeiter 1968). Der vollständige Mechanismus ist aber vorläufig noch nicht entdeckt.

Wie schon angedeutet, entspricht das Volitron einem Band in einem vielbändigen negativsprachlichen Lexikon. Die Anzahl der möglichen negativsprachlichen Wörter ist eindeutig durch den Wertbereich, der durch das Volitron permutatorisch verkörpert ist, definiert. Daher sprechen wir nicht von einem Lexikon schlechthin, sondern von einem Band aus einer langen Bänderreihe.

Aus diesen Überlegungen läßt sich nun unschwer folgern, inwiefern die RF-Systeme nach einer abduktiven Logik arbeiten. McCulloch und Mitarbeiter (1968) definieren in kybernetischer Terminologie die abduktive Logik so:

„Abduktive Logik bedeutet Auswahl eines passenden Programms aus einem Repertoire nach einer Regel zur Analyse von Programmwünschen. Da diese Programmwünsche in jedweder Form (z.B. in natürlicher Sprache) gemacht werden können, benötigt man für die Analyse im allgemeinen einen Kalkül *n*-facher Intentionalbeziehungen" (S. 297, unsere Übersetzung). (Siehe auch Kapitel V.)

Wie hat man sich also die abduktive Funktion der RF technisch vorzustellen?

a) Die tausende Input-Werte, welche in der RF aus allen Hirngebieten zusammenströmen, treffen je nach Wertbereich auf entsprechende Zyklen eines entsprechenden Volitrons.

b) Im Volitron ist also, durch seinen Bau festgelegt, eine bestimmte Anzahl von Handlungsanweisungen (Programmen) vorhanden, die auf verschiedenen Wegen erreicht werden können.

c) Für bestimmte Umweltinformationen steht in entsprechenden Volitronen der RF eine bestimmte Anzahl Handlungsprogramme zur Verfügung, die nach den Gesetzen der kombinatorischen Analyse aus den Negationszyklen gebildet werden können.

Wie lautet nun die Regel, nach der das erforderliche Programm ausgewählt wird? McCulloch findet experimentell einen Überfluß an potentieller Befehlsgewalt (redundancy of potential command) in den RF-Systemen des Hirnstammes, einschließlich des Mittelhirns. Interpretiert man das Volitron (funktionelle Einheit der RF) als dreidimensionalen Permutographen mehrwertiger transklassischer Negationssysteme, so läßt sich die in diesen Systemen auftretende Redundanz technisch so beschreiben: Pribram definiert Redundanz als Code, durch welchen Information mitgeteilt wird (1976, S. 87, unsere Übersetzung). Im Volitron bedeutet daher Redundanz *Codierungswahl* im Sinne mehrerer – durch den Bau festgelegter – Wegmöglichkeiten, auf gleichlautende Handlungsbefehle zu treffen.

Es ist an dieser Stelle wesentlich, zu begreifen, daß im Volitron Redundanz auf zweifache Weise gegeben ist:

a) Aus der Vielzahl gleichgroßer Zyklen (neuraler zyklischer Netzstrukturen) lassen sich ebenfalls eine Vielzahl von Handlungsprogrammen bilden. Gleichlautende Handlungsprogramme liegen im Überfluß vor. Es handelt sich also um eine *Programmierungsredundanz*.

b) Gleichzeitig aber – wie schon dargelegt – sind eine bestimmte Anzahl von Möglichkeiten vorhanden, durch die zyklischen Netzstrukturen zu gehen, um gleichlautende Programme zu erreichen. Versteht man unter Code einen exakt definierten Weg (Schlüssel), ein Problem zu lösen, so herrscht im Volitron auch *Codierungsredundanz* (= Mehrfachcodierung zur Errechnung gleichlautender Handlungsprogramme).

Da die Hirnforschung bisher keinen Kalkül zur Verfügung hatte, mit welchem sich diese Codierungsredundanz errechnen läßt, hat es den Anschein, daß in der RF die hochzahligen Inputs zufällig selektiert werden. Mit der Güntherschen Theorie der Negativsprachen kann man aber vor allem die spektakulären Tierversuche erklären, von denen McCulloch berichtet. Nach jeder Mikroläsion in der RF des Hirnstammes (Mittelhirn) werden von den noch intakten Regionen dieselben Funktionen geleistet, welche durch die Läsion verlorengegangen sind. Schließlich gilt in der RF der Überfluß an potentieller Befehlsgewalt auch in dem Sinne, daß jedes Volitron mit der „besten" (exakt dem Input entsprechenden) Information die Befehlsgewalt über das gesamte System der RF innehat. Dies ist anatomisch dadurch gegeben, daß die Volitrone Bestandteile der gesamten Netzstruktur der RF sind. So läßt sich erklären, „daß die retikuläre Formation den gesamten Organismus zu nur einer aus einer kleinen Zahl unverträglicher Verhaltensweisen verpflichtet" (McCulloch, Kilmer, Blum 1969, S. 416, unsere Übersetzung).

Berücksichtigen wir fernerhin die typischen Stellen, wo die Input-Kanäle in die RF einmünden, so ergibt sich eine weitere wichtige Eigenschaft. Die auf einer bestimmten Ebene in die RF einmündenden Input-Kanäle der sensorischen und motorischen Systeme des Gehirns können jeder für sich – so wie auch alle zusammen – das gleiche Handlungsprogramm erreichen (s. Abb. 13). Das menschliche Gehirn hat daher die Möglichkeit, über verschiedene Sinnessysteme bzw. motorische Systeme dasselbe Handlungsprogramm zu erzeugen.

Davon lassen sich unmittelbare praktische bzw. therapeutische Konsequenzen ableiten. Man könnte etwa dem reizüberfluteten, streßgeplagten Menschen, der kurz vor dem Verlust seiner Orientierung steht, auf einer von ihm genetisch (oder/und erlernten) bevorzugten Sinnesqualität (Sehen, Hören, Berührung, usw.) gezielt Information zur Errechnung subjektiver Handlungsprogramme anbieten.

7. Exkurs über Entscheidungsfreiheit

Wir erinnern uns, daß Leibniz das Kontinuum und das Wesen der Freiheit als die beiden großen Labyrinthe des menschlichen Geistes bezeichnet hat. Mit dem Kontinuum der Selbstreferenz haben wir uns bereits auseinandergesetzt, nun soll der nicht unbescheidene Versuch unternommen werden, einige elementare Mechanismen der Freiheit (Entscheidungsfreiheit) darzulegen.

„Soll eine Theorie der Wertbestimmung wissenschaftlich sein, so muß sie auf Beobachtung beruhen und zur Vorhersage befähigen. Unter empirischer

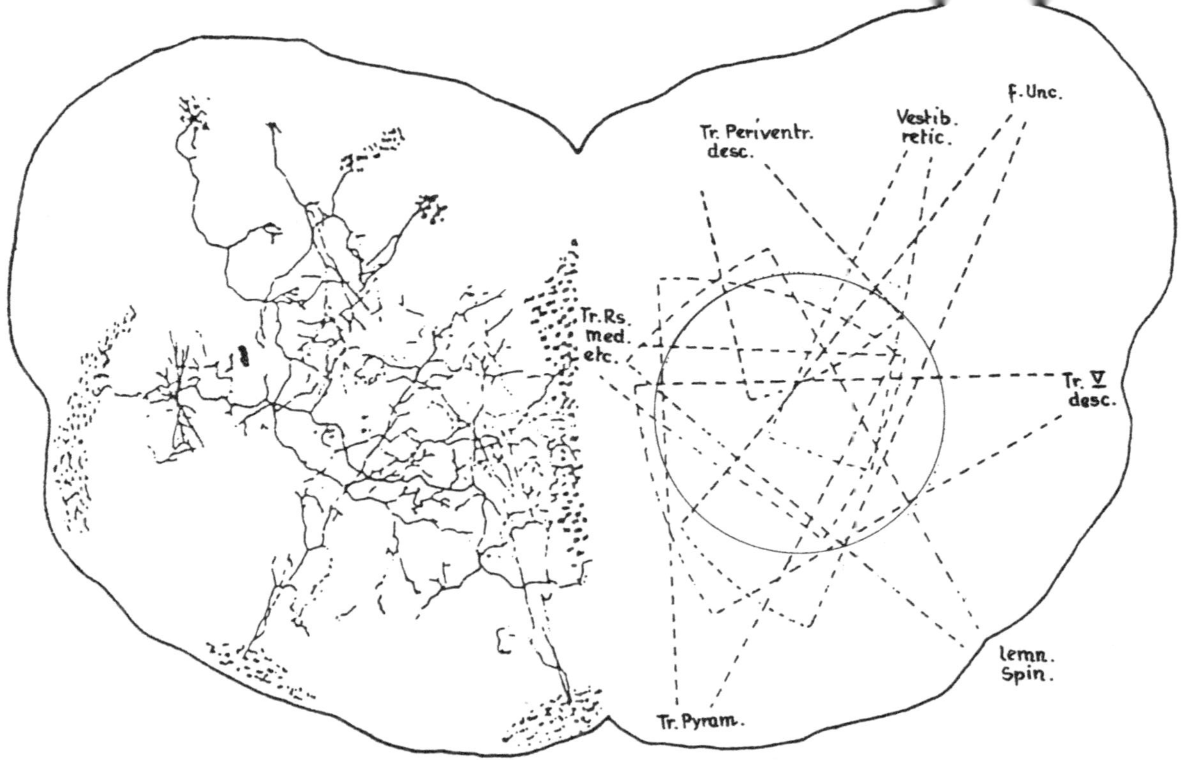

Abb. 13. Querschnitt durch das obere Drittel der medulla oblongata einer 10 Tage alten Katze, welcher das Übereinandergreifen der afferenten Fasern im retikulären Nervengewebe illustriert. Auf der linken Seite ist eine kleine Zahl Fasern direkt vom Mikroskop nachgezeichnet, während sie rechts als Gruppe übereiandergreifender Sektoren dargestellt sind. Der Kreis entspricht ungefähr dem Gebiet des nucleus gigantocellularis. Von oben beginnend läßt sich im Uhrzeigersinn folgendes ablesen: die afferenten Fasern einschließlich dem absteigenden periventrikulären System, den vestibuloretikulären Fasern und dem Unzinatusfaszikel, dem deszendierenden Kern und Bahn des V. Hirnnerven, dem spinalen Lemniscus (spinothalamische Bahn), der Pyramidenbahn, der weißen Masse der Mittellinie einschließlich der medialen retikulospinalen Bahn (Abbildung und Text nach Scheibel und Scheibel 1958, S. 34, unsere Übersetzung)

Perspektive muß man Möglichkeiten zur Wahl beobachten. Wahl bedeutet, daß zwei oder mehrere Akte unverträglich sind. Es müssen daher zwei vollständige Kreise und ein hemmender, andersläufiger Einfluß von dem einen (für einen offenkundigen Akt) auf den anderen (für einen unverträglichen Akt) vorhanden sein" (McCulloch 1975, S. 41–42, unsere Übersetzung).

McCulloch legt hier eine technische Definition des klassischen 2-wertigen Freiheitsbegriffes mit unübertrefflicher Präzision vor. Seine Formulierung ist nach dem klassischen Alles-oder-Nichts-Prinzip (Arbeitsweise der Neuronen der Großhirnsysteme) streng 2-wertig gehalten.

Wie unsere bisherigen Ausführungen jedoch zeigen, eröffnet das auf der Güntherschen Negativsprachentheorie basierende Volitron-Modell eine transklassische, mehrwertige Konzeption der Entscheidungsfreiheit in technischen Systemen. Es ergeben sich folgende fünf prinzipielle Freiheitsbereiche:

7.1 Die Entscheidungsfreiheit, einen Zyklus entweder im Uhrzeigersinn oder gegen den Uhrzeiger zu durchlaufen. „Es gibt keine theoretische Instanz im ganzen Universum, die uns mitteilen könnte, welcher Drehsinn dem anderen vorgezogen werden sollte" (Günther 1980a, S. 115). Auf den einzelnen Zyklus bezogen ist dieses Entscheidungsprinzip streng 2-wertig.

7.2 Die Entscheidungsfreiheit durch mehrere Codierungswege (Codierungsredundanz) zum gleichen Handlungsprogramm zu gelangen.

7.3 Die Entscheidungsfreiheit, durch verschiedene Input-Systeme das gleiche Handlungsprogramm zu produzieren. Es soll in diesem Zusammenhang nur angedeutet werden, was Werner (1978) für die somatosensorischen Systeme experimentell gefunden hat:

„Auf der Ebene der afferenten Wege, welche zur somatosensorischen Region (area I) im postzentralen Gyrus projizieren, findet sich eine anatomische Trennung in ‚etikettierte Bahnen', die sich nicht nur bezüglich der Rezeptoren, denen sie dienlich sind, sondern auch betreffend ihres kortikalen Bestimmungsortes unterscheiden" (S. 336, unsere Übersetzung).

Wir vermuten nun, daß auch die aus den kortikalen Sinnesregionen kommenden, sich in der RF integrierenden Inputs, in ‚labeled lines' im Sinne spezifischer Input-Kanäle geleitet werden. Damit ergibt sich ein weiteres Entscheidungsfreiheitsmoment:

7.4 Die Entscheidungsfreiheit, innerhalb einer Sinnesqualität bzw. Motorik bestimmte Wertbereiche wählen zu können, um ein exakt entsprechendes (nach der Codierungsredundanz) Handlungsprogramm zu erhalten.

7.5 Faßt man die vier technischen Möglichkeiten, entscheidungsfrei zu handeln, in eine ganz allgemeine Perspektive zwischen *Umweltdetermination* und genetisch-biologischer *Überdetermination* des subjektiven Systems (Mensch) zusammen, so bestehen grundsätzlich *Entscheidungsfreiheitsgrade zwischen Determination und Überdetermination*. Dies ist so zu verstehen: Das Potential qualitativer und quantitativer Erkenntnis- bzw. Handlungsfähigkeit ist apparativ durch den Bau des Gehirns festgelegt (genetische

Überdetermination). Die Umwelt hingegen bietet unendlich viele Möglichkeiten, welche jedoch vom einzelnen Subjekt nur beschränkt (selbst bei besten Bedingungen) erreichbar sind (Umweltdetermination). Die Entscheidungsfreiheit eines subjektiven Systems liegt nun in der Möglichkeit, *aktiv* passende Umweltorte zu suchen und diese auf dem passenden Sinnes- bzw. Handlungsweg dem eigenen Gehirn als Input zuzuführen. Es gibt daher für jeden Menschen grundsätzlich Möglichkeiten, sich seiner Anlage entsprechende Umweltbereiche in aktiver Handlung zu erarbeiten.

Technisch formuliert besteht eine freie Entscheidungsmöglichkeit, über welche subjektiven Input-Kanäle sich die Maschine Information, aus welchem aktiv gewählten Umweltbereich zuführt.

Am Beispiel dieses Exkurses zum Problem der Handlungsfreiheit zeigt sich unter anderem auch, daß die transklassische Rationalität stets neue Begriffe produziert (Ende des Exkurses).

Wie oben bereits angedeutet, liefert unser Volitron-Modell eine mechanische Grundlage für die experimentellen Beobachtungen der Scheibels (1966), daß bei wiederholter Stimulierung mit dem gleichen Stimulus die RF-Neuronen zunächst verstärkt feuern, allmählich jedoch eine Antwortabschwächung bzw. keine Antwort erfolgt. Ein Vorgang, der sicher nicht ermüdungsbedingt ist.

Wir erklären dieses Phänomen mit der zweiphasigen Funktionsweise des Volitrons. Das Volitron arbeitet als intentionale Handlungsmaschinerie, die sowohl digital rechnet als auch analog konstruiert ist (jedoch nach transklassischen Gesetzen), wodurch sie die Dialektik zwischen Akzeption und Rejektion bewältigt.

Wie löst die RF (bzw. die Volitrone) das notwendige neurale Zusammenspiel zwischen Analog- und Digitalprinzip?

Während Günther (1960a) noch von analogen Zwischenwerten in mehrwertigen Kalkülen spricht, weist er 1974 im „Janusgesicht der Dialektik" bereits einen Funktor der Rejektion auf. Seit dieser Arbeit läßt sich die Dialektik zwischen Wertakzeption und Wertbereichsrejektion auf das Digital- bzw. Analogprinzip übertragen.

Beschreibt man die unteren zwei Drittel der RF des Hirnstammes als dreidimensionales Neuronen-Kreissystem im Sinne einer integrativen negativsprachlichen Permutationsmaschine, so vermittelt diese gleichzeitig zwischen den Neuronen-Knoten bzw. zwischen den verschiedenen nicht-Neuronendefinierten Zyklen. Dabei entsprechen die möglichen Kreise durch einen bestimmten Neuronen-Knoten der Akzeption bzw. dem neuronalen Digitalprinzip des Alles-oder-Nichts, die Errechnung der Anzahl der Neuronenunabhängigen Zyklen hingegen ergibt die Mächtigkeit des Rejektionsfunktors des Gesamtsystems und ist nach dem Analogprinzip konstruiert.

Im neurophysiologischen Experiment imponiert dann der Rejektionsfunktor als Reaktionslosigkeit auf Umweltreize bzw. als scheinbare Ermüdbarkeit. Bedenkt man, daß sich in der Akzeptionsphase das Volitron so geriert, als ob innere und äußere Welt in einem ungebrochenen, polykontexturalen Zusammenhang stünden, so ist es die Rejektionsphase, welche als Akt der Selbstreferenz die Umwelt diskontextural zur eigenen Subjektivität begreift. *So gesehen sind die Rejektionswertbereiche ein Index der Subjektivität.*

8. Ontologisch umfaßt unsere Theorie der RF fünf ontologische Orte

Die ersten vier Orte entsprechen – wie bereits dargelegt – dem neuronalen Bau eines 10-wertigen Volitrons, der 5. Ort der komplexen neuralen Netzstruktur. Was Günther über die ersten fünf ontologischen Orte aussagt, trifft daher auf den Bau der RF zu:

„Was bedeuten diese neuen ontologischen Orte? Die kürzestmögliche Antwort ist: Sein, seine Reflexion in den Gedanken und die Zeit stellen den gesamten Bereich der objektiven Existenz, wie sie in einer 3-wertigen Ontologie reflektiert wird, dar. Es muß aber noch ein Subjekt bewußter Erkenntnis der objektiven Welt geben. Dieses Subjekt muß zur Unterscheidung zwischen der Welt in ihrem ontologischen Umriß, seiner Vorstellung von dieser Welt, und seiner eigenen Existenz, welche die Welt erzeugt, fähig sein. Da sich die ersten drei Orte auf die Welt beziehen, muß der 4. Ort die Abbilderzeugung und der 5. den Erzeuger beherbergen" (Günther 1967, S. 404, unsere Übersetzung).

Wenngleich der 5. Ort als zyklischer Akt der Selbstreferenz bzw. als Rejektionsfunktor ontologisch nichts Neues bringt und Wiederholung bedeutet, ist dieser eigentlich jener Ort, an dem sich das Ich laufend neu konstituiert:

„ . . . was wir ein personales Ich nennen, errichtet sich selbst in der 3-fachen Beziehung zwischen Umwelt, Abbild und Abbilderzeugung. Wie auch immer, der Akt der Selbstreferenz, der das Ich bildet, bedeutet eine Abtrennung des Subjekts sowohl von der Umwelt als auch von den eigenen Gedanken" (Günther 1967, S. 405, unsere Übersetzung).

Setzt man Abtrennung (detachment) und Rejektion synonym, so ist in knappen Worten das Wesentliche der Rejektionsfunktionen in der RF getroffen.

Zweig erkennt in der „Schachnovelle" die wichtige Funktion des Rejektionsmechanismus intuitiv:

„Anscheinend wirken in unserem Gehirn geheimnisvoll regulierende Kräfte, die, was der Seele lästig und gefährlich werden kann, selbsttätig ausschalten . . ." (1982, S. 79).

9. *Die RF ist ein geschichtetes somatotopisches Computersystem*

Szentágothai und Arbib haben 1974 die bereits erwähnten Prinzipien für eine umfassende Hirntheorie weiter ausgearbeitet. Das somatotopische Prinzip, auf welches wir uns hier konzentrieren, lautet: „Das Gehirn *ist* ein geschichteter somatotopischer Computer" (Szentágothai und Arbib 1974, S. 326, unsere Übersetzung). Wir glauben, daß unter dem Blickwinkel der Somatotopie die RF ebenfalls als „Hirn" angesehen werden muß (s. Dimond 1980).

„Die Beziehung zwischen zwei fasernverbundenen Zellschichten, wie die Rezeptoren an der Körperoberfläche und die sensorisch-motorische Rinde, nennt man somatotopisch, wenn sie annähernd die Information über den Ort an der Körperoberfläche vom Rezeptor bis zum zentralen Nervensystem bewahrt. Die Repräsentation im zentralen Nervensystem hängt von der Menge der Information ab, so daß jede Rezeptorregion zur Aktivität des Lebewesens beitragen kann" (Szentágothai und Arbib 1974, S. 326–327, unsere Übersetzung).

Wie immer wieder betont wurde, bezieht sich unsere Theorie auf die medullären, pontinen und mesenzephalen Gebiete der RF des Hirnstammes und nicht auf die retikulären Systeme des Rückenmarks und der nichtkortikalen Regionen des Thalamus, welche nach McCulloch auch der RF angehören. Während die Somatotopie der RF des Rückenmarks und des Nucleus reticularis des Thalamus neurophysiologisch als gesichert gilt (vgl. Szentágothai und Arbib 1974, Scheibel und Scheibel 1973), bestehen auch bezüglich der RF, der in dieser Studie abgehandelten Gebiete, Hinweise für deren somatotopische Schichtung (Peterson 1980, S. 52). Es obliegt nicht der vorliegenden Untersuchung, somatotopische Details zu bearbeiten, wir begnügen uns daher mit diesen Andeutungen.

Zum Schluß dieses Kapitels sei noch ein Vorschlag aufgezeigt, wie die drei großen Bereiche der RF logisch-technisch interpretiert werden können. Wir stipulieren, daß es dabei um Handlungssysteme von unterschiedlicher Komplexität geht.

Die Konzeption des Lektons ermöglicht folgende Charakterisierung der RF von kaudal nach kranial:

9.1 Die RF des Rückenmarks besteht aus *Handlungsreflexsystemen*. Hier bedeuten Lekta immer nur Worte – also unvollständige Lekta im stoischen Sinne.

9.2 Die RF des Hirnstammes einschließlich des Mittelhirns besteht aus *Handlungsintentionssystemen*, worin sich negativsprachliche Worte zu Sätzen im Sinne von vollständigen Lekta formen. Davon handelt das vorliegende Kapitel.

9.3 Die RF der nicht-kortikalen Anteile des Thalamus (insbesondere des Nucleus reticularis thalami). In dieser Region vermuten wir die *Handlungs-*

kommunikationsmaschinerie im Sinne eines *negativsprachlichen Dialogs* zwischen vollständigen Lekta.

Haben wir bisher versucht, mit dem Volitron-Modell die elementare Mechanik der Ich-haften Subjektivitätserzeugung zu skizzieren, so bleibt das kommunikative Moment der subjektiven Ich-Du-Distribution im Gehirn noch völlig offen. Wir äußern bereits an dieser Stelle die kühne Vermutung, daß die RF des Thalamus die Ich-Du-Dialektik handlungsmechanisch und vermittelnd bewältigt. Im nächsten Kapitel „Der 2-Trichtermechanismus (2-Spiralenmechanismus)“ wird zum hirntheoretischen Thema der Ich-Du-Kommunikation ein erster kybernetischer Entwurf vorgelegt.

IX. Der 2-Trichter(Spiralen)-Mechanismus. Hirntheoretische Grundlagen des Ich-Du-Dialogs

1. Einleitung

Obwohl die Hirnforschung auf verschiedenen Gebieten beträchtliche Fortschritte macht, tappt sie im Bereich der Formatio reticularis nach wie vor im dunkeln – zumindest, was die logische Struktur derselben betrifft. Während Anatomie und Zytologie der RF erforscht sind (Olszewski und Baxter 1954; Scheibel und Scheibel 1958, 1977), herrscht bezüglich ihrer Funktionen gerade in letzter Zeit wieder beträchtliche Meinungsverschiedenheit und Unklarheit (Hobson und Scheibel 1980; Vanderwolf und Robinson 1981).

Bezeichnenderweise werden in der derzeitigen Auseinandersetzung der Gelehrten zum Problem der RF die Arbeiten McCullochs entweder gar nicht oder kurz und oberflächlich zitiert. Der Verfasser ist aber der tiefen Überzeugung, daß McCulloch noch weit über seinen Tod hinaus zur RF die besten Fragen gestellt hat. Es wäre Aufgabe einer Monographie, McCullochs Forschungsweg bezüglich der RF nachzusinnen. In diesem Kapitel soll der kühne Versuch unternommen werden, folgende Herausforderung McCullochs aufzunehmen, mit der er eine seiner letzten Arbeiten über die RF geschlossen hat: *„Wir benötigen für die Erforschung der RF eine Art wissenschaftliche Dichtung“* (Kilmer, McCulloch, Blum 1968, S. 321, unsere Übersetzung, unsere Hervorhebung).

Wie im Kapitel „Entwurf einer Theorie der Formatio reticularis“ bereits angekündigt, vermuten wir neben den Handlungsreflexsystemen im Rückenmark und den Handlungsintentionssystemen im unteren und mittleren Hirnstamm, eine Handlungskommunikationsmaschinerie in den nicht-kortikalen Regionen des Thalamus. Die RF setzt sich also aus drei elementaren Handlungssystemen zusammen. Während wir die ersten beiden Systeme bereits prinzipiell bearbeitet haben, konnten wir erst in letzter Zeit bezüglich einer Handlungskommunikationsmaschinerie neue Einsichten gewinnen.

Es wird hier zum ersten Mal die formale Fassung eines Kommunikationsprinzips veröffentlicht, welches 2-Trichter(Spiralen)-Mechanismus genannt werden soll. Geleitet von der hohen Herausforderung der Machbarkeit – dem Wissenschaftskriterium der Kybernetik – legen wir dem interessierten Leser auch die mathematische Bearbeitung des 2-Trichtermechanismus vor. Seit dem Jahre 1943, in welchem McCulloch und Pitts die bahnbrechende Studie „A Logical Calculus of the Ideas Immanent in Nervous Activity" veröffentlicht haben, sollte allen Wissenschaftlern am Beispiel der Kybernetik einleuchten, was Wissenschaft wirklich ist. Die beiden Gelehrten weisen nämlich nach, daß ein neurophysiologischer Vorgang des Gehirns, falls er finit und eindeutig beschrieben werden kann, mit technischen Mitteln – also durch den Ingenieur – wiederholbar ist.

In diesem Kapitel wird zunächst eine formale Theorie der RF bestimmter thalamischer Regionen entwickelt. Mit einem Modell der technischen Machbarkeit des 2-Trichtermechanismus schließen unsere Überlegungen sodann.

2. *Kalkültheoretische Überlegungen zur Spirale*

Wir gehen zunächst davon aus, daß die grundsätzliche Möglichkeit besteht, daß sich zwei verschieden große Spiralen (Trichter) ineinanderschieben. Auf dieser einfachen Mechanik basiert die Logik des 2-Trichter(Spiralen)-Mechanismus. Die Ausgangshypothese lautet: der Bau eines bestimmten Trichters entspricht ein-eindeutig der formalen Struktur einer n-wertigen Spirale. Es gelten die Gesetze des von Gotthard Günther (Hamburg) im Jahre 1981 entwickelten Spiralenkalküls exakt in den entsprechenden Trichtern (Spiralen). Der Algorithmus der Spiralenbildung wurde bereits in Kapitel VII dargelegt.

3. *Zum Formalismus der Spirale*

3.1 Der kleinstmögliche Kreis hat drei Werte. Er bildet sich nach dem von McCulloch 1945 entwickelten Gesetz der *Heterarchie*. (Heterarchie heißt: A rangiert vor B; B rangiert vor C; C rangiert vor A.)

3.2 Die Wertigkeit der Kreise steigt ab der 3-Wertigkeit kontinuierlich in der Reihe der natürlichen Zahlen an.

3.3 Jeder Kreis bleibt in sich geschlossen, also am selben Niveau.

„Wenn ich eine Kreisform mit 3 Werten habe, dann bleibt sie 3-wertig, und bleibt auch 3-wertig, wenn ich einmal im ganzen Kreis herumgegangen bin und wieder von neuem anfange“ (Günther 1981, Vortrag an der Technischen Hochschule in Berlin).

3.4 Die Spirale gehorcht anderen logischen Gesetzen als der Kreis, da sie nicht zum Ausgangspunkt zurückkehrt (trotz Drehungen um 360°).

3.5 Die Spirale kann als ein kontinuierliches Kreissystem von sich stetig erweiternden Kreisen beschrieben werden.

4. Die im 2-Trichtermechanismus geltenden Gesetze

Auf der Grundlage der soeben angegebenen formalen Bedingungen der Spirale können für den von uns entwickelten 2-Trichtermechanismus (schlagwortartig) folgende formale Voraussetzungen für dessen mechanische Funktion geschaffen werden:

4.1 Ein bestimmter Trichter „löst“ (verrechnet) eine ihm ein-eindeutig entsprechende natürliche Zahl nach dem Güntherschen Spiralenkalkül auf. Dies bedeutet, daß

4.2 dieser Bereich der natürlichen Zahlen, den der Mechanismus verarbeiten kann, ein-eindeutig durch seinen Bau (Anzahl der 2-Trichtersysteme) determiniert ist.

4.3 Jeder Trichter bzw. jede Spirale läßt sich in die einzelnen Kreise zerlegen, aus denen er bzw. sie aufgebaut ist (s. Tabelle 4).

Tabelle 4. *9-wertige Spirale (SP_9) bestehend aus 4 Kreisen*

```
1-2-3-4-5-6-7-8-9
|               |
2 3-4-5-6-7-8-9 1
| |           | |
3 4 5-6-7-8-9 1 2
| | |       | | |
4 5 6 7-8-9 1 2 3
| | | |   | | | |
5 6 7 8 9 1 2 3 4
| | | |   | | | |
6 7 8 9-1-2 3 4 5
| | |       | | |
7 8 9-1-2-3-4 5 6
| |           | |
8 9-1-2-3-4-5-6 7
|               |
9-1-2-3-4-5-6-7-8
```

4.4 Auf der Grundlage des Spiralenkalküls müssen als nächster Rechenschritt Zahl und Größe der Kreise pro Trichter (Spirale) festgelegt werden.

4.5 Sodann können die den Trichter konstituierenden Kreise in deren Umfang zwischen 2 Trichtern verglichen werden, wobei gleich große Ringe der Paarung entsprechen.

4.6 *Eigenschaft I des Paarungsvorganges*: Wie der Paarungsvorgang in seinem Kalkül lehrt, können nur geradzahlige Trichter mit geradzahligen bzw. ungeradzahlige mit ungeradzahligen Trichtern die Paarung vollziehen. Daher besteht zwischen den einzelnen 2-Trichtersystemen mindestens eine 2-wertige Differenz; d.h. es erfolgt die Paarung einer 3-wertigen Spirale (Trichter) mit einer 5-wertigen bzw. einer 4-wertigen mit einer 6-wertigen usw. (s. Tabellen 5–8).

Tabelle 5. *Paarung einer 5-wertigen mit einer 3-wertigen Spirale*

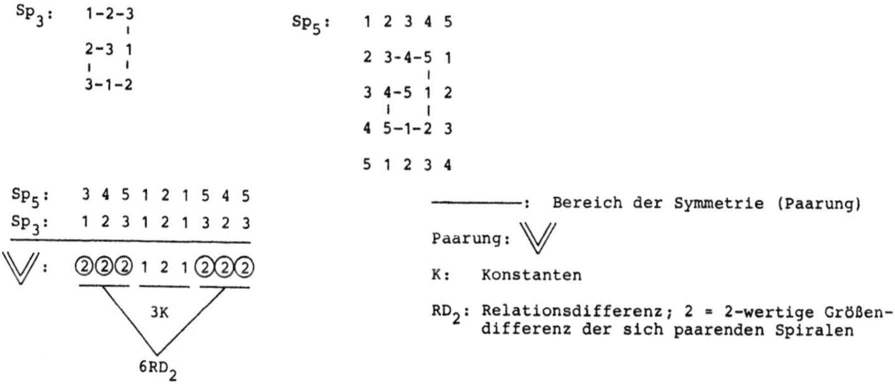

Tabelle 6. *Paarung einer 6-wertigen mit einer 4-wertigen Spirale*

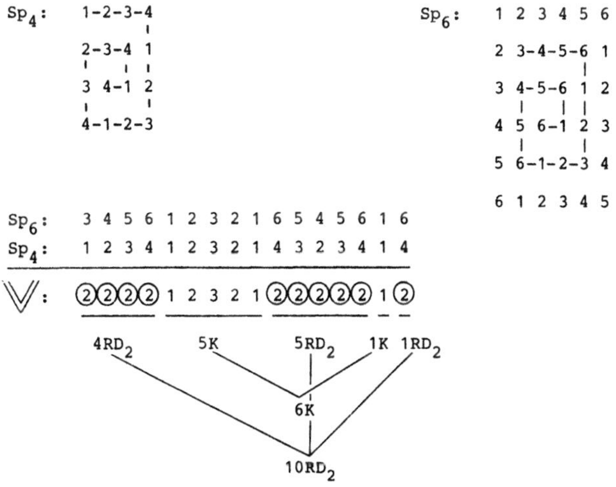

Tabelle 7. *Paarung einer 7-wertigen mit einer 5-wertigen Spirale*

```
Sp5:  1-2-3-4-5            Sp7:  1 2 3 4 5 6 7
              |
      2-3-4-5 1                  2 3-4-5-6-7 1
      |     | |                              |
      3 4-5 1 2                  3 4-5-6-7 1 2
      | |   | |                    |       | |
      4 5-1-2 3                  4 5 6-7 1 2 3
      |       |                    | |   | |
      5-1-2-3-4                  5 6 7-1-2 3 4
                                     |       |
                                 6 7-1-2-3-4 5

                                 7 1 2 3 4 5 6
```

```
Sp7:  3 4 5 6 7 1 2 3 4 3 2 1 7 6 5 4 5 6 7 1 2 1 7 6 7
Sp5:  1 2 3 4 5 1 2 3 4 3 2 1 5 4 3 2 3 4 5 1 2 1 5 4 5
-------------------------------------------------------
V:    ② ② ② ② ② 1 2 3 4 3 2 1 ② ② ② ② ② ② ② 1 2 1 ② ② ②
```

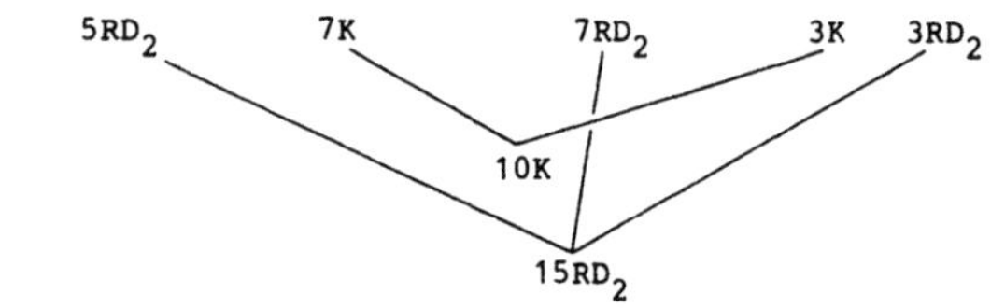

Tabelle 8. *Paarung einer 8-wertigen mit einer 6-wertigen Spirale*

```
Sp6:  siehe Tabelle 6      Sp8:  1 2 3 4 5 6 7 8

                                 2 3-4-5-6-7-8 1
                                               |
                                 3 4-5-6-7-8 1 2
                                   |       | |
                                 4 5 6-7-8 1 2 3
                                   | |   | | |
                                 5 6 7 8-1 2 3 4
                                   | |     | |
                                 6 7 8-1-2-3 4 5
                                   |         !
                                 7 8-1-2-3-4-5 6

                                 8 1 2 3 4 5 6 7
```

```
Sp8:  3 4 5 6 7 8 1 2 3 4 5 4 3 2 1 8 7 6 5 4 5 6 7 8 1 2 3 2 1 8 7 6 7 8 1 8
Sp6:  1 2 3 4 5 6 1 2 3 4 5 4 3 2 1 6 5 4 3 2 3 4 5 6 1 2 3 2 1 6 5 4 5 6 1 6
-----------------------------------------------------------------------------
V:    ② ② ② ② ② ② 1 2 3 4 5 4 3 2 1 ② ② ② ② ② ② ② ② ② 1 2 3 2 1 ② ② ② ② ② 1 ②
```

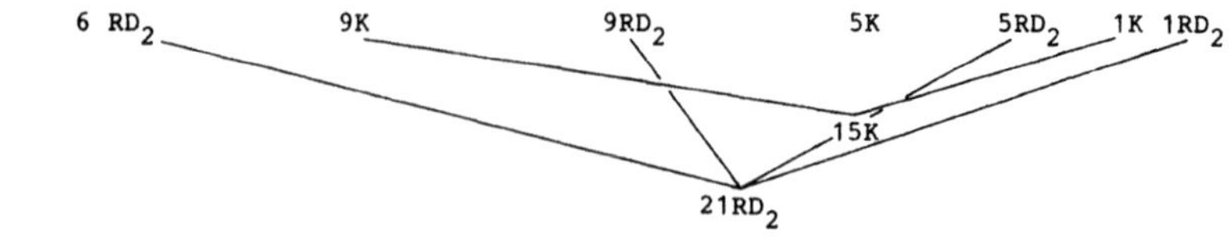

Beweis: Unmöglichkeit der Paarung einer ungeradzahligen Spirale mit einer geradzahligen.
Nehmen wir z.B. an, daß sich ein 5-wertiger Trichter in einen 6-wertigen schiebt, was formal folgendermaßen anzuschreiben ist:

SP 5 ⩔ SP 6 ⩔ : bedeutet Paarungsvorgang

```
1 - 2 - 3 - 4 - 5          1 - 2 - 3 - 4 - 5 - 6
|               |          |                   |
2   3 - 4 - 5   1          2   3 - 4 - 5 - 6   1
|   |       |   |          |   |           |   |
3   4   5   1   2          3   4   5   6   1   2
|   |       |   |          |   |           |   |
4   5 - 1   2   3          4   5   6   1   2   3
|               |          |   |           |   |
5 - 1 - 2 - 3 - 4          5   6 - 1 - 2 - 3   4
                           |                   |
                           6 - 1 - 2 - 3 - 4 - 5
```

Die 5-wertige Spirale läßt sich in einen 3-wertigen und einen 5-wertigen Kreis „zerlegen", die 6-wertige Spirale hingegen besteht aus einem 4-wertigen und einem 6-wertigen Kreis. Es gibt also in den sich ineinanderschiebenden zwei Trichtersystemen keine zwei gleichwertigen Kreise, die sich im Sinne der Paarungssymmetrie „decken" können. Dies galt es nachzuweisen.

4.6.1 *Eigenschaft II des Paarungsvorganges*: Schieben sich 2 Trichter nach dem Prinzip des 2-Trichtermechanismus ineinander, so handelt es sich dann und nur dann um einen Paarungsvorgang, wenn ein neues, dem einzelnen Trichter nicht eigenes Produkt (output) entsteht. Dies zu bewerkstelligen, müssen die sich paarenden Trichtersysteme von unterschiedlicher Wertigkeit (Größe) sein.

Beweis: Nehmen wir an, daß sich – obwohl technisch nicht exakt machbar – ein 5-wertiger Trichter in einen gleichwertigen (ebenfalls 5-wertigen) Trichter schiebt. Dabei ergibt sich folgender Formalismus:

```
1 2 3 4 5 1 2 3 4 3 2 1 5 4 3 2 3 4 5 1 2 1 5 4 5
1 2 3 4 5 1 2 3 4 3 2 1 5 4 3 2 3 4 5 1 2 1 5 4 5
-------------------------------------------------
1 2 3 4 5 1 2 3 4 3 2 1 5 4 3 2 3 4 5 1 2 1 5 4 5
```

Der Output besteht ausschließlich aus Konstanten, es hat sich also durch das Ineinanderschieben nichts geändert. Der Output liefert keine neuen Produkte, was definitionsgemäß für einen Paarungsvorgang zu fordern ist. Dies galt es nachzuweisen.

4.7 Gleichgroße Trichter können sich baubedingt nicht ineinanderschieben.

4.8 Da die erste Spirale, die sich konstruieren läßt, 3-wertig ist, vollzieht sich der erstmögliche Paarungsvorgang zwischen einem 3-wertigen und einem 5-wertigen Trichter bzw. Spiralsystem. Technisch geht das so vor sich, daß sich der größere 5-wertige in den kleineren 3-wertigen Trichter schiebt (s. Tabelle 5).

4.9 Der Output läßt sich (gemäß Tabelle 5) zunächst so ablesen:

a) 3 Konstanten (K: 1, 2, 1): d.h. keine Änderung durch den Mechanismus des Ineinanderschiebens.

b) 6 Relationsdifferenzen (RD): gekennzeichnet durch Kreise, in deren Mitte sich die Maßzahl der Wertigkeitsdifferenz der sich paarenden 2-Trichtersysteme befindet. Dies gilt es nun näher zu erklären:

4.10 Definition der Relationsdifferenz zwischen zwei sich paarenden Trichtersystemen: durch das Ineinanderschieben von 2 Trichtern (Spiralsysteme) werden Relationen zwischen 2 Spiralgrößen hergestellt. Wie der Paarungskalkül zeigt, setzt sich das Paarungsprodukt (Output) stets aus einer Menge Unveränderlicher (Konstanten) und einer Menge Veränderlicher (Variablen der Relationsdifferenz) zusammen.

Typisch für die hier auftretenden Relationen ist, daß sie keine klassischen Umtauschverhältnisse (Umtausch mit den benachbarten Zahlen in der Peanofolge der natürlichen Zahlen) sind, sondern, daß mindestens eine „Unbekannte" dazwischen liegt.

Es läßt sich jedwede Größendifferenz (Wertunterschied) zwischen den Trichtern herstellen, so daß die Relationsdifferenz theoretisch jede beliebige Zahl in der Folge der geraden Zahlen betragen kann.

4.11 *Die Summe der Konstanten entspricht einer bestimmten triangulären Zahl, die Summe der Relationsdifferenzen entspricht der nächsthöheren triangulären Zahl (s. Tabellen 5–8).*

4.12 3-wertig beginnend produziert die Paarungsprozedur zwischen der Folge der natürlichen Zahlen (3 ⩖ 5; 4 ⩖ 6; 5 ⩖ 7; 6 ⩖ 8; 7 ⩖ 9; 8 ⩖ 10; . . .) die lückenlose Reihe der triangulären Zahlen (mit der 3 beginnend) nach der Formel: $\frac{1}{2}\, n\,(n+1)$

3 ⩖ 5	3 K + 6 RD_2	11 ⩖ 13	55 K + 66 RD_2
4 ⩖ 6	6 K + 10 RD_2	12 ⩖ 14	66 K + 78 RD_2
5 ⩖ 7	10 K + 15 RD_2	13 ⩖ 15	78 K + 91 RD_2
6 ⩖ 8	15 K + 21 RD_2	14 ⩖ 16	91 K + 105 RD_2
7 ⩖ 9	21 K + 28 RD_2	15 ⩖ 17	105 K + 120 RD_2
8 ⩖ 10	28 K + 36 RD_2	16 ⩖ 18	120 K + 136 RD_2
9 ⩖ 11	36 K + 45 RD_2	17 ⩖ 19	136 K + 153 RD_2
10 ⩖ 12	45 K + 55 RD_2	18 ⩖ 20	153 K + 171 RD_2
		⋮ ⋮	⋮ ⋮

4.13 Vom Output eines bestimmten 2-Trichtermechanismus läßt sich auf folgende Weise die Wertigkeit der sich paarenden Spiralen ablesen:

Betrachtet man den Output, so sticht ins Auge, daß sich die Folgen der Relationsdifferenzen mit denen der Konstanten abwechseln, beginnend mit einer Folge von RD (von links nach rechts gelesen)

a) die Summe der ersten (linken) Folge der RD entspricht stets der Wertigkeit der niederwertigen (kleineren), der sich paarenden Spiralen (Trichter).

b) die Wertigkeit der niederwertigen Spirale plus die Maßzahl der Relationsdifferenz (RD) entspricht der Wertigkeit des höherwertigen Trichters (Spirale).

5. *Zum Formalismus des 2-Trichtermechanismus*

Bezeichnungsweisen:

Sei $n > k$, beide gerade oder ungerade.

Der n-wertige Trichter wird in den k-wertigen geschoben.

Aufgrund der Definition des Trichters erhalten wir: (n-wertigen Trichter) „Spiralisieren" des Trichters bedeutet:

1) 1. Zeile: arithmetische Zahlenfolge (wachsend) von 1 bis n

2) Rechte Spalte + unterste Zeile: zuerst wachsende, dann abfallende arithmetische Zahlenfolge

3) Linke Spalte + 2. Zeile: fallende, dann wieder wachsende arithmetische Folge

usw.

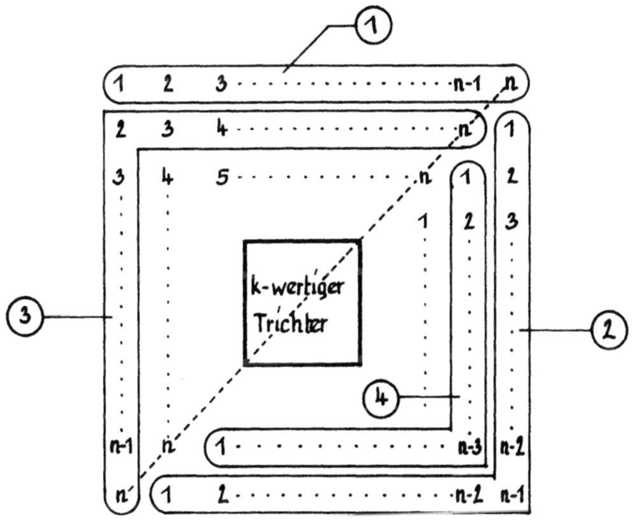

In der Hauptdiagonale steht stets n – die Ordnung des Trichters.

Anfang: Die 1 besteht stets aus n Elementen = Ordnung des Trichters.

Schritt 1: Die 2 und 3 besitzen gleich viele Elemente: nämlich

$$\boxed{2\cdot(n-1)-1}$$

[$(n-1)$ = Anzahl der Glieder auf einer Seite; ist doppelt zu nehmen; davon ist 1 abzuziehen, da das Element in der „Ecke" doppelt gezählt wurde].

Schritt 2: 4 und 5 haben ebenfalls wieder gleich viele Elemente, die Anzahl der Elemente auf einer Seite ist jedoch um 2 kleiner als bei

$$2 - 3 \Rightarrow \boxed{2\cdot(n-3)-1}$$

Wenn wir das allgemein fortsetzen, erhalten wir im Schritt l (l ist dabei eine natürliche Zahl):

Schritt l: $\boxed{2\,l}$ und $\boxed{2\,l+1}$ besitzen gleich viel Elemente:

$$2\,(n-[2\,l-1])-1$$

(für $l = 1$ und $l = 2$ erhalten wir speziell die unter Schritt 1 bzw. Schritt 2 angegebenen Werte)

Die rechte und untere Spalte $\boxed{2\,l}$ lautet dabei:

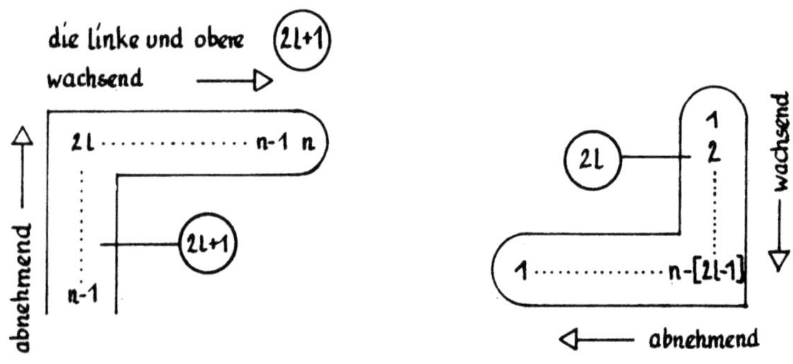

Charakteristisch ist, daß die rechte und untere Spalte ($\boxed{2\,l}$) stets mit 1 beginnt und bei 1 endet, während die linke und obere stets bei n (= Ordnung des Trichters) beginnt und wieder bei n endet.

Diese Schritte kann man jedoch nicht beliebig lange fortsetzen, sondern nur so lange, bis wir ans Ende der Spirale kommen. Hier muß jetzt zwischen geradem und ungeradem n unterschieden werden:

Fall A: n ist gerade, also $n = 2\cdot m$ (mit natürlicher Zahl m).
Dann kann ich bis zum m-ten Schritt gehen. Dieser letzte Schritt hat dann aber nur noch eine Seite der Länge 1:

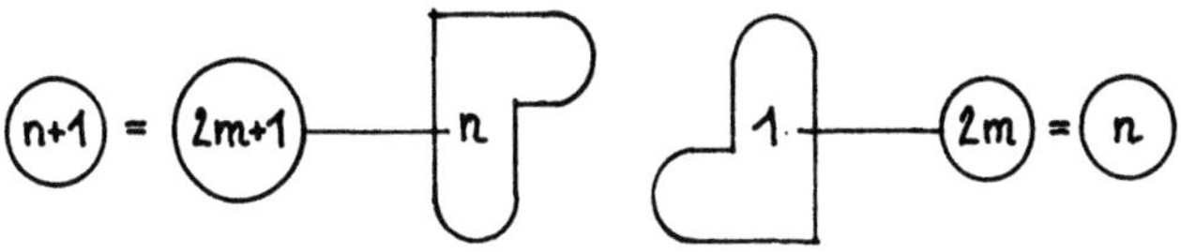

Fall B: n ist ungerade, etwa $n = 2\,m + 1$.
Dann kann ich ebenfalls bis zum m-ten Schritt gehen; die letzte Seitenlänge ist aber nicht ausgeartet:

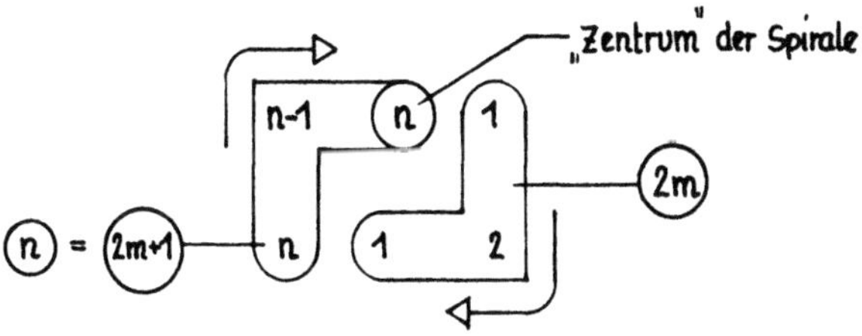

k-wertiger Trichter Innerer Teil des n-wertigen Trichters

Jetzt denken wir uns den n-wertigen Trichter in den k-wertigen geschoben ($k < n$; beide gerade oder ungerade).
Der Teil des n-wertigen Trichters, der sich mit dem k-wertigen Trichter deckt, lautet dann:

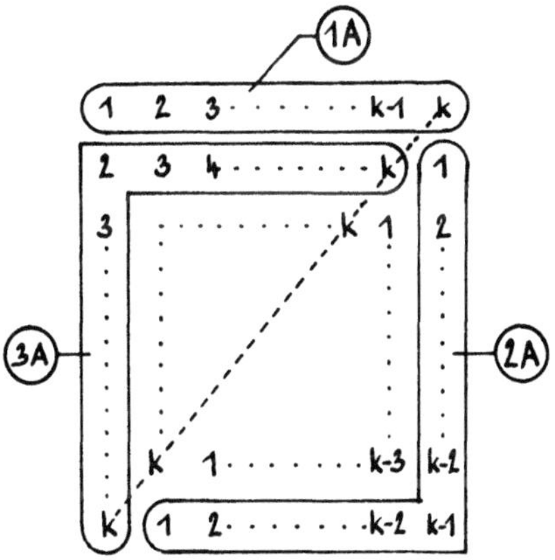

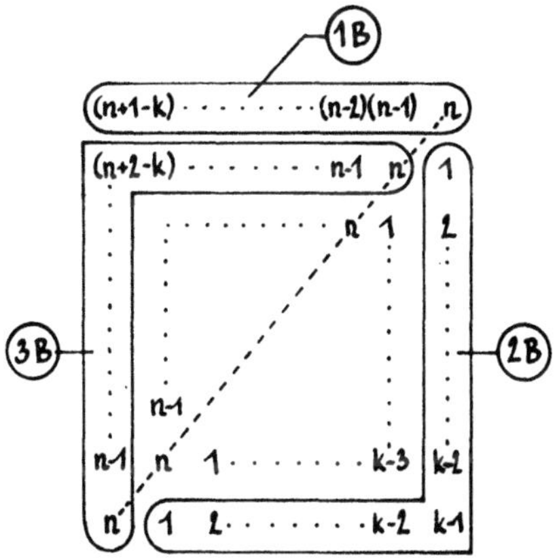

Daß der innere deckungsgleiche Teil des n-wertigen Trichters diese Bauart besitzen muß, folgt sofort aus dem oben hergeleiteten Formalismus.

Die sich entsprechenden Zahlen des k-wertigen und (inneren Teiles) des n-wertigen Trichters sieht man am einfachsten, wenn man sich die beiden oben gezeichneten Zahlenanordnungen übereinandergelegt denkt.

Der auf S. 115 und 116 beschriebene Vorgang wird nun simultan für beide Trichter durchgeführt:

Anfang:

$(n+1-k)$	$(n+2-k)$	.....	$n-1$	n	$\searrow$ 1
1	2	.....	$k-1$	k	$\nearrow$

Konstante Relationsdifferenz von $(n-k)$ und zwar genau k-mal.

1. Schritt: Die Zahlenreihen $\boxed{2\ A}$ und $\boxed{2\ B}$ sind identisch (Konstante). Die Zahlenreihen $\boxed{3\ A}$ und $\boxed{3\ B}$ besitzen wieder konstante Relationsdifferenz $n-k$.

Anzahl in beiden Reihen jeweils $2(k-1)-1$.

Allgemein im l-ten Schritt: Die rechte Spalte und untere Zeile $\boxed{2l-A}$ und $\boxed{2\ l-B}$ sind identisch (Konstante); die linke Spalte und obere Zeile $\boxed{(2\ l+1)\ A}$ und $\boxed{(2\ l+1)\ B}$ besitzen wieder konstante RD: $(n-k)$.

Nach Seite 116 ist jeweils die Anzahl der Elemente dieser Reihen im l-ten Schritt gleich $2\ (k-[2\ l-1])-1$ (Achtung: n ist durch k ausgewechselt, da ja der „Grundtrichter" jetzt k-wertig ist!)

Es ist nun k von der Form $\begin{cases} 2\,m & (k \text{ gerade}) \\ 2\,m+1 & (k \text{ ungerade}) \end{cases}$ (m natürliche Zahl)

$\Rightarrow$ man kann bis zum m-ten Schritt gehen
(es ist wieder n durch k zu ersetzen).

Denkt man sich nun diese m Schritte nebeneinander aufgezeichnet, so erhalten wir:

Anfang | *1. Schritt*

$\longrightarrow$ wachsend	wachsend $\longrightarrow$	fallend $\longrightarrow$	fallend $\longrightarrow$	wachsend $\longrightarrow$
$(n+1-k)\ldots n-1 \quad n$	$1 \quad 2\ldots(k-2) \quad (k-1)$	$(k-2)\ldots 1$	$n \quad n-1\ldots(n+2-k)$	$\ldots n-1 \quad n \ldots$
$1 \quad\quad 2 \quad k-1 \quad k$	$1 \quad 2\ldots(k-2) \quad (k-1)$	$(k-2)\ldots 1$	$k \quad k-1\ldots \quad 2$	$\ldots k-1 \quad k$
k mal RD $(n-k)$	$2(k-1)-1$ mal KONST		$2(k-1)-1$ mal RD $(n-k)$	

l-ter Schritt

wachsend $\longrightarrow$	fallend $\longrightarrow$	fallend $\longrightarrow$	wachsend $\longrightarrow$
$\ldots 1 \quad 2\ldots[k-(2l-1)-1]\;[k-(2l-1)]$	$[k-(2l-1)-1]\ldots 1$	$n \quad n-1\ldots n-k+2l$	$\ldots\ldots\ldots n \ldots$
$\ldots 1 \quad 2\ldots \quad k-(2l-1)$	$\ldots 1$	$k \quad k-1\ldots(2l+1)\;2l$	$(2l+1)\ldots k \ldots$
$2(k-[2l-1])-1$ mal KONST		$2(k-[2l-1])-1$ mal RD $\quad n-k$	

m-ter (= letzter) Schritt

$k = 2m$ (k gerade)		$k = 2m+1$ (ungerade)	
$\ldots 1$	n	$1 \quad 2 \quad 1$	$n \quad n-1 \quad n$
1	k	$1 \quad 2 \quad 1$	$k \quad k-1 \quad k$
KONST	RD $= n-k$	KONST	RD $= n-k$

jeweils 1 mal

$2(k-[2m-1]-1 = 2k-4m+2-1 = 1$

(es ist ja $2k = 4m$)

jeweils 3 mal

$2(k-[2m-1])-1 = 2k-4m+2-1 = 3$

(denn $2k = 4m+2$)

Folgerung: Wird ein n-wertiger Trichter in einen k-wertigen Trichter geschoben ($n > k$, beide gerade oder ungerade), so ist die Relationsdifferenz stets $(n - k)$ und wechseln sich RD und KONST stets ab in folgendem Muster:

$$k \text{ mal RD } | 2(k-1)-1 \text{ mal KONST } | 2(k-1)-1 \text{ mal RD } | 2(k-3)-1 \text{ mal KONST } | \ldots$$
$$\ldots | 2(k-[2l-1])-1 \text{ mal KONST } | 2(k-[2l-1])-1 \text{ mal RD } | \ldots$$
$$\ldots | \underbrace{2(k-[2m-1])-1}_{\substack{=1, \text{ wenn } k \text{ gerade} \\ =3, \text{ wenn } k \text{ ungerade}}} \text{ mal KONST } | \underbrace{2(k-[2m-1])-1}_{\substack{=1, \text{ wenn } k \text{ gerade} \\ =3, \text{ wenn } k \text{ ungerade}}} \text{ mal RD } |.$$

$$\text{(vorausgesetzt } k = \begin{cases} 2m, \text{ wenn gerade} \\ 2m+1, \text{ wenn ungerade)} \end{cases}$$

Bemerkung:

1) Relationsdifferenz $(n - k)$ plus Ordnung des kleineren Trichters k ergeben stets: $(n - k) + k = n$: Ordnung des großen Trichters!

2) Die möglichen RD, wenn n-wertiger in k-wertigen Trichter geschoben wird und alle möglichen k betrachtet werden, sind

Werte für k	$n-2$	$n-4$	$n-6$	.....	3	bzw.	4
Werte für RD	2	4	6		$n-3$		$n-4$
					falls n ungerade		falls n gerade (hier wird angenommen, daß kleinster Trichter mit gerader Ordnung gleich 4 ist!)

3) Summe der auftretenden RD und Konstanten (Konst.): Die Summe der auftretenden Konstanten erhält man (wieder $k = 2m$ oder $2m + 1$):

$$S_K = \underbrace{\sum_{l=1}^{m}}_{\text{Anzahl der Schritte}} \{\underbrace{2(k-(2l-1))-1}_{\text{Elemente im } l\text{-ten Schritt}}\} =$$

$$= \sum_{l=1}^{m}(2k-4l+1) = 2k\sum_{l=1}^{m}1 - 4\sum_{l=1}^{m}l + \sum_{l=1}^{m}1 =$$

$$= 2km - 4\,\frac{m(m+1)}{2} + m =$$

$$= 2km - 2m^2 - m$$

a) $k = 2m$ (gerade)

$$S_K = 2km - 2m^2 - m = 4m^2 - 2m^2 - m = 2m^2 - m =$$

$$m(2m-1) = \frac{2m(2m-1)}{2} = \frac{k(k-1)}{2} = \sum_{l=1}^{k-1} l$$

b) $k = 2m + 1$ (ungerade)

$$S_K = 2km - 2m^2 - m = 2(2m+1)m - 2m^2 - m =$$

$$4m^2 + 2m - 2m^2 - m = 2m^2 + m = m(2m+1) =$$

$$\frac{2m(2m+1)}{2} = \frac{(k-1)k}{2} = \sum_{l=1}^{k-1} l$$

In allen Fällen ist also die Summe der übereinstimmenden Glieder der beiden ineinandergeschobenen Trichter (KONSTANTE) gleich

$$S_K = \frac{k(k-1)}{2} \text{ (ist eine trianguläre Zahl).}$$

Die Summe der Relationsdifferenzen ist obige Summe + k (am Anfang kommen ja noch zusätzlich kRD hinzu; dann treten sie ja immer mit den Konstanten paarweise auf):

$$S_{RD} = S_K + k = \frac{k(k-1)}{2} + k = \frac{k^2 - k + 2k}{2} = \frac{k^2 + k}{2} = \frac{k(k+1)}{2}$$

$$S_{RD} = S_K + k = \frac{k(k+1)}{2} \text{ (ist die nächsthöhere trianguläre Zahl).}$$

6. *Ontologische Probleme der Machbarkeit des 2-Trichtermechanismus*

„. . . good physics, and getting better, good logic, and getting better, and, once again, a good natural science *ontologically* rich enough to embrace human dialogue" (McCulloch, Brodey 1966, S. 333, unsere Hervorhebung).

Nun ist die formale Ausarbeitung des 2-Trichtermechanismus soweit gediehen, daß mit Hilfe des Dozenten für Mathematik, Dr. Hans Stegbuchner, die formale Konsistenz nachgewiesen wurde. Allerdings nur in klassischem mathematischen Sinn. Daher auch der typische Kommentar des Mathematikers: „Wozu eigentlich eine Maschine bauen? Den Output kann man ja auf triviale Weise nach den Formeln $S_K = \frac{k(k-1)}{2}$; $S_{RD} = \frac{k(k+1)}{2}$

rechnen!" Aus der Perspektive des klassischen Mathematikers ist diese Behauptung auch unantastbar, jedoch nur soweit, soweit sie eben reicht. Das heißt: sie ist solange treffend, wie die ontologische Fragestellung in rein klassischem Sinne interpretiert wird, und die transklassische ontologische Fragestellung ausgeklammert ist.

6.1 Zur Konstruktion polykontexturaler Ontologien in Gestalt des 2-Trichtermechanismus

Wie Günther 1967 und 1968c gezeigt hat, läßt sich eine Polyontologie nach der Wertstruktur der triangulären Zahlen entwickeln. Dies bedeutet für die Konstruktion einer polykontexturalen 2-Trichtermaschinerie folgendes:

Es muß die Maschine so gebaut werden, daß je zwei trianguläre Zahlen nach dem Güntherschen Spiralenkalkül spiralisiert werden, wobei sich dann die größere Spirale in die kleinere schiebt. Der Output errechnet sich nach den oben angeführten Formeln. Die Relationsdifferenz (RD) gibt die Differenz der jeweiligen (sich ineinanderschiebenden) triangulären Zahlen wieder. Hier dürfte es keine unüberwindbaren technischen Schwierigkeiten geben, zumal es sich um lauter „sich vertragende" ontologische Orte handelt.

6.2 Zur Konstruktion diskontexturaler Ontologien als 2-Trichtermechanismus

Es kann kein Zweifel bestehen, daß wir mit diesem Problem unmittelbar vor der Frage der Machbarkeit transklassischer Maschinen überhaupt stehen. Nach dem derzeitigen Stand des Wissens müßten „spiralisierte" trianguläre Zahlen sowohl aus Materie wie auch aus Antimaterie konstruiert werden können. Kurzum: die beiden sich paarenden Spiralen bestehen jeweils aus Materie und Antimaterie.

6.3 Zur Machbarkeit interontologischer Relationen zwischen Polykontexturalität und Diskontexturalität

Geht man davon aus, daß sich 6.1 und 6.2 technisch realisieren lassen, so kann zunächst festgestellt werden, daß die Herstellung interontologischer Verhältnisse zwischen verträglichen und unverträglichen Bereichen das Ineinanderschieben einer aus Materie konstruierten mit einer aus Antimaterie bestehenden Spirale bedeutet.

Wie könnte dieser Vorgang funktionieren?

Nehmen wir zunächst an, daß die aus Materie bestehende Spirale aus Elektronen besteht, während eine bestimmte zweite Spirale aus Positronen (Antimaterie) aufgebaut ist. Was passiert nun, wenn man als Prämisse festlegt, daß der aus Elektronen bestehende Trichter immer größer sein muß als der aus Positronen konstruierte und sich die Elektronenspirale in die kleinere Positronenspirale schiebt?

a) Der Bereich, in dem sich Elektronen und Positronen spiegelgleich decken, wird vernichtet, wobei eine Gamma-Strahlung entsteht, die gemessen werden kann.

b) Der überschüssige, sich nicht deckende Elektronenbereich läßt sich als Elektronenstrom ableiten und ebenfalls messen.

c) Aus dem Verhältnis zwischen der Stärke der Gamma-Strahlung und der Stärke des Elektronenstroms läßt sich dann eine Maßzahl der Relationsdifferenzen, der sich ineinanderschiebenden Spiralen errechnen (vermittels eines klassischen Computers).

d) Die nicht der Vernichtung anheimfallenden Elektronenringe können zum Aufbau neuer Elektronenspiralen wieder verwendet werden.

e) Da der 2-Spiralenmechanismus ausschließlich ontologische Bereiche erfaßt, entsprechen zwei bestimmte sich paarende Spiralen stets zwei „spiralisierten" triangulären Zahlen (vgl. Günther 1968c, S. 178). Tabelle 9 gibt die Zahlen einiger Paarungsvorgänge triangulärzahliger Spiralen wieder (Wertbereich 3- bis 91-wertig).

Tabelle 9. *Output der Spiralenpaarung. Triangulärzahliger Wertbereich 3 bis 91*

$k(e^-)$	15	10	45	36	91	78	Spiralen der Rejektionswertbereiche
$k(e^+)$	3	6	21	28	55	66	Spiralen der Akzeptionswerte
K	3	6	210	378	1485	2145	Gammastrahlung
RD	6	15	231	406	1540	2211	Elektronenstrom
$(m_e-) - (m_e+)$	6	2	12	4	18	6	Ringzahlen der Spiralenreste

k: Wertigkeit der Spirale

e^-: Elektron

e^+: Positron

K: Konstante

RD: Relationsdifferenz

m_e-: Anzahl der Ringe in der Elektronenspirale

m_e+: Anzahl der Ringe in der Positronenspirale

$$m_{\text{geradzahlige Spirale}} = \frac{k}{2}$$

$$m_{\text{ungeradzahlige Spirale}} = \frac{k-1}{2}$$

Die alles entscheidende Frage lautet nun: was drückt diese Maßzahl der Relationsdifferenzen aus?

Die Zahl der Relationsdifferenzen gibt exakt an, welches Verhältnis zwischen ontologischer Polykontexturalität und Diskontexturalität in einem bestimmten, von der Handlungsintentionsmaschinerie erfaßten, Wirklichkeitsbereich besteht.

Damit steht allerdings eine weitere Frage an: in welcher Form kann die Maschine einen bestimmten Wirklichkeitsbereich im Sinne des Input erfassen?

Dies ist auf folgende Weise machbar: es muß – wie schon erwähnt – der 2-Trichtermaschine eine Handlungsintentionsmaschinerie vorgeschaltet sein, die entscheidet, welche Handlungsanweisungen in einem bestimmten Wirklichkeitsbereich untereinander verträglich bzw. unverträglich sind.

7. *Das Volitron als 2-phasiger Entscheidungsmechanismus über die Verträglichkeit ontologischer Bereiche*

Eines der wesentlichen Resultate des Kapitels „Entwurf einer Theorie der Formatio reticularis" ist, daß das Volitron einen dialektisch arbeitenden Mechanismus verkörpert, der einerseits neuronen(knoten)-definierte Wertbereiche akzeptiert, andererseits neuronen-unabhängige Wertbereiche rejiziert. Dabei sind die Rejektionsfunktoren Indizes der Subjektivität, welche das „Ich" gleichsam von allen übrigen Orten der inneren und äußeren Welt „abtrennen", d.h., diskontexturale Verhältnisse erzeugen. Die neuronendefinierten Akzeptionsfunktoren hingegen errechnen die möglichen Polykontexturalitätsverhältnisse in einer bestimmten Zeit.

Interpretiert man nun Akzeption zusammenhängender ontologischer Orte als Weltannahme im Sinne der vielen Dus, welche getrennt von der Subjektivität des interpretierenden Systems existieren, in sich jedoch zusammengehören, so liegt es nahe, technisch die ontologischen Bereiche der Akzeption aus Positronenspiralen (Antimaterie) zu konstruieren.

Der Rejektionsfunktor als Index der Subjektivität hingegen ist systemintern verträglich und kann in seiner ontologischen Viefalt jeweils in Elektronenspiralen gebaut werden.

Es ist in diesem Zusammenhang wichtig zu verstehen, daß die Volitrone der RF des unteren und mittleren Hirnstamms die vielwertigen Inputkanäle der inneren und äußeren Welt dialektisch integrieren, in dem sie

a) eine logische Ordnung errechnen,

b) zusammengehörige (polykontexturale) ontologische Orte akzeptieren,

c) nicht-zusammengehörige (diskontexturale) ontologische Bereiche laufend als Index der eigenen Subjektivität festlegen.

7.1 Zusammenfassend besteht daher folgende Kooperation zwischen den erwähnten Handlungssystemen:

a) durch die Handlungsintentionsmaschinerie werden die Polykontexturalität und die Diskontexturalität aller Seinsbereiche, die durch die Inputkanäle zu einem bestimmten Zeitpunkt angeboten werden, errechnet.

b) Die Polykontexturalität wird mit Antimaterie (Positronen) spiralisiert.

c) Die ontologischen Bereiche der Subjektivität, die sich zu den übrigen diskontextural verhalten, werden in elektronischen Spiralen materialisiert.

d) Sodann können in den jeweiligen Paarungsvorgängen (2-Trichtermechanismus) die gemeinsamen und nicht-gemeinsamen ontologischen bzw. logischen Verhältnisse errechnet werden.

8. Einige Gedanken zur Hirnforschung unter dem Aspekt der mechanischen Ich-Du-Kommunikation

„Die totale Subjektivität des Menschen aber bildet in ihrer Distribution über Ich und Du ein durch den Bereich des Objektiven gehendes Reflexionssystem und produziert in dieser ‚Vermittlung' einen geschlossenen Kreis des Auf-sich-selbst-Bezogenseins, . . ." (Günther 1960b, S. 641).

Es ist zwar verständlich, daß sich die Hirnforschung derzeit noch nicht an den Mechanismus der Ich-Du-Kommunikation heranwagt, unverständlich erscheint hingegen die Tatsache, daß die Hirnforscher das Problem der Ich-Du-Kommunikation weitgehend unterdrücken. Es dürfte daher in jedem Falle fruchtbar sein, wenn hier zum ersten Mal die apparative Ich-Du-Kommunikation als 2-Trichtermechanismus entworfen wird.

Wir äußern die kühne Vermutung, daß der 2-Trichtermechanismus in seinen mechanischen Minimalbedingungen genau das bedeutet, was Günther in einem lapidaren Satz zusammenfaßt (vgl. obenstehendes Zitat):

a) „Die Distribution über Ich und Du der totalen Subjektivität des Menschen ist ein durch den Bereich des Objektiven gehendes Reflexionssystem" (Günther 1960b, S. 641). Dieses Faktum bewältigt der 2-Trichtermechanismus als Konstanten-Ouput, welcher in Form der Gammastrahlung objektiv meßbar ist. Es handelt sich dabei um das gemeinsame objektive Medium zwischen elektronischer „Ich-Spirale" und positronischer „Du-Spirale".

b) Die Logik der Spirale läßt sich auch als *hierarchische Selbstbezogenheit* definieren. Mit dem Attribut hierarchisch wird festgelegt, daß die subjektive Selbstreferenz in der Ich-Du-Kommunikation nur durch das bereits bestehende Sein (Objektivität) „vermittelt" (errechnet) werden kann.

Was das technische Problem der Machbarkeit des 2-Trichtermechanismus betrifft, so sind die technischen Weichen bereits gestellt. Es gibt seit kurzer Zeit Computertomographen (PET = Positron – Emission – Tomography), die auf dem Prinzip der Positron-Elektronvernichtung beruhen, wobei Gammastrahlen erzeugt werden.

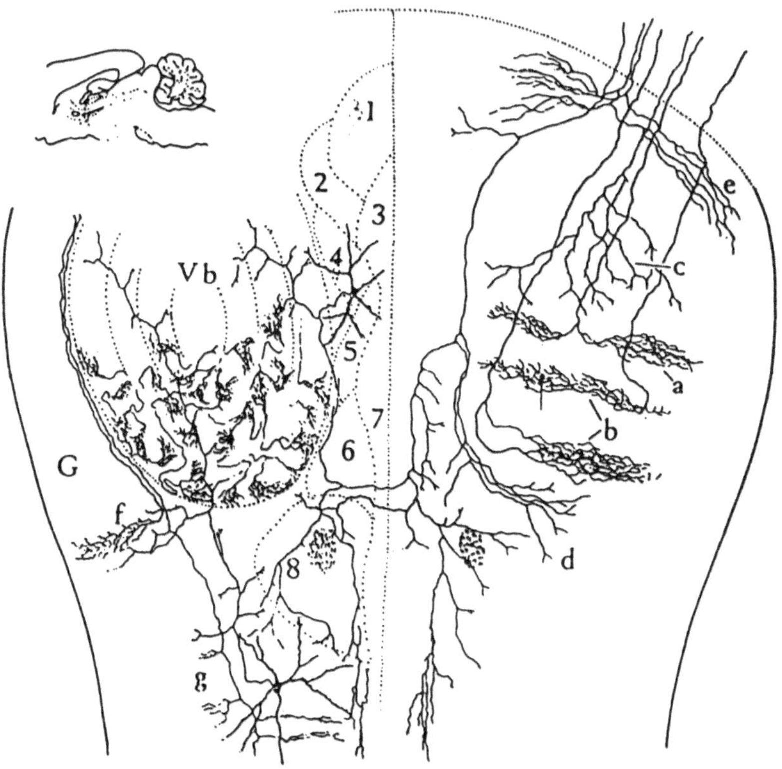

Abb. 14. Charakteristische Neuropilmuster thalamischer Gebiete im Horizontalschnitt. *Vb* ventrobasaler Komplex; *G* laterales Genikulatum; *a* kortiko-thalamische, scheibenförmige afferente Faser, die sich symmetrisch aus der absteigenden Ursprungsfaser entwickelt; *b* ähnliche scheibenförmige afferente Fasern, welche asymmetrisch aus der Ursprungsfaser hervorgehen; *c* kortiko-thalamische Faser, die ein weitverzweigtes terminales Muster erzeugt; *d* Teil des terminalen Systems einer kortiko-thalamischen Faser zum medialen, nicht spezifischen Kernsystem des Thalamus (*1–8*). Ferner sind herausgezeichnet *e*, Teil des Plexus, der durch zentrifugale Fasern im Bereich des nucleus reticularis thalami erzeugt wird; *f* afferente Endfasern im Kern des lateralen Genikulatum; und *g* im Tegmentum. Gezeichnet von mehreren Schnitten eines 10 bis 20 Tage alten Rattenhirns (Abbildung und Text nach Scheibel und Scheibel 1971, S. 73, unsere Übersetzung)

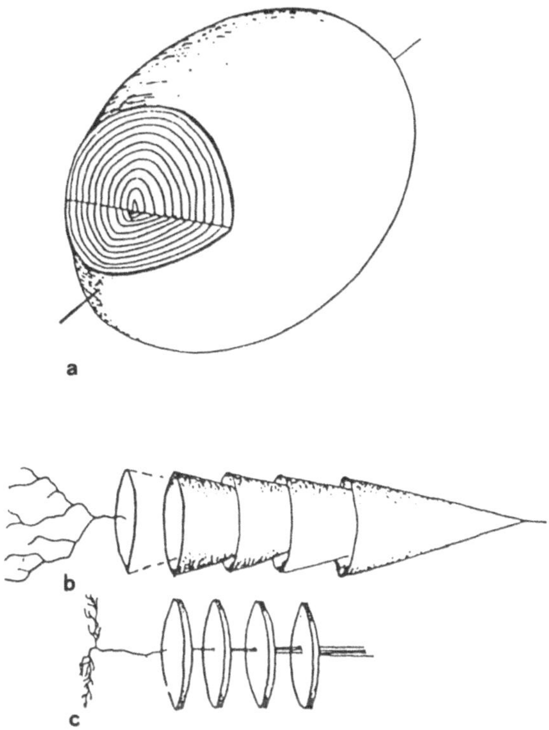

Abb. 15. *a*) Höchst schematische Wiedergabe des ventrobasalen Kernkomplexes. Die Abbildung zeigt die typische konzentrische, lamelläre Organisation, welche diesem Gebiet durch die Anordnung der afferenten Endbahnen des lemniscus medialis auferlegt wird. *b*) Das terminale Muster, das durch die kortiko-thalamischen Fasern gebildet wird. Diese Fasern erzeugen ein diffuses, kegelförmiges Muster. *c*) Durch die modularen oder scheibchenähnlichen Endverzweigungen der kortiko-thalamischen Fasern entsteht das Neuropilmuster. Man kann sich diese beiden Fasertypen so vorstellen, daß sie gemeinsam eine Art dreidimensionales Gitter in der Matrix der thalamo-kortikalen Zellen bilden (Abbildung und Text nach Scheibel und Scheibel 1971, S. 74, unsere Übersetzung)

Da die Handlungssysteme des menschlichen Gehirns vorwiegend in der RF anzusiedeln sind, muß man sich bei deren theoretischer Konzeption an der Neuroanatomie orientieren. Während unsere Theorie der RF des unteren und mittleren Hirnstammes äquivalente Strukturen in diesem Hirngebiet vorfindet, war der 2-Trichtermechanismus zunächst eine rein theoretische nicht-anatomiegebundene Idee. Wir hatten den 2-Trichtermechanismus schon einige Zeit konzipiert, als uns zwei hirnphysiologische Arbeiten von Scheibel und Scheibel in die Hände fielen, wo sich im Gebiet des Thalamus (lateinisch: das Gemach) „trichterähnliche" Strukturen zeigen (s. Abb. 14 und 15). Diese Entdeckung ist dafür ausschlaggebend, daß wir in den nicht-kortikalen Regionen des Thalamus Hirnstrukturen vermuten, die den Ich-Du-Dialog erzeugen. Es dürfte jedoch noch zu früh sein, eine geschlossene Interpretation dieser neurophysiologischen Befunde zu versuchen. Ferner kann heute noch nicht entschieden werden, inwieweit die drei elementaren Handlungssysteme der RF nacheinander geordnet sind oder nebeneinander bestehen. Abb. 16 zeigt das Diagramm einer transklassischen Handlungsmaschinerie.

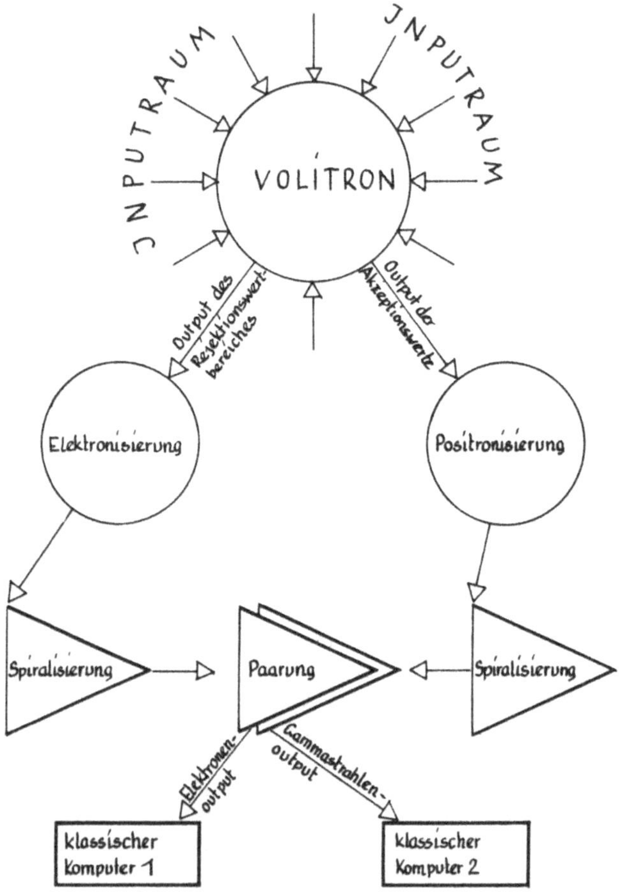

Abb. 16. Diagramm einer transklassischen Handlungsmaschinerie

Vielleicht bringt die Mühe weiterer Arbeitsjahre Ansätze, die eines Tages zur Machbarkeit von Mechanismen führen, welche *negativsprachliche Dialoge* produzieren und damit gleichzeitig eine neue Epoche der Hirnforschung eröffnen. Ist Ich-Du-Kommunikation Selbstinterpretation durch schrittweise Selbstvernichtung? Liegen in diesem Mechanismus die unausrottbaren Wurzeln des Leides?

X. Das Kontinuum der Selbstreferenz als Hirnmodell

„Komplikation bedeutet einfache Additivität bei gleichbleibenden Struktureigentümlichkeiten; Komplexität bedeutet größeren oder kleineren Strukturreichtum" (Günther 1968b, S. 336).

Interpretiert man das Kontinuum der Selbstreferenz als strukturenerzeugende Maschinerie, so kann man auch sagen, daß diese Systeme den Komplexitätsgrad des Gehirnes in jedem bestimmten Augenblick erzeugen. Abb. 17 stellt das Kontinuum der Selbstreferenz als selbstreferentielle Komplexitätsmaschinerie und Vermittlungsmaschinerie dar. Gleichzeitig wird versucht, einzelnen Hirnsystemen die entsprechenden Funktionen zuzuordnen. Die Komplexitäts- und die Vermittlungsmaschinerie des menschlichen Gehirnes arbeiten schwerpunktsmäßig in den folgenden drei Hirnregionen:

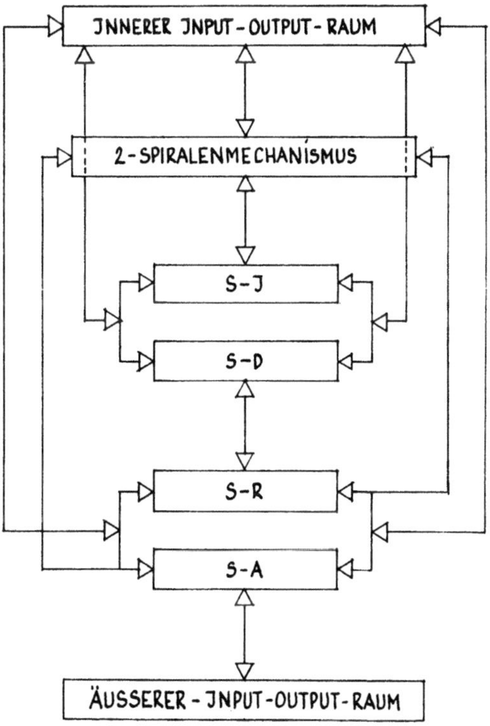

Abb. 17. Diagramm einer selbstreferentiellen Komplexitäts- und Vermittlungsmaschinerie

a) Die RF des unteren Hirnstammes bis einschließlich des Mittelhirnes. Hier operieren die Handlungsoperatoren der Selbst-Akzeption und Selbst-Rejektion.

b) Das limbische System. In diesen Regionen ergänzen sich Selbst-Deskription und Selbst-Interpretation einerseits, andererseits aber wird laufend *die kognitive Vermittlung* zwischen den beiden Handlungsoperatoren (Selbst-Akzeption, Selbst-Rejektion) vollzogen.

c) Die nicht-kortikalen Thalamusgebiete, insbesondere der Nucleus reticularis thalami. Wir vermuten, daß an diesem Ort vorwiegend die volitive Vermittlung als 2-Spiralenmechanismus stattfindet.

Um eine Theorie der RF wurde bereits gerungen. Woher nehmen wir aber nun die Berechtigung, das limbische System als kognitive Vermittlungsmaschinerie zu interpretieren? Diese Hypothese kann durch überreiches neurophysiologisches Material belegt werden. Es ist heute bewiesen, daß vom limbischen System Affektivität, Gedächtnis und Lernen geleistet werden. Obwohl Lernen und das Gedächtnis keine spezifischen Eigenschaften dieser Region sind, kann durch sie dennoch belegt werden, daß hier Selbst-Deskription und Selbst-Interpretation konzentriert geleistet werden. Fernerhin bestehen Hinweise, daß der Hippocampus eine kognitive „Landkarte" (cognitive map) verkörpert (O'Keefe und Nadel 1978, 1979), womit sich das limbische System auch gleichzeitig in seinem somatotopischen Aufbau zeigt. Auf welche Weise die limbischen Regionen untereinander in Beziehung stehen, wissen wir spätestens seit Papez (1937), der exakt die anatomischen Bahnen beschrieben hat. Es handelt sich dabei um ein geschlossenes Kreissystem, das vom Hippocampus ausgehend über Fornix-Mammilarkörper-vordere Thalamuskerne-Cingulum wieder in den Hippocampus mündet. Papez glaubte mit diesem Zyklus den Mechanismus der Emotionen entdeckt zu haben. Heute hat sich an dieser Auffassung zwar vieles geändert, die Grundidee ist aber anerkanntes Wissen geworden. Wenn wir im limbischen System die kognitiven Vermittlungsvorgänge ansetzen, so meinen wir damit, daß hier sämtliche Vorgänge des Gehirns affektiv integriert werden.

MacLean (1973) hat unter phylogenetischer Perspektive drei basale „Hirntypen" zu einem „dreieinen Konzept" verbunden. Im Kern – vom Rückenmark bis in den Hirnstamm reichend – befindet sich das „Reptilienhirn". Darüber stülpen sich das „Paleomammalienhirn" und der Hirnmantel des „Neomammalienhirns". Das zwischen Reptilienhirn (grob der RF entsprechend) und Neomammalienhirn (Großhirn) befindliche Paleomammalienhirn entspricht dem limbischen System des Menschen. Nach der Darstellung MacLeans können Verbindungen zwischen dem innersten und äußersten Hirntyp nur über das Paleomammalienhirn (limbisches System) hergestellt werden. Das limbische System vermittelt also zwischen den anderen beiden Hirntypen.

Alles, was uns angeht, anrührt, ist limbisch vermittelte Thematik. Lechner

(1959) sagt präzise, was wir meinen: „Aus unseren Erfahrungen im Zusammenhang mit der Literatur wurde geschlossen, daß dem Lobus limbicus die Bedeutung einer zentralen Repräsentationsstelle, die als Funktionsknotenpunkt integrativ in die gesamte Hirnfunktion einbezogen wird, für die Affektivität zukommt" (S. 316).

Weit weniger empirisches Material können wir dagegen zur Stützung unserer Vermutung, daß in den nicht-kortikalen Anteilen des Thalamus (ventrobasal), die rein volitive Vermittlung zwischen den beiden Handlungsoperatoren (Selbst-Akzeption, Selbst-Rejektion) stattfindet. Unsere Hypothese, daß diese ventrobasalen Gebiete die volitive Selbstvermittlung der beiden Handlungsoperatoren bewerkstelligen könnten, entspringt folgender Überlegung: Zunächst muß es nach den Gesetzen der Dialektik für die thetische kognitive Vermittlung eine antithetische volitive Vermittlung geben. Daran ist nicht zu rütteln. Hirnlokalisatorisch kann dagegen beim derzeitigen Stand des Wissens nur nach Strukturen gefahndet werden, die eventuell für die volitive Vermittlung in Frage kommen. Unsere bisherige Suche danach konzentriert sich aus mancherlei Gründen auf das ventrobasale Gebiet des Thalamus, insbesondere des Nucleus reticularis thalami. Nach Hassler (1967) gehören die retikulären Strukturen des Thalamus noch zur RF. Ist dies der Fall, so würde die volitive Vermittlung zwischen Selbst-Akzeption und Selbst-Rejektion gleichsam auf der „Höhe" der RF im Sinne einer Selbstvermittlung geschehen. Wie diese Selbstvermittlung formal – in Anlehnung an die Anatomie – funktionieren kann, wurde im vorigen Kapitel „Der 2-Trichtermechanismus" eingehend ausgeführt. Mit diesen Überlegungen knüpfen wir erneut bei McCulloch an, der die thalamische Retikulärformation als Multi-Command-System bezeichnet (1966b).

Diese Darstellung des Kontinuums der Selbstreferenz als dialektische, volitive und kognitive Vermittlungsmaschinerie ist rein kybernetisch in dem Sinne, daß es dabei ausschließlich um die Funktionszusammenhänge geht, die *Komplexität* erzeugen. Die Biochemie des Gehirns bleibt in dieser Betrachtungsweise unberücksichtigt. Haben wir somit den Kern des Gehirns als komplexitätserzeugende Maschinerie dargestellt, so gilt es als nächsten Schritt, die komplikationserrechnenden Systeme des Gehirns in deren Beziehung zu den komplexitätserzeugenden Systemen darzulegen. Abb. 18 versucht dieses Problem zu lösen.

Wie und wo vollzieht sich also die Kybernetik der Komplexitäts- und Komplikationserrechnung (Kompliziertheit) des menschlichen Gehirns?

Halten wir uns an Abb. 18! Zunächst sind wiederum die Systeme der komplexitätserzeugenden Maschinerie abgebildet. Dabei nehmen wir mit Kilmer und Mitarbeiter (1968) an, daß die RF bis in das lumbale Rückenmark reicht. Weiters werden die Funktionsrelationen zu den *komplikationserrechnenden Systemen* hergestellt, die da sind:

a) die Systeme der Handlungsplanung bzw. der Regelung des zeitlichen

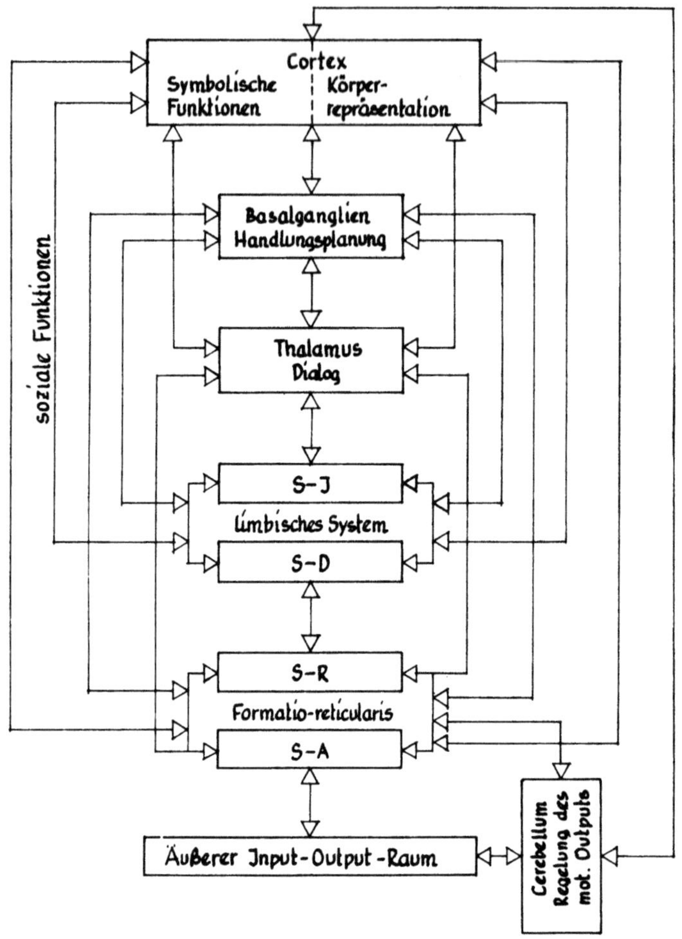

Abb. 18. Diagramm des geschlossenen Systems der Komplexitäts- und Komplikationserrechnung des menschlichen Gehirnes

Ablaufes des motorischen Outputs. Hierher gehören einerseits die Basalganglien, andererseits das Kleinhirn. Am Beispiel des Kleinhirns konnten Eccles und Mitarbeiter (1967) eindrucksvoll nachweisen, daß es nach der Logik des klassischen Computers „als neuronale Maschine" arbeitet. McCulloch und Brodey (1966) fassen die Funktionsweise des Kleinhirns präzise so zusammen: „Es ist offensichtlich, daß die zyklischen Aktionen des Kleinhirns sowohl für die zeitliche Regelung wie auch die Quantifizierung der Antwort auf jedwede exekutive Strukturen und ihre motorischen Outputs eingesetzt werden können (S. 324; unsere Übersetzung).

b) Die Großhirnsysteme, welche ebenfalls den herkömmlichen Computersystemen vergleichbar sind und die Fähigkeit haben, aus dem angebotenen Komplexitätsgrad „astronomische“ Komplikationssysteme zu errechnen.

Kybernetisch ausgedrückt bestehen die Großhirnsysteme aus für bestimmte Aufgaben hochspezialisierten Computern (special purpose computers, Fogel 1966). Die Computersysteme des Großhirns bzw. großhirnähnlicher Strukturen haben beim Menschen eine derartige Spezialisierung erfahren, daß sie etwa fähig sind, Wortsprachen zu erzeugen oder komplizierte Denkvorgänge (Rechenvorgänge) bewußt auszuführen. Nun dürfte es aber einleuchten, daß diese Computersysteme schon rein aus ökonomischen Gründen grundsätzlich nicht der paaren Hirnanlage folgen, sondern sich großhirnseitenbetont (asymmetrisch, lateralisiert) entwickelt haben (s. Kinsbourne 1978, Sperry und Mitarbeiter 1979, Bradshow und Nettleton 1981). Dieser Umstand spiegelt sich auch in der heutigen wissenschaftlichen Landschaft in Gestalt extremer Spezialisierung. So können etwa die Mathematiker längst schon nicht mehr miteinander reden, zumal es Spezialdisziplinen gibt, die nur mehr wenige beherrschen. Wir Menschen unterscheiden uns daher von anderen Lebewesen (dem Tier vor allem), durch die Fähigkeit, die Komplikationen unserer eigenen Existenz schrankenlos voranzutreiben, während uns gerade mit den Tieren eine äquipotente (gleichfähige) komplexitätserzeugende Maschinerie im Hirnstamm verbindet. Was immer man mit Seele meint, gibt es sie, so verlangt unser Hirnmodell, auch dem Tier eine Seele zuzusprechen.

Werner (1982) charakterisiert die funktionellen Schwerpunkte der Großhirnsysteme im Stile des großen Hirnforschers: „Im ersten Überblick über die Funktionsweise des Gehirns beeindruckt mich die grundsätzliche Dichotomie zwischen dem posterior-parietalen und dem frontalen Sektor des Großhirns; der erstere ist vor allem den Repräsentationen von Vorgängen an der Körperoberfläche und dem extrakorporalen Raum gewidmet, der letztere ist vorwiegend in zwei Kategorien geteilt: a) Der dorso-laterale Mantel des Frontalhirns errechnet vorwiegend symbolische Funktionen (im Sinne von ‚token substitution‘). b) Der ventrobasale Sektor (zusammen mit dem limbischen System) beschäftigt sich mit autonom-nervösen Regulationen und Verhalten in sozialen Gruppen.“

Abb. 18 stellt die elementaren Relationen dar, durch welche Komplexitäts- und Komplikationsmaschinerie zyklisch (geschlossen) verbunden sind. Die Doppelpfeile des Diagramms bedeuten, daß die Zyklen in beiden Richtungen durchlaufen werden können. Schließlich gibt Abb. 18 die Funktionszusammenhänge des menschlichen Gehirns unpaar wieder, was aus Gründen der Übersicht geschehen ist. Man vergesse jedoch nicht, daß alle Systeme (einschließlich der RF) entlang der Neuraxis paarig angelegt sind (Hobson, Scheibel 1980, S. 133). Die in Abb. 18 angeführten Relationen berücksichtigen selbstredend in keiner Weise die Komplexität der intrasystemischen Vernetzung des Gehirns. Es soll lediglich gezeigt werden, daß im Gehirn des Menschen Komplexität und Komplikation (Kompliziertheit) in einem einzigen geschlossenen System errechnet werden. Von Foerster (1974) spricht von einem „circulus creativus“ der Hirnfunktionen, d.h. „die Sätze der Hirnfunktionen müssen sich selber schreiben“ (S. 29).

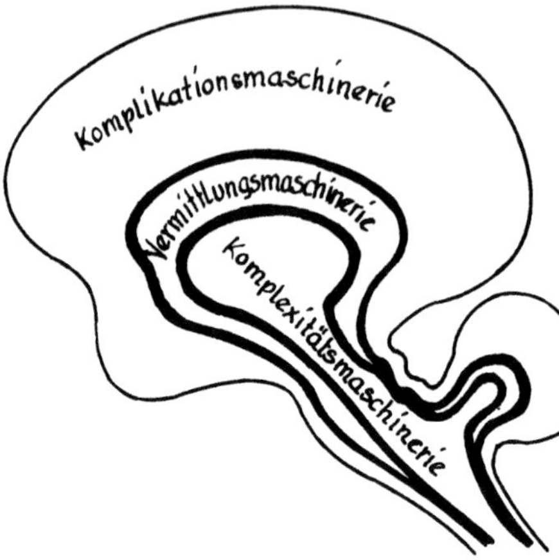

Abb. 19. Diagramm der 3 elementaren Computersysteme des menschlichen Gehirnes (modifiziert nach MacLean 1973, S. 9)

Um die Grundidee unseres Hirnmodells noch einmal übersichtlich zeigen zu können, haben wir in Abb. 19 das „Dreieine Hirnmodell“ MacLeans auf folgende Weise modifiziert: im Kern befindet sich die für die gesamte Tierreihe (von den Reptilien beginnend) bis zum Menschen strukturell unverändert gebliebene Komplexitätsmaschinerie (Reptilienhirn, RF). Darüber stülpen sich die Vermittlungsmaschinerie (Paleomammalienhirn, limbisches System) und die Komplikationsmaschinerie (Neomammalienhirn, Großhirn). Entscheidend für das Verständnis unserer hirntheoretischen Ausführung sind die folgenden zwei Propositionen:

a) Die Komplexitätsmaschinerie und die Komplikationsmaschinerie arbeiten nach einer völlig verschiedenen logischen Gesetzmäßigkeit.

b) Die Rechenprodukte beider Maschinerien müssen daher durch eine Vermittlungsmaschinerie vermittelt werden.

Blättert man zu Abb. 5 zurück, so ist sofort zu ersehen, daß alle dort angeführten psychopathologischen Zustandsbilder durch Störungen in der Komplexitäts- bzw. Vermittlungsmaschinerie entstehen. Zum Beispiel läßt sich der Extremfall der „echten“ Schizophrenie einfach dadurch erklären, daß die Vermittlungsmaschinerie weitgehend ausgefallen ist. Solange sich die Hirn- und Verhaltenswissenschaften und vor allem die Psychiatrie bei der Diagnostik der funktionellen Psychosen an durch „Großhirnsprachen“ geäußerte „Denkstörungen“ oder kortikalen Teilleistungsschwächen des

Patienten orientieren, ist jedes seelische Anderssein der Verkennung menschlicher Sehnsüchte (Intentionen, Begehren, Selbstverwirklichung) durch professionelle Konzepte preisgegeben.

Obwohl – wie wir zu zeigen versucht haben – Komplexitäts- und Komplikationsmaschinerie dialektisch arbeiten, kann das Gehirn auch als einheitlicher Funktionsapparat definiert werden. Dieser holistische Ansatz beherrscht die zeitgenössische Hirnforschung, ohne daß man sich über die logisch-technischen Fragen der Komplexitätserzeugung Gedanken macht. Unter dem Blickwinkel der Kybernetik kann nämlich nicht oft genug festgestellt werden, daß wir zwar heutzutage über immer noch kompliziertere, komplikationsbewältigende Computersysteme verfügen, jedoch noch keine komplexitätserzeugende Maschine, die dialektisch operiert, entwickelt haben. Es verwundert uns daher, wenn ein Gelehrter vom Range Pribrams ein „holonomisches" Modell der Hirnfunktionen vorlegt, nach dessen Vorschlag von diversen klassischen Computern parallel Informationen bewältigt werden (Pribram 1977, S. 171). Dagegen wäre nichts einzuwenden, handelte es sich nicht bei Pribram ausschließlich um einen holistisch-klassischen Ansatz, ohne das Problem der Dialektik überhaupt zu erwähnen.

Mit dieser vorläufigen hirntheoretischen und neurophysiologischen Grundlagendiskussion hoffen wir ausreichend Material beigebracht zu haben, auf dem eine dialektische Psychopathologie eines Tages gründen kann.

Am Modell des holophrenen Syndroms sollen nun die ersten Konsequenzen aus einem hirntheoretisch fundierten Kontinuum der Selbstreferenz gefolgert werden.

XI. Das holophrene Syndrom: Eine Systemtheorie der wahnhaften, selbstbezogenen Orientierungslosigkeit

Das holophrene Syndrom definiert einen Systemzustand des menschlichen Gehirns, der durch absolute Selbstbezogenheit (Selbstreferenz) der Hirnfunktionen entsteht und phänomenologisch als wahnhafte Orientierungslosigkeit imponiert. Der Zustand der Orientierungslosigkeit wird hellwach und dysphorisch erlebt, nach seinem Abklingen jedoch exakt erinnert.

1. Definition des holophrenen Syndroms

Definitionsgemäß ist das holophrene Syndrom nur dann zu diagnostizieren, wenn folgende sieben Kriterien gegeben sind:

1.1 Ausschluß einer körperlich begründbaren Psychose (Organic mental disorders, DSM III)

1.2 Wahnsyndrome

1.3 Desorientiertheit in allen Qualitäten

1.4 Themeninkohärente, jedoch satzkohärente Ich-Formulierungen

1.5 Vigilanz

1.6 Exakte Anamnese (Erinnerung) des Patienten für den Zeitraum der Desorientiertheit

1.7 Dysphorische Affektlage.

Wir gehen davon aus, daß die Existenz dieses Syndroms durch klinische Falldarstellungen ausreichend belegt wurde. Ferner dürften die theoretischen Grundlagen der Selbstreferenz logisch sowie hirntheoretisch soweit ausgearbeitet vorliegen, daß man davon eine Systemtheorie des holophrenen Syndroms ableiten kann (s. auch Mitterauer 1983c). Es soll nun versucht werden, die sieben Komponenten des holophrenen Syndroms in einen systemtheoretischen Zusammenhang zu stellen.

2. *Die Logik der wahnhaften Orientierungsstörung*

Wie bereits im Kapitel „Das Konzept der Selbstreferenz" dargelegt, muß sich das somatotopisch gebaute Hirnorgan dialektisch strukturieren, um intra- und intersystemisch entscheidungsfähig zu sein. Oder: im Wechselspiel zwischen ontologisch aufgebauten Hirnstrukturen und zyklischen Hirnfunktionen hat die Motorik der Selbstreferenz zu allererst zu entscheiden, welche ontologischen Bereiche zusammen- und welche nicht zusammengehören. Nehmen wir nun an, daß sich dieser dialektische Strukturierungsprozeß des Gehirns tatsächlich laufend vollzieht, so steht sofort eine weitere Frage an: Entspricht der subjektive, menschliche Erkenntnisvorgang exakt den erfaßten Wirklichkeiten der Umwelt? Mit diesen Überlegungen stehen wir aber vor *dem* Erkenntnisproblem schlechthin. Nur, wenn uns eine operationsfähige Antwort auf diese alles entscheidende Fragestellung gelingt, kann ein vertieftes Verständnis der wahnhaften Falschorientiertheit erreicht werden. Scheller weist darauf hin, daß die „grundsätzliche scharfe Trennung von Zuständen mangelhafter Orientiertheit von einer Falschorientiertheit für das Verständnis des Erkenntnisproblems ausschlaggebend ist" (1963, S. 1). Es liegt im Wesen der „Logik des Wahns" (Mitterauer 1980), daß durch die totale Eigenbeziehung des Wahnkranken ein bestimmter Wirklichkeitsbereich falsch interpretiert wird. Wahn bedeutet daher grundsätzliche Falschorientierung, und nicht wie Scharfetter (1976, S. 83) meint, Fehlorientierung.

Wir gehen nun davon aus, daß Kant zu diesem Problem einen wesentlichen Beitrag geleistet hat und legen seine Ausführungen unserem eigenen Erklärungsversuch zugrunde. In der „Kritik der reinen Vernunft" ist folgendes zu lesen:

„Die transzendentale Dialektik wird also sich begnügen, den Schein transzendenter Urteile aufzudecken, und zugleich zu vermuten, daß er nicht betrüge; daß er aber auch (wie der logische Schein) sogar verschwinde und ein Schein zu sein aufhöre, das kann sie niemals bewerkstelligen. Denn wir haben es mit einer *natürlichen* und *unvermeidlichen Illusion* zu tun, die selbst auf subjektiven Grundsätzen beruht, uns sie als objektive unterschiebt, anstatt daß die logische Dialektik in Auflösung der Trugschlüsse es nur mit einem Fehler, in Befolgung der Grundsätze, oder mit einem gekünstelten Scheine, in Nachahmung derselben, zu tun hat. Es gibt also eine natürliche und unvermeidliche Dialektik der reinen Vernunft . . ., die der menschlichen Vernunft unhintertreiblich anhängt und selbst, nachdem wir ihr Blendwerk aufgedeckt haben, dennoch nicht aufhören wird, ihr vorzugaukeln und sie unablässig in augenblickliche Verirrungen zu stoßen, die jederzeit gehoben zu werden bedürfen" (Kant 1976, S. 337, 338).

Kant macht in diesem Zitat drei wesentliche Aussagen:

1. Logische Trugschlüsse sind jederzeit korrigierbar.
2. Die transzendentale Dialektik ist mit einer natürlichen, unvermeidlichen Illusion behaftet.
3. „Verirrungen" dieser natürlichen Illusion sind augenblicklich unerkannt und wiederholen sich ständig, obwohl „wir ihr Blendwerk aufgedeckt haben".

Es wird nun versucht, das Konzept der natürlichen, unvermeidlichen Illusion Kants von der Arbeitsweise der vier elementaren Operatoren der Selbstreferenz abzuleiten. Nimmt man an, daß der polyontologische Bau des menschlichen Gehirns der polyontologischen Struktur seiner Umwelt entspricht und der Erkenntnisvorgang nach der oben entwickelten Dialektik ungestört abläuft, so hat man sich unmittelbar zu fragen, wo denn der zur natürlichen, unvermeidlichen Illusion führende Denkfehler des Gehirns liegen könnte. Folgender Erklärungsversuch wird vorgeschlagen: obwohl das Gehirn durch seine selbstreferentiellen Handlungsoperatoren zunächst eine exakte Kategorisierung aller Umweltbereiche in deren Poly- und Diskontexturalität vollzieht, unterläuft den Selbstinterpretationsoperatoren ein Fehler. Es werden sehr wohl alle bereits festgelegten Diskontexturalitätsverhältnisse übernommen, jedoch mit einer Ausnahme. Die Selbstbezogenheit der Selbstinterpretation ist im Augenblick der Erkenntnis so mächtig, daß die existentielle Diskontexturalität zwischen dem denkenden Subjekt und der begriffenen Umwelt nicht in den Kalkül miteinbezogen wird. Die subjektiven logisch-ontologischen Verhältnisse des Gehirns werden im Augenblick der Erkenntnis als „objektive unterschoben".

Die formale Logik hingegen beruht auf subjektiven Konventionen, welche als vom Menschenhirn erdachte Kalküle funktionieren und keinen Anspruch auf Anschauung erheben. Hier sind Fehler auch jederzeit korrigierbar. Betrachtet man daher die Erkenntnisoperatoren der Selbst-Deskription und Selbst-Interpretation unabhängig von den selbstreferentiellen Handlungsoperatoren, so folgen sie den Gesetzen der klassischen formalen Logik und gerieren sich so, als ob das Problem des logischen Bruches (Diskontexturalität) und damit der Dialektik überhaupt nicht existierte.

Derartige Überlegungen leiten bereits zur psychopathologischen Thematik des Wahns über.

Zunächst dürfte es sich bei der von Kant festgestellten natürlichen Illusion (Illusion wird hier selbstredend nicht psychopathologisch gebraucht) um eine für den Menschen typische narzißtische Falschorientiertheit im Universum handeln. Seit es die Menschheit gibt, wird sie nicht müde, sich als Krone der Schöpfung zu bezeichnen, ohne in ihrer narzißtischen Selbstbezogenheit zu erkennen, daß sie eigentlich das schwächste Glied der Schöpfung ist. Wir haben es hier gleichsam mit einer Normalfunktion des menschlichen Gehirns zu tun.

Was passiert aber, wenn der Mensch im Wahn seiner Orientierung verlustig wird?

Conrad (1958) hat eine Klassifikation der Wahnphänomene vorgeschlagen, die durch die graduelle Bewußtheit der Eigenbeziehung gekennzeichnet ist. In der Studie „Die Logik des Wahns" haben wir eine neue Konzeption des Begriffes „Eigenbeziehung" erarbeitet. „Auf der Grundlage eines reformulierten Freudschen Strukturmodells definiert sich Eigenbeziehung (Autoreferenz, Es) als *körperliche Selbstbeziehung*." (Mitterauer 1980, S. 185). Während diese Definition der Eigenbeziehung in der erwähnten Arbeit apparativ (Bau des Gehirns) ausgearbeitet wurde, soll im folgenden der Begriff der Eigenbeziehung auf das oben entwickelte Funktionenmodell der Selbstreferenz angewandt werden.

Körperliche Selbstbeziehung bedeutet unter dem Blickwinkel der Hirnfunktionen, daß an einem bestimmten ontologischen Ort des Gehirns eine Selbst-Deskription bzw. Selbst-Interpretation stattfindet. Es ist wichtig zu begreifen, daß die Eigenfunktionen der Selbst-Deskription bzw. Selbst-Interpretation keine interontologischen Funktionen (wie die Handlungsfunktionen bzw. Operatoren) sind, sondern an einem streng definierten ontologischen Bereich (Themenbereich) nach der klassischen Logik funktionieren. Kurzum: wieviele ontologische Orte vorhanden sind, so viele Möglichkeiten der Selbstbeschreibung bestehen. Wir haben es also zunächst bei der körperlichen Selbstbeziehung mit den normalen Vorgängen der ontologischen Selbst-Deskription und Selbst-Interpretation zu tun.

Wann aber produzieren diese beiden selbstreferentiellen Erkenntnisoperatoren Wahnphänomene?

Immer dann, wenn die selbstreferentiellen Handlungsoperatoren der Rejektion (Verwerfung) gestört sind und dadurch keine exakte ontologische Kategorisierung diskontexturaler Bereiche stattfindet. Fallen die Handlungsoperatoren der Rejektion weitgehend aus, so „gaukeln" die Handlungsoperatoren der Akzeption den Erkenntnisoperatoren eine holistische Welt vor. Der Kranke lebt nun in dem Wahn, daß seine subjektive Welt die Welt schlechthin ist, und läßt vor allem seinen Mitmenschen und den Dingen der Umwelt keinen individuellen Spielraum mehr.

Aus der täglichen klinischen Erfahrung wissen wir jedoch, daß der Wahn des Patienten nur ganz bestimmte Bereiche (Menschen) betreffen kann, während eine völlig normale Wirklichkeitsauffassung juxtaponiert ist. Die wahnhafte Falschorientiertheit betrifft also nur bestimmte Personen. Es besteht dabei kein Orientierungsmangel (wie bei vermindertem Bewußtsein im Sinne der Benommenheit), sondern eine völlige Falscheinschätzung der vom Wahn ergriffenen ontologischen Wirklichkeitsbereiche (im Sinne des veränderten Bewußtseins), wobei die Funktionen der Selbst-Interpretation sich ständig selbst bestätigen, daß alles im Wahn Erlebte zweifelsfrei und wahr ist.

Inwieweit der Wahn nur bestimmte Wirklichkeitsbereiche betrifft oder die gesamte innere und äußere Welt einnimmt, hängt davon ab, ob die Handlungsoperatoren der Rejektion (Verwerfung) nur in bestimmten Hirnregionen oder gar im Gesamtsystem des Gehirns ausfallen und damit die Handlungsoperatoren der Akzeption eine holistische Welt erzeugen. Formal ausgedrückt: das Ausmaß der wahnhaften Falschorientiertheit ist eine Funktion des polyontologischen Baues des Gehirns; das bedeutet, daß Veränderungen im interontologischen Zusammenhang des Gehirns zwangsläufig zu Veränderungen in der intra- und intersystemischen Wirklichkeitserfassung führen. Klinisch spricht man dann von zunehmender Wahnstimmung. Beherrschen die wahnproduzierenden selbstreferentiellen Funktionsmechanismen das zerebrale Gesamtsystem, dann besteht phänomenologisch eine wahnhafte Orientierungslosigkeit.

3. Holophrenie ist ein Zustand wahnhafter Orientierungslosigkeit

Ab jetzt beschäftigen wir uns mit jenen psychopathologischen Zustandsbildern, in denen der Kranke ausschließlich in seiner subjektiven Wahnwelt lebt. Es gilt also die folgende, bereits zu Beginn des Kapitels vorgebrachte Definition des holophrenen Syndroms schrittweise zu erklären: *Das holophrene Syndrom definiert einen Zustand des menschlichen Gehirns, der durch absolute Selbstbezogenheit (Selbstreferenz) der Hirnfunktionen entsteht, und phänomenologisch als wahnhafte Orientierungslosigkeit imponiert. Der Zustand der Orientierungslosigkeit wird hellwach erlebt, und nach seinem Abklingen exakt erinnert.*

Zur absoluten Selbstbezogenheit (Selbstreferenz) der Hirnfunktionen: Wie schon dargelegt, kann es einen Zustand absoluter Selbstbezogenheit nur dann geben, wenn sich das Gehirn durch den Ausfall der diskontexturalitätserzeugenden Handlungsoperatoren nicht kategorisiert und damit holistisch funktioniert. Während die zyklischen Handlungsoperatoren der

Akzeption beliebige ontologische Bereiche thematisch zusammenschließen können, finden an den einzelnen ontologischen Orten – gleichsam ortsgebunden – Selbst-Deskriptionen statt. Um aber das Wesen der holophrenen, wahnhaften Orientierungslosigkeit zu verstehen, müssen die selbstreferentiellen Erkenntnisoperatoren der Selbst-Deskription und Selbst-Interpretation genau analysiert werden. Wie funktionieren sie in der polykontexturalen „Welt" des eigenen Gehirns?

Die Rolle der rekursiven Erkenntnisoperatoren bei der Entstehung holophrener Systemzustände:
Rekursive Funktionen sind in der Kybernetik für eine mathematische Behandlung zyklischer Funktionen unentbehrlich. Wie der Name bereits ausdrückt, versteht man unter Rekursion „einen Rückgriff auf bereits Bekanntes" (Knerr 1978, S. 343). Es handelt sich also um rückläufige zyklische Funktionen. Für die Entstehung der Holophrenie sind rekursive Funktionen auf zwei Ebenen abzuhandeln; nämlich als Selbst-Deskriptionsfunktionen (bzw. -operatoren) und Selbst-Interpretationsfunktionen (bzw. -operatoren).

Die Selbst-Deskriptionsfunktionen: Selbstbeschreibung ist nichts anderes, als daß das Gehirn über rekursive Funktionen verfügt, welche an jedem beliebigen seiner zahlreichen ontologischen Orte einen Selbst-Bezug herstellen können. Wesentlich ist dabei, daß aufgrund des somatotopischen Baues des Gehirns die Thematik der Selbstbeschreibung an jedem Ort bereits vorgegeben (festgelegt) ist. In einem holistisch funktionierenden (nichtkategorisierten) Gehirn stehen daher die Themen ontologischer Selbstbeschreibung *gleichbedeutend* nebeneinander. Dieser Zustand läßt Wahnstimmung aufkommen, in welcher der Kranke weitgehend unfähig ist, seine diffuse, wahnhafte Selbstbeschreibungsthematik zu interpretieren, diese jedoch hellwach und aufmerksam erlebt. In bezug auf sich selbst und seine Welt besteht eine mehr oder weniger ausgeprägte Falschorientiertheit.

Die Selbst-Interpretationsoperatoren: Ein weiteres Merkmal rekursiver Funktionen besteht in ihrer uneingeschränkten Wiederholbarkeit (Iteration). Leonhard hat betont, daß man bei Verwirrtheitspsychosen im Stupor über krankhafte Ideen nichts erfahren kann, „jedoch berichten die Kranken nachträglich von ihren Erlebnissen" (1966, S. 107). Es bestehen also Erinnerungen für die Inhalte aus der Zeit der Desorientiertheit (auf die Beziehung zwischen dem holophrenen Syndrom und den Leonhardschen Verwirrtheitspsychosen wird weiter unten näher eingegangen). Systemtheoretisch formuliert: Wiederholt sich der Zustand der Selbst-Deskription, so kommt es zur Selbst-Interpretation, was einer Erinnerung gleichkommt.

An dieser Stelle drängen sich einige allgemeine Bemerkungen zum menschlichen Gedächtnis auf.

Wir haben die Erinnerungsfähigkeit des Kranken an die Zeit des Orientierungsverlustes als wesentliches differentialdiagnostisches Kriterium zum Ausschluß von körperlich begründbaren Psychosen bzw. eines akuten exogenen Reaktions-Typus (Bonhoeffer 1912; Bleuler und Mitarbeiter 1966) festgelegt. Pribram hat in hunderten Experimenten den Mythos aus der Welt geschafft, „daß experimentell erzeugte Hirnläsionen die Gedächtnisfunktionen wie Lernen und Erinnern nicht beeinträchtigen" (1969, S. 127, unsere Übersetzung). Pribram kritisiert mit Recht die Engramm-Lehre (Lashley 1929), bietet jedoch mit seiner eigenen Hypothese der Kodierungsstörung keine befriedigende Lösung an. Der einzige uns bekannte Gelehrte, der das Problem des menschlichen Gedächtnisses formal-mathematisch gelöst hat, ist Heinz von Foerster.

Von Foerster hat bereits 1948 mit seiner quantenphysikalischen Untersuchung "Das Gedächtnis" eine kybernetische Grundlagenstudie vorgelegt, der zahlreiche Arbeiten zum gleichen Thema gefolgt sind und von Foerster als einen der führenden Kybernetiker ausweisen. In der vorwiegend mathematisch formulierten Studie „Memory without Record" (1965) weist von Foerster nach, daß die durch Hirnforschung, Psychologie und Psychiatrie geisternde Speicher-Theorie des Gedächtnisses aus völlig falsch verstandenen Computeranalogien resultiert und logisch-formal unhaltbar ist. Ein stichhaltiges Argument gegen die Speicher-Theorie ist unter anderem ein bioökonomisches: würde die Gedächtnisleistung unseres Gehirns auf Speichersystemen basieren, so wäre dafür im Laufe des menschlichen Lebens ein riesiges Hirnorgan erforderlich. Dies läßt sich mathematisch beweisen. Von Foerster weist jedoch auf den grundlegenden Unterschied zwischen Speicherfähigkeit und Gedächtnis hin.

„Das Beste, was man von einem Speicher je erwarten kann, ist, herauszubekommen, was man hineingegeben hat, während das Gedächtnis eine *Interpretation* davon gibt, was hineingekommen ist . . . Mit anderen Worten, *Gedächtnis ist die Fähigkeit, Interpretationen von früheren Situationen neu zu erzeugen bzw. wieder zu errechnen*" (Von Foerster 1969, S. 89, unsere Übersetzung; unsere Hervorhebung).

In unser Modell der vier elementaren Hirnoperatoren der Selbstreferenz läßt sich die funktionelle Gedächtnisdefinition von Foersters zwanglos einfügen. Mehr noch! Die rekursiven Funktionen der Selbst-Interpretation garantieren in der Holophrenie – über alle Orientierungslosigkeit hinweg – eine ungestörte Erinnerung an die Zeit der „Verwirrung".

4. Die Homogenität der Selbst-Beobachtungsstandorte des Gehirns und die Orientierungslosigkeit

Haben wir die verschiedenen Selbstreferenzoperatoren in ihrer Bedeutung für Wahn, Gedächtnis und Falschorientiertheit somit abgehandelt, so gilt es nun, das Wesen des holophrenen Syndroms als Orientierungslosigkeit zu erklären. Geht man davon aus, daß jeder beliebige ontologische Bereich des Gehirns in bezug zu anderen ontologischen Orten als Beobachtungsstandort definiert werden kann, so hängen seine Beobachtungsmöglichkeiten davon ab, auf welche Weise er in Beziehung zu anderen Örtlichkeiten treten kann. Wie bereits hinlänglich ausgeführt wurde, sind diese interontologischen Beziehungsmöglichkeiten sehr komplex und in ständigem Wandel begriffen. Es gibt normalerweise zahlreiche Orte, welche zu einem bestimmten Zeitpunkt nicht miteinander in Beziehung treten können (Diskontexturalität). Nun haben wir aber als Entstehungsbedingung für holophrene Zustände eine – zumindest weitgehendste – holistische Funktionsweise des Gehirns angenommen, welche dieses als vielörtliche (polykontexturale) interontologische Einheit erscheinen läßt. Getragen ist dieser Holismus von den drei intakten Operatoren der Selbstreferenz, während die Handlungsoperatoren der Rejektion (Verwerfung) ausgefallen sind.

Wie sehen nun aber von einem bestimmten Ort des aus Funktionskreisen bestehenden Gehirns andere Orte (Regionen) bzw. das gesamte Hirnorgan aus? *Im Zustand der Holophrenie hat das Gehirn für jeden beliebigen Selbstbeobachtungsstandort das gleiche Aussehen.* In der Terminologie der Astrophysik könnte man auch sagen: In der Holophrenie ist das Gehirn an jedem typischen Ort *isotrop* und erscheint daher selbst als *homogenes* Universum.

Im letzten Schritt unserer hirntheoretischen Überlegungen soll nun die Orientierungslosigkeit aus den Konzepten der Isotropie bzw. Homogenität gefolgert werden. Isotropie ist „die dem Universum zugeschriebene Eigenschaft, daß es für einen typischen Beobachter nach allen Richtungen hin gleich aussieht" (Weinberg 1978, S. 223). Unter „typisch" versteht man Beobachter, die sich nicht durch stärkere Eigenbewegung auszeichnen, sondern lediglich im allgemeinen kosmischen Strom der Galaxie mitschwimmen. In Abb. 20 haben wir die formale Beziehung zwischen Isotropie und Homogenität nach Weinberg hirntheoretisch modifiziert.

„Nun läßt sich aber jeder Punkt im Universum durch eine Reihe von Rotationen um feste Mittelpunkte (s. Abb. 20) in jeden anderen Punkt überführen, und wenn das Universum um jeden Punkt herum isotrop ist, dann ist es auch mit Notwendigkeit homogen" (Weinberg 1978, S. 49).

Wie derartige Zustände der Homogenität bzw. Isotropie im menschlichen Gehirn entstehen, haben wir darzulegen versucht. Wenn das Gehirn also prinzipiell in einen Zustand der Homogenität geraten kann – und es gibt kein logisches Argument dafür, daß im Universum andere Verhältnisse herrschen als im menschlichen Gehirn –, so läßt sich über seine Orientierungsunfähigkeit in der inneren und äußeren Welt zwanglos folgendes aussagen:

Im holophrenen Zustand herrschen Bedingungen des physikalischen Universums vor, welche das eigene Gehirn als *das* Universum schlechthin erscheinen lassen (griechisch: holon = das Ganze, das Weltall), darin sich alle psychischen Funktionen abspielen (griechisch: phren = Sitz der Seelentätigkeit). Für diese absolute subjektive Ganzheitsauffassung scheint der

Begriff der Holophrenie treffend zu sein. Da der Kranke die eigene Welt (Gehirn) als die einzige erlebt, sind echte interpersonelle Beziehungen bzw. Probleme mit den diversen getrennten Wirklichkeitsbereichen der Umwelt überhaupt nicht thematisiert. Es besteht also ein absoluter Autismus sowie Kommunikationsunfähigkeit. Orientierungslosigkeit bedeutet hier, daß für die Umwelt überhaupt kein Orientierungsproblem existiert, weil keines gesehen werden kann.

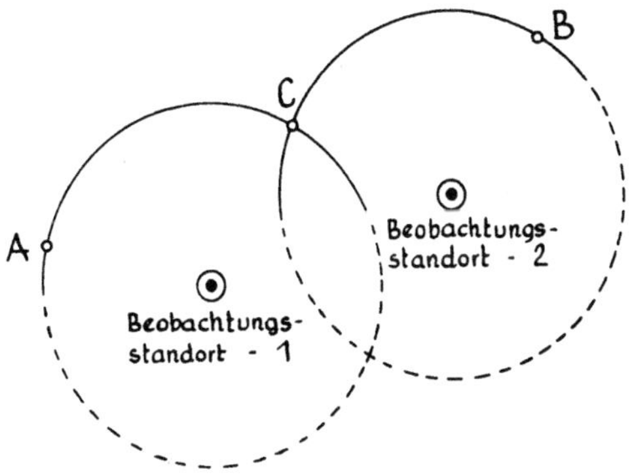

Abb. 20. *Isotropie* und *Homogenität*. Wenn das Gehirn in der Umgebung sowohl von Beobachtungsstandort *1* als auch von Beobachtungsstandort *2* isotrop ist, dann ist es homogen. Um zu zeigen, daß an zwei beliebig gewählten Punkten *A* und *B* gleiche Bedingungen herrschen, schlage man einen Kreis durch *A* um Beobachtungsstandort *1* und einen anderen Kreis durch *B* um Beobachtungsstandort *2*. Die Isotropie um Beobachtungsstandort *1* fordert, daß die Bedingungen in *A* und *C*, wo die beiden Kreise sich schneiden, übereinstimmen. Desgleichen verlangt die Isotropie um Beobachtungsstandort *2*, daß in *B* und *C* gleiche Bedingungen bestehen. Folglich stimmen die Bedingungen in *A* und *B* überein (modifiziert nach Weinberg 1978, S. 49)

Das Gehirn ist entsprechend seinem intakten somatotopischen Bau fähig, alle möglichen Themenbereiche selbstbeschreibend zu erfassen. Der Patient berichtet zwar in zusammenhängenden Sätzen über einen bestimmten Themenbereich, er ist aber unfähig, die Themenbereiche untereinander zu strukturieren, weil aufgrund der Homogenität des Gesamtsystems jeder Themenbereich „gleich aussieht". Daraus resultiert *die holophrene Denkstörung, welche durch die Dominanz kohärenter Ich-Formulierungen (als Ausdruck absoluter Selbstbezogenheit) und die gleichzeitig bestehende „Inkohärenz der Themenwahl" (Leonhard) gekennzeichnet ist.* Der Kranke ist sich geradezu hypervigil seiner eigenen Existenz bewußt, jedoch autopsychisch orientierungslos. Wie Ey (1973) betont, führt zwar jede psychotische Reaktion zu Bewußtseinsänderungen, aber nicht im Sinne von Vigilanzerniedrigungen. Es kann also meistens von einer Vigilanzerniedrigung keine

Rede sein, es kommt vielmehr zur Fokalisation des Bewußtseins auf ein umschriebenes Gebiet (Searchlight-Phänomen nach Jung, 1954). Im holophrenen Zustand konzentriert der Patient seine ganze Existenz auf den Brennpunkt seiner eigenen Wahnwelt. Diese autistische Bewußtseinsveränderung wird jedoch aufmerksam und wach – leidend erlebt. Schließlich resultiert aus der situativen und autospychischen auch eine zeitliche und örtliche Desorientiertheit. Es besteht somit in der Holophrenie ein Zustand totaler Orientierungslosigkeit. Die Patienten klagen dann von Angst erfüllt: „Ich kenne mich nicht mehr aus . . . Ich weiß nicht, wer ich bin . . . Ich weiß nicht, wo ich bin . . ., wie alt ich bin . . ., ich bin verloren, . . . usw.“

Die Wachheit wird durch die Handlungsoperatoren der Selbst-Akzeption erzeugt, die in der Holophrenie ungestört arbeiten. Die „Arousal-Motorik“ in der Formatio reticularis reicht also aus, um wach zu sein, versäumt es aber – durch den Ausfall der Selbst-Rejektionsoperatoren – die innere und äußere Welt zu strukturieren. Eine ungestörte Bewußtseinslage im Sinne der Wachheit ist ein wichtiges differentialdiagnostisches Kriterium zur Abgrenzung des holophrenen Syndroms von körperlich begründbaren Orientierungsstörungen sowie den oneiroiden Emotionspsychosen.

5. Die Dysphorie ist der typische Affekt des wahnhaften Orientierungsverlustes

Berner (1977) weist mit Recht darauf hin, daß „in der Dysphorie eine eigenständige dynamische Konstellation zu sehen“ ist (S. 207).

„Wegen ihres häufigen Vorkommens bei organischen Hirnkrankheiten werden dysphorische Zustände von vielen Autoren als Hinweis für eine exogene Schädigung aufgefaßt. Zumindest ein guter Teil von jenen unter ihnen, die das endomorph-zyklothyme Achsensyndrom aufweisen, dürfte jedoch endogen zustandekommen. Solche dysphorische Zustände gelangen auch häufig bei Patienten zur Beobachtung, die im früheren oder späteren Krankheitsverlauf manische und depressive Phasen aufweisen. Schließlich ist jedoch auch bei manchen Dysphorien, insbesondere wenn ihnen das endomorph-zyklothyme Achsensyndrom abgeht, die Möglichkeit einer primären Umweltbedingtheit gegeben“ (Berner 1977, S. 208).

Zunächst trifft das, was Berner über den Zusammenhang endogener Psychosen (mit endomorph-zyklothymem Achsensyndrom) und dem Auftreten dysphorischer Zustände schreibt, auch voll auf das holophrene Syndrom zu. Mehr noch! Wie die Einzelfalldarstellungen demonstrieren, ist die Dysphorie der typische Affekt des holophrenen Syndroms. Wie paßt diese Beobachtung in unsere Systemtheorie der Holophrenie?

Stellen wir uns einen Raum vor, der lückenlos (auch Boden und Decke) mit Spiegeln ausgestattet ist. Darinnen befindet sich ein Mensch. Wo er hinschaut, sieht er sein eigenes Spiegelbild. Er erkennt nicht, daß es seine eigenen Spiegelbilder sind, er sieht nur gleich aussehende Personen. Die Situation wird also exakt wahrgenommen, ohne diese jedoch verstehen zu können. Dieses Spiegelerlebnis beklagen die Patienten im laufend wiederkehrenden Satz: „Ich kenne mich nicht mehr aus." Gleichzeitig sind sie von einer quälenden Sehnsucht nach Berührung getrieben. Es fehlt jedoch der greifbare Körper, es sei denn der eigene, was aber wiederum nicht erkannt wird. Nicht mehr verstehen zu können, daß jedweder Versuch, sich in zwischenmenschlichen Begegnungen zu begreifen, scheitert, das macht dysphorisch. Man könnte die Dysphorie auch als *Spiegelzimmeraffekt* bezeichnen. Selbstverständlich ist damit wiederum die Extremsituation gemeint. Es gibt – gemäß eines jeden Erfahrung – verschiedene Grade dysphorischer Verstimmung.

„Dysphorische Verstimmungen sind unterschiedlich bezüglich Dauer und Frequenz ihres Auftretens, Angstintensität, Belastung und Beeinträchtigung der normalen Funktion" (Baugher, Wittenborn 1980, S. 75, unsere Übersetzung).

Erreicht die Dysphorie das Ausmaß des wahnhaften Orientierungsverlustes, so unternimmt das Gehirn häufig Versuche der Selbstkategorisierung, indem der Patient in irgendeiner Form zu *zählen* beginnt. Das Zählen läuft automatisch ab und hat nicht Zwangscharakter im Sinne von Zwangsimpulsen (gegen inneren Widerstand sich aufdrängend), sondern wird von den Patienten eher sinnvoll erlebt. Der Drang zum Zählen (Kombinieren, usw.) ist vermutlich ein Versuch, Ordnung in das Wahnchaos zu bringen. „Dann habe ich aus eins und eins drei gemacht, damit es weitergeht" (Fall 1).

6. *Die Beziehung des holophrenen Syndroms zu den Verwirrtheitspsychosen (Leonhard)*

Wenngleich definitionsgemäß holophrene Zustandsbilder im Verlaufe jeder endogenen sowie psychogenen Psychose auftreten können, bestehen vor allem mit der Verwirrtheitspsychose nach Leonhard viele Gemeinsamkeiten, die wir nun kurz diskutieren wollen. Leonhard beschreibt in Anlehnung an Kleist Verwirrtheitspsychosen, bei denen es „außerordentlich häufig zu einem Wechsel zwischen verworrener Erregung und ratlosem Stupor kommt" (1966, S. 106). Der Kranke bringt geordnet vor, was er sagen will, es bleibt jedoch unklar, weshalb er gerade jetzt davon spricht (Inkohärenz der Themenwahl nach Leonhard). Leonhard findet bei diesen Kranken, „daß sie unverständlicherweise immer wieder von Dingen reden, die im Augenblick nicht zur Sache gehören" (Leonhard, von Trostorff, 1964, S. 44). Diese Art der Denkstörung entspricht exakt der bereits beschriebenen holophrenen Denkstörung, welche sich zwar in satzkohärenten Ich-Formulierungen ausdrückt, jedoch bezüglich Themenwahl inkohärent ist.

Weiters beschreibt Leonhard den Kranken in einer gehemmten Verwirrtheitspsychose typischerweise so: „In der Unzulänglichkeit ihres Denkens, die besteht, sind die Kranken in der gehemmten Phase unfähig, die Vorgänge der Umgebung richtig zu beurteilen und einzuordnen, sie werden dadurch *ratlos*. Die wenigen sprachlichen Äußerungen, die sie von sich geben, lauten häufig, sie kennten sich gar nicht aus, was denn vorgehe, was alles zu bedeuten habe. An dem suchenden, fragenden Blick, dem häufig ein ängstlicher Zug beigegeben ist, erkennt man auch mimisch die Ratlosigkeit" (1966, S. 107). Die phänomenologische Darstellung Leonhards trifft jedenfalls das Wesen des holophrenen Syndroms (auch ist, was hier unerwähnt bleibt, für die Verwirrtheitspsychose nachträglich Erinnerung vorhanden). Leonhard legt ferner – wie beim holophrenen Syndrom – die ungestörte Vigilanz der Patienten („suchender, fragender Blick") dar. Die intakte Wachheit ist daher ein wichtiges differentialdiagnostisches Kriterium des holophrenen Syndroms (und der Leonhardschen Verwirrtheitspsychosen) zum Ausschluß der oneiroiden Emotionspsychosen (Boeters 1971), für die ebenfalls Erinnerung besteht. Ferner ist bei Desorientiertheit als Ausdruck eines akuten exogenen Reaktions-Typs (Bonhoeffer 1912) das Bewußtsein in vielen Fällen verschiedenen Grades vermindert (die Vigilanz herabgesetzt).

Wir glauben nun, durch die logisch-systemtheoretische Definition eines Zustandsbildes der Desorientiertheit im Verlaufe endogener (und psychogener) Psychosen vom Typ der Leonhardschen Verwirrtheitspsychosen ein klinisch einfach und eindeutig handzuhabendes Syndrom (holophrenes Syndrom) vorlegen zu können. Damit ist die berechtigte Kritik Boeters an der Leonhardschen Lehre von den atypischen Psychosen, was die Verwirrtheitspsychosen betrifft, ernsthaft berücksichtigt. Boeters schreibt:

„In der klinischen Realität – und es geht aus den Darstellungen Leonhards selbst hervor – mischen sich nämlich die Grundsymptome der einzelnen zykloiden Psychosen in kaum entwirrbarer Weise; sie ahmen mitunter täuschend ähnlich klassische schizophrene Bilder nach und sind in leichter Ausprägung von zyklothymen Manifestationen oft überhaupt nicht zu unterscheiden. Die Schwierigkeiten im praktischen Umgang mit der Leonhardschen Systematik sind zweifellos hauptsächlich dafür verantwortlich zu machen, daß sein Konzept außerhalb der eigenen Schule bisher nur verhältnismäßig wenig Zustimmung gefunden hat" (1971, S. 8).

Der rasche Wechsel von verworrener Erregung in ratlosen Stupor ist zwar in der Holophrenie beobachtbar, jedoch für die Diagnose derselben nicht obligatorisch. Ob sich rasche Wechsel ereignen, hängt von der Art der Psychose ab, in deren Verlauf holophrene Zustandsbilder auftreten. So wird etwa in einem manisch-depressiven Krankheitsgeschehen mit raschem Phasenwechsel (rapid cycling) eine sich plötzlich entwickelnde holophrene Orientierungslosigkeit ebenfalls durch rasches Wechseln von Erregungen in Stuporen gekennzeichnet sein (s. Fall 5).

Für die Diagnose des holophrenen Syndroms hingegen obligatorisch sind das für den Zustand der Orientierungslosigkeit erhaltene Gedächtnis und Wahnsyndrome. Warum das Gedächtnis intakt sein muß, haben wir schon weiter oben zu erklären versucht.

Über paranoid-halluzinatorische Phänomene im Verlauf von Verwirrtheitspsychosen weiß Leonhard dieses zu berichten:

„Sowohl die Erregung wie die Hemmung des Denkens führt zu abnormen Ideen. In ihrer Erregung zeigen die Kranken mit Vorliebe Personenverkennungen, die aber meist flüchtig und oft nur spielerisch sind. Häufig sind auch flüchtige Beziehungsideen und akustische Halluzinationen" (1966, S. 107).

Mit der Entstehung des Wahns bei der Holophrenie haben wir uns schon ausführlich befaßt, zumal ja die holophrene Orientierungslosigkeit immer eine wahnhafte ist.

Es scheinen dennoch einige Bemerkungen zu den Wahninhalten angebracht. Überlegt man sich, daß in der Holophrenie die diversen Themenbereiche des Wahns ungeordnet nebeneinander bestehen (im Sinne des Wahnchaos), dann fallen die vom Patienten mitgeteilten Inhalte auch dementsprechend aus. Es dominieren daher Katastrophenideen und angsterfüllte, todbringende Beziehungs- und Verfolgungsideen, wie z.B. „man bringt mich um, weil ich mich nicht auskenne". Häufig verbinden sich derartige Wahninhalte mit kosmischen Wahnideen magischer Färbung. „Es bricht die ganze Welt auf mich herein." Oder: „Ich kenne mich nicht mehr aus, ich werde vom Universum erdrückt." Das für die Holophrenie entwickelte hirntheoretische Modell der dem physikalischen Universum gleichenden Homogenität des Gehirns läßt es ja von jedem seiner Beobachtungsstandorte gleich aussehen. Mit Spengler (1976, S. 847) könnte man sagen, daß sich der Kranke in der „magischen Höhle" seines eigenen Universums befindet. Es ist diese unheimliche magische Nähe aller Orte (Themenbereiche), welche den Holophrenen, wo immer er hinschaut, mit Angst, Schauder und vor allem mit Ratlosigkeit erfüllt.

Schließlich gibt es für die den Wahn stets tragende Todesthematik eine systemtheoretische Erklärungsmöglichkeit. Wie wir schon mehmals betont haben, kann ein holophrenes Zustandsbild nur dadurch entstehen, daß der selbstreferentielle Handlungsoperator der Rejektion (Verwerfung) ausfällt und daher die für den normalen Lebensprozeß so entscheidenden Diskontexturalverhältnisse (logische Brüche zwischen verschiedenen Wirklichkeiten) vorübergehend abnehmen. Es zeigt daher das holophrene Gehirn eine Todestendenz, „denn Tod bedeutet nichts anderes als eine schrittweise Abnahme der Diskontexturalität der Materie" (Günther 1973, S. 208, unsere Übersetzung).

Dagegen sind holophrene Patienten nicht suizidal. Schlägt man Abb. 5 auf, so ist sogleich zu ersehen, daß Wahn und Selbstmord ganz unterschiedliche Störungen im Kontinuum der Selbstreferenz darstellen. Der Hauptunterschied besteht in den intakten Selbst-Akzeptionsoperatoren beim Wahn, die im Akt des Selbstmordes hingegen operationsunfähig sind. Bedenkt man jedoch, daß sich die Systemzustände des Gehirns rasch ändern können, so gilt die exklusive Beziehung zwischen Wahn und Selbstmord nur für einen bestimmten Beobachtungszeitpunkt, da eine kurze Zeit später (etwa eine Stunde) der Wahn korrigiert und der Akt des Selbstmordes vollzogen werden kann. Über diesen Umschlagsmechanismus zum Akt des Selbstmordes haben wir anderswo ausführlich berichtet (Mitterauer 1981a, b).

Nun einige Bemerkungen zur Personenverkennung. Pauleikhoff resümiert die Phänomene der Personenverkennung folgendermaßen:

„Die Erfahrung lehrt, daß Verkennungen eher und häufiger bei Unbekannten als bei nahestehenden Bekannten vorkommen. Während Verkennungen von Unbekannten als Bekannte bei Nicht-Psychotischen, bei den organisch-begründbaren Psychosen und bei den schizophrenen Psychosen auftreten, sind Verkennungen von Bekannten als Unbekannte ausschließlich bei schizophrenen Kranken zu beobachten, wenn wir von deliranten Zuständen und schnell vorübergehenden illusionären Auffassungsstörungen absehen" (Pauleikhoff 1954, S. 138).

Geleitet vom klassischen Schizophreniebegriff haben wir in einer anderen Arbeit (Mitterauer 1983a) diese Hypothese Pauleikhoffs zeittheoretisch zu belegen versucht. Geht man aber von unserem radikal reformulierten Schizophreniekonzept (s. Kapitel VII) aus, so sind Personenverkennungen von Bekannten als Unbekannte ein häufiges Phänomen der Holophrenie, und schließen einen schizophrenen Erkenntnismodus aus. So sagt ein Manisch-Depressiver in einem vier Tage währenden holophrenen Zustandsbild beim Besuch seiner sonst geliebten Mutter: „Ich kenne Sie nicht, ich kenne niemanden . . . wo bin ich?"(s. Fall 2). Nach Leonhard ist bei den Verwirrtheitspsychosen die Verkennung Unbekannter als Bekannte häufig zu beobachten.

Meistens treten auch Halluzinationen in holophrenen Zuständen (wie bei den Verwirrtheitspsychosen) auf. „Halluzinationen (Trugwahrnehmungen) diagnostiziert man dann, wenn jemand etwas hört, sieht, riecht, schmeckt, am oder im Leib spürt, wofür dem Mitmenschen keine gegenständliche Grundlage erkennbar ist" (Scharfetter 1976). Oder operational formuliert: Halluzinationen gehören zu den „nicht-objektgebundenen Sinnesphänomenen" (Scheibel, Scheibel 1962). Nach Gloning und Mitarbeiter (1958) stellen „alle Arten von Halluzinationen eine Ganzheitsreaktion des Gehirns dar (S. 289) . . . vom rein hirnpathologischen Standpunkt kann man die Halluzinationen in zwei Gruppen einteilen: nämlich Halluzinationen im Sinnesdefekt und Halluzinationen, deren Hauptfaktor durch kortikale Reizerscheinungen dargestellt wird" (S. 289–290). Halluzinationen während eines holophrenen Orientierungsverlustes sind zweifelsohne funktionell bzw. reizbedingt. Während sich die meisten Autoren bei der Halluzinationenerforschung vorwiegend mit kortikalen, subkortikalen und limbisch-thalamischen Strukturen befassen, rücken Scheibel und Scheibel die Formatio reticularis bei der Entstehung von Halluzinationen ins rechte Licht: „Die Rolle des retikulären Kernes des Hirnstammes gewährleistet eine ernstzunehmende Untersuchung, da es das einzige System ist, wo man demonstrieren kann, daß es anatomisch und physiologisch mit jedem Hirngebiet in Beziehung steht" (Scheibel, Scheibel 1962, S. 30, unsere Übersetzung). Unser Hirnmodell versucht psychotische Phänomene vor allem durch die gestörte Arbeitsweise der in der retikulären Formation tätigen Handlungsoperatoren zu erklären.

Wie entstehen also die Halluzinationen? Grundsätzlich sei festgestellt, daß es sich in der Holophrenie ausschließlich um Halluzinationen (auf den verschiedenen Sinnesgebieten) handeln kann, die gleichzeitig eine wahnhafte Interpretation erfahren (nicht-wahnhafte Halluzinationen deuten bei nicht-körperlich begründbaren Psychosen auf ein schizophrenes Zustandsbild hin!). Ziehen wir zur Erklärung paranoid-halluzinatorischer Phänomene wiederum das systemtheoretische Hirnmodell des holophrenen Syndroms heran. Im Bereich der somatotopisch geordneten Regionen des Gehirns, welche die verschiedenen Sinne repräsentieren, können die Handlungsoperatoren der Akzeption durch gesteigerte Aktivität (im Sinne eines Reizzustandes) polykontexturale Muster erzeugen. Diese systeminternen polykontexturalen Muster entstehen ohne äußeren Reiz und entsprechen den Halluzinationen. Da sich aber in der Holophrenie das Gehirn als Gesamtsystem im Zustand wahnhafter Selbstbezogenheit befindet, werden Halluzinationen auch stets wahnhaft interpretiert. Experimentell wurde gerade anhand halluzinatorischer Phänomene die somatotopische Gliederung des Gehirns überzeugend nachgewiesen: „Somästhetische Halluzinationen sind von uns größtenteils als elementare Dysästhesien nach Stimulation perirolandischer Rindenabschnitte beobachtet worden. Die zu erwartende somatotopische Entsprechung ist eindeutig" (Wieser 1982, S. 85).

Wir sind uns voll bewußt, daß wir bei derartigen Überlegungen laufend klassische Symptome der Schizophrenie als für das holophrene Syndrom charakteristische deklarieren. Auf die Falle, Zustände der „Verwirrtheit" der Schizophrenie zuzuordnen, hat Leonhard ein Leben lang aufmerksam gemacht: „Erregte Verwirrtheitspsychosen werden in der üblichen Diagnostik wegen der angeblichen Zerfahrenheit fast immer als schizophren aufgefaßt" (1964, S. 43). Was hier Leonhard von den Verwirrtheitspsychosen sagt, gilt im besonderen Maße für das holophrene Syndrom.

XII. Zur Therapie des holophrenen Syndroms

Aus Klinik und Theorie des holophrenen Syndroms lassen sich unmittelbar therapeutische Konsequenzen ableiten. Einerseits haben wir Akutmaßnahmen zu setzen, andererseits aber muß durch Langzeitmaßnahmen das Wiederauftreten des holophrenen Syndroms verhindert werden.

1. Die Akutmaßnahmen

Aufgrund der multifaktoriellen Genese des holophrenen Syndroms ist es notwendig, bereits in der Akuttherapie die folgenden zwei Komponenten therapeutisch anzugehen:

1.1 Die Stimulusüberflutung muß unterbrochen werden.

1.2 Der die innere und äußere Welt des Patienten strukturierende Rejektionsoperator der Selbstreferenz muß wieder in Gang gesetzt werden.

Zur Therapie der Stimulusüberflutung:

Hier gibt es grundsätzlich drei Bereiche, in denen man wirksam therapeutisch anzusetzen hat.

a) Der Patient ist aus dem Streß-Milieu (der Stimulusüberflutung) herauszunehmen, was *situative Stimulusreduktion* bedeutet.

b) Gleichzeitig ist eine medikamentöse Abschirmung gegen Außenreize erforderlich, also *medikamentöse Stimulusreduktion.*

c) *Kontrolliertes, spezifisches Stimulusangebot.* Darunter verstehen wir, daß Außenreize (Information) in vom Kranken bevorzugten Sinnesqualitäten angeboten werden.

Da die Patienten bei der Aufnahme gereizt und unruhig sind, geht die medikamentöse Stimulusreduktion zunächst in einem Wachzimmer vor sich. Es wird eine parenterale Neurolepsie im Sinne einer „Schlafkur" durch ein bis drei Tage verordnet, am besten mit einem Neuroleptikum vom Chlorpromazin-Typ (aus der Gruppe der Phenothiazine). Der gewünschte Effekt tritt prompt ein, wobei für dieses Stadium der Behandlung der Wirkungsmechanismus weitgehend geklärt ist. Das Neuroleptikum koppelt das Lebewesen (Tier, Mensch) vom Einfluß der Umweltreize ab (Dews, Morse 1961).

Die weiteren akuten Behandlungsstrategien stoßen nun auf theoretische und oft auch praktische Schwierigkeiten. Die theoretischen Schwierigkeiten gründen in der Tatsache, daß wir bis heute nicht genau wissen, wie die Neuroleptika und Antidepressiva (bzw. Thymoleptika) auf die retikuläre Formation wirken. Die Meinungen sind widersprüchlich.

Wir selbst sind aber wenigstens in der Lage, von einer Theorie der RF ausgehen zu können, und dem Psychopharmakologen eine grundsätzliche Frage zu stellen:

Gibt es Psychopharmaka, welche die in der RF anzusiedelnden Selbst-Rejektionsoperatoren aktivierend beeinflussen? Wir gehen ja davon aus, daß das retikuläre Aktivierungssystem über zwei Operatoren verfügt, die zwei Arten von Inputs zu Hippokampus und Neokortex produzieren (s. Vanderwolf, Robinson 1981). Wir sehen einen wesentlichen Unterschied, ob eine Arousal-Reaktion rein selbst-akzeptierend, rein selbst-verwerfend ist oder einen Kompromiß aus beiden Funktionen darstellt. Auf diesen grundlegenden Unterscheidungen beruht letztlich der gesamte systemtheoretische Entwurf unseres Buches.

Hassler (1967) hat die RF noch als „Topf" bezeichnet. Diese Ansicht ist mit Sicherheit „inakurat" (Malmo, Malmo 1982). Das Gegenteil ist der Fall! Groves und Mitarbeiter (1973) fanden eine differenzierte Verteilung der Modalitäten innerhalb der RF. Killam (1968) hat experimentell nachgewiesen, daß die Empfindlichkeit der verschiedenen Einheiten in der RF auf Chlorpromazin unterschiedlich ist. Dies dürfte auf alle Neuroleptika zutreffen. Wise (1982) weist ebenfalls darauf hin, daß verschiedene neuroleptische Dosen zu verschiedenen Zeiten für verschiedene Probleme erforderlich sind, um denselben Verhaltenseffekt zu erzielen.

Kurzum: die Wirkung der Neuroleptika auf die RF ist sehr komplex und nicht ausreichend erforscht. Für unsere Fragestellung liegen aber dennoch einige ermutigende Ergebnisse aus der psychopharmakologischen Forschung vor. Bereits 1958 haben Killam und Killam darauf aufmerksam gemacht, daß Chlorpromazin die Aktivität des retikulären Aktivierungssystems erhöht, was wiederum die Filtermechanismen der RF stimuliert. Diese Filtermechanismen reduzieren den Reizzustrom (inflow of stimuli) auf selektive Weise.

In der Terminologie unserer Theorie der RF bedeutet Filterung nichts anderes als selektive Rejektion (Verwerfung) von bestimmten Reizen (Daten), während andere akzeptiert (nicht gefiltert) werden. Durch diesen Mechanismus kann die RF eine grundlegende Strukturierung der inneren und äußeren Welt des subjektiven Gesamtsystems (Person) vornehmen (s. Kapitel VIII). Da E. K. Killam (1968) ihre Hypothese noch weiter untermauert hat und diese von Goodman und Gilman (1971) ernsthaft diskutiert wird, sind Chlorpromazin und ähnlich wirkende Neuroleptika die Mittel der Wahl zur psychopharmakologischen Akutbehandlung des holophrenen Syndroms.

Eine weitere – in Erprobung befindliche – Möglichkeit der Behandlung dysphorischer Zustandsbilder besteht in einer parenteralen Desmethylimipramin-Therapie. Dieser Imipramin-Abkömmling wird in letzter Zeit erfolgreich zur Behandlung der Dysphorie bzw. von Wahnsyndromen im Involutionsalter angewandt. Desmethylimipramin erhöht die Arousal-Reaktion der RF beträchtlich und senkt gleichzeitig die Stimulierungs-(Reiz-)schwelle (Bhargava und Mitarbeiter 1966). Es schwächt also vermutlich den Filtermechanismus (Rejektionsoperator), den wir zur Behandlung des holophrenen Syndroms so dringend aktivieren müssen. Ob und wie diese Verbindung (Desmethylimipramin) bei Dysphorien wirkt, ist unklar und paßt nicht in das vorliegende Modell. Es sei denn, daß Desmethylimipramin wie Amitriptylin zu einer Reizschwellenerhöhung bei gleichzeitiger Zunahme der Arousal-Reaktion führt und somit eine chlorpromazinähnliche Wirkung hat.

Das holophrene Syndrom kann daher auch mit Amitriptylin und ähnlichen Antidepressiva parenteral (im Sinne einer „Schlafkur") behandelt werden. Wir haben bisher diese verschiedenen Möglichkeiten erprobt. Eine Schlafbehandlung mit Neuroleptika scheint bei jenen Patienten angezeigt zu sein, die schon im Langzeitverlauf eine schwere zyklothyme Psychose aufweisen. Larviert-Depressive, die aufgrund von exogener Überlastung in einen holophrenen Zustand geraten, sprechen auf die parenterale Therapie mit Antidepressiva vom Amitriptylin-Typ gut an.

Da die Akutbehandlung des holophrenen Syndroms grundsätzlich stationär erfolgen muß, stehen wir mit einem Schlage vor dem Problem der räumlichen Organisation psychiatrischer Akutstationen.

Bedenkt man zunächst, daß in einem Wachzimmer (unterschiedlicher Bettenzahl) meist Patienten mit akuten Psychosen, die überwacht werden müssen, untergebracht sind, so herrscht für jene Kranke, die nicht gerade schlafen, eine akute Belastungssituation. Wenn zum Beispiel ein depressiver, suizidgefährdeter Patient den Raum mit lärmenden Manikern teilt, dann ist dies für ihn in verschiedener Hinsicht belastend. Auf die Therapie des holophrenen Syndroms bezogen, stehen wir mit dem gängigen Wachsaalmodell vor einer paradoxen Situation. Einerseits wird eine medikamentöse Therapie zur Reizabschirmung durchgeführt, andererseits kommt es aber in diesen Räumen zu einer erhöhten Reizüberflutung. Vielmehr noch! Wir konnten bisher zwei Patienten beobachten, wo eindeutig die „Irrenhausatmosphäre" des Wachzimmers für den wahnchaotischen Orientierungsverlust (holophrenes Syndrom) auslösend war (Fall 2 und 6). Es ist daher hoch an der Zeit, nach Krankheitsgruppen zu trennen und kleinere Räume zu schaffen. Diese Forderung erheben wir für alle Patienten! Die hier geschilderten acht Falldarstellungen haben uns die dringende Notwendigkeit der Reorganisation psychiatrischer Akutstationen drastisch vor Augen geführt. In einer lärmenden Gemeinschaft gefangen, ist für viele Kranke genauso unmenschlich wie in einer kahlen Zelle isoliert zu sein.

Am Beispiel des holophrenen Syndroms läßt sich unsere Forderung auch theoretisch belegen. Allerdings bedarf es bei differenzierter Raumverteilung in psychiatrischen Beobachtungsstationen auch einer besseren Pflegepersonal- und Therapeutenbesetzung. Die Idealvorstellung einer Behandlungseinheit für das holophrene Syndrom würde so aussehen: In einem Einzelzimmer verbringt der Patient mit seinem Bezugstherapeuten unter ärztlicher Führung die Zeit bis zur Wiederkehr der Orientierung. Auf diese Weise könnte der Reizzustrom zum Patienten weitgehendst von außen kontrolliert werden, was gleichzeitig eine niedrigere Dosierung des Neuroleptikums (bzw. Antidepressivums) mit sich bringen müßte.

Die dritte therapeutische Komponente der Akutmaßnahmen besteht also in einem *kontrollierten spezifischen Stimulusangebot*. Im Kapitel „Entwurf einer Theorie der Formatio reticularis" wurde dargelegt, daß das menschliche Gehirn die Möglichkeit besitzt, über verschiedene Sinnessysteme bzw. motorische Systeme dasselbe Handlungsprogramm zu erreichen. Man hat daher zunächst herauszufinden, was die bevorzugte Sinnesqualität des Patienten ist. Handelt es sich etwa um einen visuellen Typ, so sind die Lernprogramme zur Reorientierung visuell anzubieten. Zum Beispiel über Bilder, Zeichnungen oder Videoaufnahmen. Für den akustischen Typ muß ein musiktherapeutisches Programm entwickelt werden. Kann sich der Patient aber normalerweise am besten in einer nonverbalen Körpersprache ausdrücken, so sollte über Berührungs-(Massage-) bzw. Bewegungsprogramme allmählich ein psychodramatisches „Handlungsprogramm" aufgebaut werden.

Wesentlich ist dabei, daß die spezifisch für bestimmte bevorzugte Sinnesqualitäten angebotenen therapeutischen Programme streng kontrolliert eingesetzt werden. Unter kontrolliert verstehen wir folgendes:

Man beginnt mit einem bestimmten Thema, welches wiederholt thematisiert wird. Verfolgt dieses der Patient mit gezielter Aufmerksamkeit, so fährt man – ohne ihn zu überfordern – so lange fort, bis er eine dazu passende (themenkohärente) Aussage macht. Dann kann ein neues Thema formuliert (konzipiert) werden, und so fort. Im akuten Stadium des wahnhaften Orientierungsverlustes (holophrenes Syndrom) darf die angebotene Information selbstverständlich nicht affektprovozierend für den Patienten sein. Es ist daher ratsam, vertraute Alltagsinformationen über bevorzugte Sinneswege zu vermitteln. Durch ein derartiges kontrolliertes Informationsangebot kommt es stufenweise zur Wiederstrukturierung der inneren und somit auch äußeren Welt.

Es ist also von größter Wichtigkeit, daß man bei der Akuttherapie des holophrenen Syndroms sowohl medikamentös wie auch situativ therapeutisch eingreift. Diese zweifache Forderung gilt im vollen Umfang auch für die Langzeitmaßnahmen.

2. *Die Langzeitmaßnahmen*

Wir sprechen, auf das holophrene Syndrom bezogen, bewußt nicht von Langzeitbehandlung, sondern von Langzeitmaßnahmen. Ist nämlich ein holophrenes Zustandsbild abgeklungen, so herrschen im Gehirn auch wieder orientierungsfähige Systemzustände. Es gilt also dafür Langzeitmaßnahmen zu treffen, so daß es nicht mehr zu einem wahnchaotischen Orientierungsverlust (holophrenes Syndrom) kommen kann.

Wir unterscheiden grundsätzlich zwei Bereiche, in denen eine wirksame Prophylaxe weiterer holophrener Zustandsbilder anzusetzen hat:

2.1 Grundlegende Veränderung der auslösenden Situation.

2.2 Medikamentöse Basistherapie der endogenen Psychose des Langzeitverlaufes.

Zu Punkt 2.1

Wie die Falldarstellungen zeigen, ist bei jedem Patienten mindestens ein auslösendes Moment faßbar. Das streßerzeugende Milieu ist meistens der Arbeitsplatz. Aber auch die Kliniksituation, Berufsprobleme oder die Wohnsituation sind ausschlaggebend. Prinzipiell kommen streßerzeugende Faktoren jeder Art in Betracht. Gleichzeitig leiden alle Patienten (mit Ausnahme der diesbezüglich nicht explorierbaren Jugoslawin) an körperlichem Kontaktmangel.

Man muß daher noch vor der Entlassung des Patienten sozialpsychiatrische Maßnahmen ergreifen und – je nach Grundstörung – nicht-aufdeckend psychotherapeutisch vorgehen. Da ein Mensch, der in seiner Intimsphäre vor Kälte erstarrt, auch im Beruf unsicher und störungsanfällig ist und umgekehrt, sollte alles darangesetzt werden, sowohl psychotherapeutisch wie auch sozialpsychiatrisch Veränderungen herbeizuführen. Wenn man nämlich die Patienten nach Abklingen des holophrenen Syndroms und guter Allgemeinremission ohne vorbeugende Maßnahmen durch die „Tür" entläßt, kommen sie nach kurzer Zeit wieder zum „Fenster" herein, da die streßerzeugende Situation unverändert fortbesteht.

Ein Patient zum Beispiel (Fall 5) wurde nach Abklingen des wahnchaotischen Zustandes wiederum voll orientiert, wahnfrei, und in ausgeglichener Stimmung mit einem medikamentösen Therapievorschlag entlassen. Seine Frau haben wir nie zu Gesicht bekommen, mit dem Arbeitgeber wurde kein Kontakt aufgenommen. Der Patient kam zu Hause an, legte sich alsbald ins Bett und stand bis zur Wiederaufnahme in der Klinik nur zum Essen und zur Notdurftverrichtung auf. Bei der Wiederaufnahme ist er zwar weitgehend orientiert, jedoch verträumt, fasziniert von seinen optischen Halluzinationen, die ihm jenen „Film" abspielen, den er von der Begegnung mit seiner Frau erwartet. Erst als wir bei der Ehegattin einen Hausbesuch gemacht haben, und beim Arbeitgeber eine Versetzung in ein verständnisvolleres Milieu erreicht haben, konnten wir auch mehr Zugang zum Patienten finden, und die sozialpsychiatrische Langzeitbetreuung sowie medikamentöse Therapie darauf einstellen. Aufgrund dieser wichtigen Erfahrung sind wir dann bei allen geschilderten Kranken mit gleicher Strategie vorgegangen.

Zu Punkt 2.2

Die medikamentöse Basistherapie zur Vorbeugung des holophrenen Syndroms richtet sich nach der psychischen Grundstörung bzw. psychiatrischen Langzeitdiagnose. Da alle bisher von uns beobachteten Fälle im Längsschnitt ein endomorph-zyklothymes Achsensyndrom zeigen, ist auch eine einschlägige Langzeitmedikation anzuordnen. Unter den bisher beobachteten Patienten finden sich fünf mit tripolaren Verläufen und dem typischen Merkmal des raschen Phasenwechsels (rapid cycling). Hier ist eine Lithium-Langzeittherapie das Mittel der Wahl. Ansonsten ist phasenentsprechend zu behandeln. Leider zeigen Kranke mit tripolaren Verläufen nicht selten eine weitgehende Unbeeinflußbarkeit des zyklischen Verlaufes der Psychose durch Psychopharmaka oder gar eine Unverträglichkeit derselben.

Zusammenfassend darf folgendes gesagt werden: Diagnostiziert man klinisch die wahnbedingte Desorientiertheit im Sinne des holophrenen Syndroms, so kann durch Anwendung der hier angegebenen therapeutischen Strategien ein erneutes Auftreten eines derartigen Zustandes verhindert werden. Die therapeutischen Schwächen liegen in der bis heute noch unbefriedigenden Behandlung der Grundstörung, nämlich der endogenen Psychosen (bzw. funktionellen Psychosen). Auch die psychogene Genese des holophrenen Syndroms im Sinne der reaktiven Psychose ist nur dann denkbar, wenn man eingesteht, daß nicht jedes Gehirn in einen Systemzustand wahnchaotischer Desorientiertheit geraten kann, sondern diese „Fähigkeit" genetisch determiniert sein muß.

Dieses Buch soll dem Leser, der die „Anstrengung des Begriffes" (Hegel) nicht scheut, einen Weg aufzeigen, dessen Fortsetzung vielleicht eines Tages zu einer wissenschaftlichen Psychiatrie – getragen vom dialektischen Ringen um formale hirntheoretisch fundierte Konzepte – führen könnte.

„So ist die Wissenschaft, Krone einer Welt des Geistes, nicht in ihrem Anfange vollendet. Der Anfang des neuen Geistes ist das Produkt einer weitläufigen Umwälzung von mannigfaltigen Bildungsformen, der Preis eines vielfach verschlungenen Weges und ebenso vielfacher Anstrengung und Bemühung" (Hegel 1952, S. 16).

Literatur

American Association Task Force on Nomenclature and Statistics (1980): Diagnostic and statistical manual of mental disorders, 3rd ed. (DSM-III). American Psychiatric Association, Washington (D.C.).

Arbib, M. A. (1972): Organizational principles for theoretical neurophysiology. In: Waddington, C. H.: Towards a theoretical biology 4. Edinburgh University Press, Edinburgh.

Arnold, O. H. (1949): Untersuchungen zur Frage der akuten tödlichen Katatonien. Wr. Z. f. Nervenheilkunde *2*, 386–401.

Baer, R. (1932): Hegel und die Mathematik. Verhandlungen des zweiten Hegelkongresses in Berlin. Tübingen.

Baugher, D., Wittenborn, J. R. (1980): Some dimensions of dysphorias and their assessment. J. Nerv. Ment. Dis. *168*, 75–83.

Berner, P. (1977): Psychiatrische Systematik. Huber, Bern/Stuttgart/Wien.

– (1978): Psychopathologische Wahnforschung und psychiatrische Hypothesenbildung. Nervenarzt *49*, 147–152.

– (1982): Unter welchen Bedingungen lassen weitere Verlaufsforschungen noch neue Erkenntnisse über die endogenen Psychosen erwarten? Psychiatria clin. *15*, 97–123.

Bhargava, K. P., Sinha, J. N., Tangri, K. K. (1966): A neuropharmacological study of the antidepressant action of imipramine. Br. J. Pharmac. Chemother. *27*, 468–478.

Bleuler, E. (1911): Dementia praecox oder Gruppe der Schizophrenien. In: Aschaffenburg, G.: Handbuch der Psychiatrie. F. Deuticke, Leipzig/Wien.

Bleuler, M., Willi, J., Bühler, H. R. (1966): Akute psychische Begleiterscheinungen körperlicher Krankheiten. Thieme, Stuttgart.

Boeters, U. (1971): Die oneiroiden Emotionspsychosen. S. Karger, Basel/München/Paris/London/Sydney.

Bonhoeffer, K. (1912): Die Psychosen im Gefolge von akuten Infektionen, Allgemeinerkrankungen und inneren Erkrankungen. In: Aschaffenburg, G.: Handbuch der Psychiatrie. Deuticke, Leipzig/Wien.

Bradshaw, J. L., Nettleton, N. C. (1981): The nature of hemispheric specialization in man. The Behavioral and Brain Sciences *4*, 51–91.

Conrad, K. (1958): Die beginnende Schizophrenie. Versuch einer Gestaltanalyse des Wahns. Thieme, Stuttgart.

Dews, P. B., Morse, W. H. (1961): Behavioral pharmacology. Annual Reviews of Pharmacology *1*, 145–174.

Dimond, St. J. (1980): Neuropsychology. Butterworth & Co. (Publishers), London.

Eccles, J. C., Ito, M., Szentágothai, J. (1967): The cerebellum as a neuronal machine. Springer, Berlin/Heidelberg/New York.

Ey, H. (1973): Traité des hallucinations. Masson, Paris.

Fichte, J. G. (1954): Erste und zweite Einleitung in die Wissenschaftslehre. Meiner, Hamburg.

Foerster, H. von (1948): Das Gedächtnis. Eine quantenphysikalische Untersuchung. F. Deuticke, Wien.

– (1965): Memory without record. In: Kimble, D. P.: Learning, remembering, and forgetting; Vol. I: The anatomy of memory. Science and Behavior Books, Palo Alto (California).

– (1969): What is memory that it may have hindsight and foresight as well? In: Bogoch, S.: The future of the brain sciences. Plenum Press, New York.

– (1971): Computing in the semantic domain. Ann. N. Y. Acad. Sci. *184*, 239–241.

– (1974): Kybernetik einer Erkenntnistheorie. Kybernetik und Bionik. R. Oldenbourg, München/Wien.

Fogel, L. J. (1966): On the design of conscious automata AD 644204, Clearinghouse.

Frede, M. (1974): Die stoische Logik. Vandenhoeck & Ruprecht, Göttingen.

Freud, S. (1967a): Zur Einführung des Narzißmus. GW X. S. Fischer, Frankfurt/Main.

– (1967b): Jenseits des Lustprinzips. GW XIII. S. Fischer, Frankfurt/Main.

– (1967c): Das Ich und das Es. GW XIII. S. Fischer, Frankfurt/Main.

– (1968): Totem und Tabu. GW IX. S. Fischer, Frankfurt/Main.

Gaupp, R., Mauz, F. (1926): Krankheitseinsicht und Mischpsychosen. Z. ges. Neurol. Psychiat. *101*, 1–44.

Gehlen, A. (1933): Theorie der Willensfreiheit. Junker und Dünnhaupt, Berlin.

Gloning, J., Gloning, K., Hoff, H. (1958): Die Halluzination in der Hirnpathologie. Wr. Z. f. Nervenheilkunde *14*, 289–310.

Goodman, L. S., Gilman, A. (1971): The pharmacological basis of therapeutics. The Macmillan Company, London/Toronto.

Groves, P. M., Miller, W. S., Parker, M. V., Rebec, G. V. (1973): Organization by sensory modality in the reticular formation of the rat. Brain Res. *54*, 207–224.

Günther, G. (1959): Idee und Grundriß einer nicht-aristotelischen Logik. Meiner, Hamburg.

– (1960a): Analog-Prinzip, Digitalmaschine und Mehrwertigkeit. Grundlagenstudien aus Kybernetik und Geisteswissenschaft *1*, 41–50.

– (1960b): Schöpfung, Reflexion und Geschichte. Merkur *14*, 628–650.

– (1966): Some remarks of many-valued logic. In: Fogel, L.: On the design of conscious automata. Federal Scientific and Technical Information, Clearinghouse.

– (1967): Time, timeless logic and self-referential systems. Ann. N. Y. Acad. Sci. *132*, 396–406.

– (1968a): Many valued designations and a hierarchy of first order ontologies. Akten des XIV. Internationalen Kongresses für Philosophie. Herder, Wien.

– (1968b): Kritische Bemerkungen zur gegenwärtigen Wissenschaftstheorie. Soziale Welt *19*, 328–341.

– (1968c): Struktuelle Minimalbedingungen einer Theorie des objektiven Geistes als Einheit der Geschichte. BCL-Publication 181, Biological Computer Laboratory, University of Illinois, Urbana.

– (1971): Natural numbers in trans-classic systems, Teil 2. Cybernetics *1*, 50–62.

– (1973): Life as poly-contexturality. In: Fahrenbach, H.: Wirklichkeit und Reflexion. G. Neske, Pfullingen.

Günther, G. (1974): Das Janusgesicht der Dialektik. In: Beyer, W. R.: Hegel-Jahrbuch 1974. Pahl-Rugenstein, Köln.
– (1976a): Cognition and volition. A contribution to a theory of subjectivity. In: Kanitscheider, B.: Sprache und Erkenntnis. AMOE, Innsbruck.
– (1976b): Beiträge zur Grundlegung einer operationsfähigen Dialektik, Band I. Meiner, Hamburg.
– (1979): Beiträge zur Grundlegung einer operationsfähigen Dialektik, Band II. Meiner, Hamburg.
– (1980a): Heidegger und die Weltgeschichte des Nichts. In: Guzzoni, U.: Nachdenken über Heidegger. Gerstenberg, Hildesheim.
– (1980b): Identität, Gegenidentität und Negativsprache. In: Beyer, W. R.: Hegel-Jahrbuch 1979. Pahl-Rugenstein, Köln.
– (1980c): Beiträge zur Grundlegung einer operationsfähigen Dialektik, Band III. Meiner, Hamburg.
– (1981): Persönliche Mitteilung und Vortrag in Berlin.

Hassler, R. (1967): Funktionelle Neuroanatomie und Psychiatrie. In: Gruhle, H. W., Jung, R., Mayer-Gross, W., Müller, M.: Psychiatrie der Gegenwart. Springer, Berlin/Heidelberg/New York.

Hegel, G. W. F. (1951): Zitiert nach Günther, G. (1974): Das Janusgesicht der Dialektik. In: Beyer, W. R.: Hegel-Jahrbuch 1974. Pahl-Rugenstein, Köln.
– (1952): Phänomenologie des Geistes. Meiner, Hamburg.
– (1956): Wissenschaft der Logik, Hegel IV. Meiner, Hamburg.

Hobson, J. A., Scheibel, A. B. (1980): The brainstem core: sensorimotor integration and behavioral state control. Neurosciences research program Bulletin, Vol. 18. The MIT Press.

Jung, C. G. (1973): Symbole der Wandlung. Walter-Verlag, Olten und Freiburg/Breisgau.
– (1976): Die Archetypen und das kollektive Unbewußte. Walter-Verlag, Olten und Freiburg/Breisgau.

Jung, R. (1954): Correlation of bioelectrical and autonomic phenomena with alteration of consciousness and arousal in man. In: Symp. on "Brain Mechanismus and Consciousness". Blackwell, Oxford.

Kaehr, R. (1982a): Das graphematische Problem einer Formalisierung der transklassischen Logik Gotthard Günthers. In: Beyer, W. R.: Die Logik des Wissens und das Problem der Erziehung. Meiner, Hamburg.
– (1982b): Einschreiben in Zukunft. In: Hombach, D.: Zeta 01/Zukunft als Gegenwart. Rotation, Berlin.

Kant, I. (1976): Kritik der reinen Vernunft. Meiner, Hamburg.

Killam, E. K. (1968): Pharmacology of the reticular formation. In: Efron, D. H.: Proceedings of the Sixth Annual Meeting of the American College of Neuropsychopharmacology. Psychopharmacology – A Review of Progress 1957–1967, U.S. Government Printing Office, Washington (D.C.)

Killam, K. F., Killam, E. K. (1958): Drug action on pathways involving the reticular formation. In: Jasper, H. H., Proctor, L. D., Knighton, S. S., Noshay, W. C., Costello, R. T.: Reticular formation of the brain. Little, Brown and Co., Boston.

Kilmer, W. L., McCulloch, W. S., Blum, J. (1968): Some mechanisms for a theory of the reticular formation. In: Mesarović, M.: Systems theory and biology. Springer, New York.

– – (1969): A model of the vertebrate central command system. Int. J. Man-Machine Studies *1*, 279–309.
Kinsbourne, M. (1978): Asymmetrical function of the brain. Cambridge University Press, Cambridge.
Klaczko-Ryndziun (1975): Systemanalyse der Selbstreflexion. Birkhäuser, Basel.
Kleist, K. (1926): Episodische Dämmerzustände. Ein Beitrag zur Kenntnis der konstitutionellen Geistesstörungen. Thieme, Leipzig.
Knerr, R. (1978): Lexikon der Mathematik. Fischer Taschenbuch, Frankfurt/Main.
Kohut, H. (1973): Narzißmus. Suhrkamp, Frankfurt/Main.
Kraepelin, E. (1899): Psychiatrie. Ein Lehrbuch für Studierende und Ärzte, 6. Aufl. Barth, Leipzig.
Lamendella, J. T. (1980): Neurofunctional foundations of symbolic communication. In: Foster, M. L., Brandes, S. H.: Symbol as sense. Academic Press, New York.
Lashley, K. S. (1929): Brain mechanisms and intellegence. University of Chicago Press, Chicago.
Lechner, H. (1959): Der lobus limbicus und seine funktionellen Beziehungen zur Affektivität. Wr. Z. f. Nervenheilkunde *16*, 281–320.
Leibniz, G. W. (1966): Hauptschriften zur Grundlegung der Philosophie, Band II. Meiner, Hamburg.
Leonhard, K. (1966): Aufteilung der endogenen Psychosen. Akademie-Verlag, Berlin.
– Trostorff, S. von (1964): Prognostische Diagnose der endogenen Psychosen. In: Schwarz, H.: Sammlung zwangloser Abhandlungen aus dem Gebiete der Psychiatrie und Neurologie. G. Fischer, Jena.
Löfgren, L. (1968): An axiomatic explanation of complete selfreproduction. Bull. math. Biophys. *30*, 415–425.
– (1977): Complexity of descriptions of systems: A foundational study. Int. J. General Systems *3*, 197–214.
– (1982): Excerpts from the autology of learning. 6th European Meeting on Cybernetics and Systems Research, Vienna.
MacLean, P. (1973): A triune concept of the brain and behaviour. Hincks memorial lectures, Boag, T. J., Campbell, D. University of Toronto Press, Toronto/Buffalo.
Malmo, R. B., Malmo, H. P. (1982): Wise's neural model implicating the reticular formation: Some queries. The Behavioral and Brain Sciences *5*, 66–67.
Maturana, H. R. (1970): Biology of Cognition. Biological computer laboratory report, Vol. 9. University of Illinois, Urbana.
– (1975): The organization of the living: a theory of the living organization. Int. J. Man-Machine Studies 7, 313–332.
Mayer-Gross, W. (1924): Selbstschilderung der Verwirrtheit. Die oneiroide Erlebnisform. Springer, Berlin.
McCulloch, W. S. (1945): A heterarchy of values determined by the topology of nervous nets. Bull. math. Biophys. 7, 89–93.
– (1966a): Commentary. In: Thayer, L.: Communication: theory and research. Ch. C Thomas Publisher, Springfield (Illinois).
– (1966b): zitiert nach Klaczko-Ryndzium, S. (1975): Systemanalyse der Selbstreflexion. Birkhäuser, Basel/Stuttgart.
– (1975): Embodiments of mind. The MIT Press, Cambridge (Massachusetts).

McCulloch, W. S., Pitts, W. H. (1943): A logical calculus of the ideas immanent in nervous activity. Bull. Math. Biophys. *5*, 115–133.

– Brodey, W. M. (1966): The biological sciences. In: The great ideas today. Encyclopaedia Britannica, Inc.

Meduna, L. J. (1950): Oneirophrenia. The confusional state. The University of Illinois Press, Urbana.

Mentzos, St. (1967): Mischzustände und mischbildhafte phasische Psychosen. Enke, Stuttgart.

Meynert, Th. (1881): Klinische Vorlesungen über Psychiatrie. Jahrbuch f. Psychiatrie.

Mitterauer, B. (1980): Die Logik des Wahns. Confinia psychiat. *23*, 173–186.

– (1981a): Beziehung des Wahns zum Selbstmordversuch und zum Selbstmord. Psychiatria clin. *14*, 1–22.

– (1981b): Das suizidale Achsensyndrom. Eine medizinisch-biologische Studie zur Abschätzung der Suizidalität. Wiener Med. Wschr., Supplement *68*, 1–28.

– (1983a): Zeit und Begegnung. Entwurf einer Psychopathologie der menschlichen Kommunikation. In: Mitterauer, B., Rainer, E.: Der gewandelte Schizophreniebegriff. Beltz, Weinheim.

– (1983b): Die Logik der wahnhaften Personenverkennung. „Geisteskrankheit" als Störung der subjektiven Zeit. Z. f. Psychoanalyse und Psychosomatik *29*, 85–98.

– (1983c): Die Holophrenie: eine Systemtheorie der wahnhaften, selbstbezogenen Orientierungslosigkeit. In: Mitterauer, B., Rainer, E.: Der gewandelte Schizophreniebegriff. Beltz, Weinheim.

– Pritz, W. F. (1978): The concept of the self: a theory of self-observation. Int. Rev. Psycho-Anal. *5*, 179–188.

– – (1983): Selbstaktualisierung und Selbstbewußtmachung: Entwurf einer psychoanalytischen Handlungstheorie auf philosophischer Grundlage. In: Beck, H.: Salzburger Jahrbuch für Philosophie, *XXVI*.

Oehmichen, M. (1976): Cerebrospinal fluid cytology. Thieme, Stuttgart.

O'Keefe, J., Nadel, L. (1978): The hippocampus as a cognitive map. Oxford University Press, Oxford.

– – (1979): Précis of O'Keefe and Nadel's "The Hippocampus as a cognitive map". The Behavioral and Brain Sciences *2*, 487–533.

Olischer, R. M. (1966): zitiert nach Oehmichen, M.: Cerebrospinal fluid cytology. Thieme, Stuttgart (1976).

– (1967): zitiert nach Oehmichen, M.: Cerebrospinal fluid cytology. Thieme, Stuttgart (1976).

Olszewski, J., Baxter, D. (1954): The Cytoarchitecture of the human brain stem. S. Karger, New York.

Papez, J. W. (1937): A Proposed mechanism of emotion. Arch. Neurol. Psychiat. *38*, 725–743.

Pattee, H. H. (1972): Physical problems of decision making constraints. Int. J. Neurosci. *3*, 99–106.

Pauleikhoff, B. (1954): Die zwei Arten von Personenverkennung. Fortschr. Neurol. Psychiat. *22*, 129–138.

– Müller-Fahlbusch, H., Meissner, U. (1967): Die Amentia. Symptomatologie, Verlauf, Prognose. Fortschr. Neurol. Psychiat. *35*, 125–139.

Peterson, B. W. (1980): Reticulospinal neurons: specialists and generalists in the control of the somatic musculature. In: Hobson, J. A., Scheibel, A. B.: Neurosciences Research Program Bulletin 18. The MIT Press, Cambridge (Massachusetts).
Piaget, J. (1967): Biologie und Erkenntnis. S. Fischer, Frankfurt/Main.
Pribram, K. H. (1969): The amnestic syndromes: Disturbances in coding? In: Talland, G. A., Waugh, N. C.: Pathology of memory, New York.
– (1971): Languages of the brain. Englewood Cliffs, Prentice-Hall (New Jersey).
– (1976): Self-consciousness and intentionality. In: Schwartz, G. E., Shapiro, D.: Consciousness and self-regulation. John Wiley and Sons, London/New York.
– (1977): Holonomy and structure in the organization of perception. In: Nicholas, J. H.: Images, perception and knowledge. C. Reidel, Dordrecht (Holland).
Pritz, W. F. (1983): The mood congruent/incongruent dichotomy: the need for an advanced mood concept. Psychiatria clin. (Im Druck.)
– Mitterauer, B. (1977a): The concept of narcissism and organismic self-reference. Int. Rev. Psycho-Anal. *4*, 181–196.
– – (1977b): Metapsychologie und organismische Theorie. Psyche *31*, 986–1020.
– – (1979a): Towards an organismic theory of emotional connotation. Wld. J. Psychosynth. *11*, 37–42.
– – (1979b): Towards an organismic theory of emotional connotation. Wld. J. Psychosynth. *11*, 31–33.
Retterstøl, N. (1978): The scandinavian concept of reactive psychosis, schizophreniform psychosis and schizophrenia. Psychiatria clin. *11*, 180–187.
Sayk, J. (1960): Cytologie der Cerebrospinalflüssigkeit. VEB Fischer, Jena.
– (1964): zitiert nach Oehmichen, M.: Cerebrospinal fluid cytology. Thieme, Stuttgart (1976).
– (1974): zitiert nach Oehmichen, M.: Cerebrospinal fluid cytology. Thieme, Stuttgart (1976).
Scharfetter, Ch. (1976): Allgemeine Psychopathologie. Thieme, Stuttgart.
Scheibel, M. E., Scheibel, A. B. (1958): Structural substrates for integrative patterns in the brain stem reticular core. In: Jasper, H.: Reticular formation of the brain. Little, Brown and Co., Boston.
– – (1962): Hallucinations and the brain stem reticular core. In: Hallucinations. Grune and Stratton, New York.
– – (1966): The brain stem reticular core – an integrative matrix. Proc. Approaches to Systems Theory in Biol., Case Tech. Symposium, Cleveland (Ohio).
– – (1971): Thalamus and body image – a model. Biological Psychiatry *3*, 71–76.
– – (1973): Dendrite bundles as sites for central programs: an hypothesis. Intern. J. Neuroscience *6*, 195–202.
– – (1977): The anatomy of constancy. Ann. N.Y. Acad. Sci. *290*, 421–435.
Scheller, H. (1963): Über das Wesen der Orientiertheit. Nervenarzt *34*, 1–4.
Seeman, M. (1978): Delusional loving. Arch. gen. Psychiat. *35*, 1265–1267.
Spengler, O. (1976): Der Untergang des Abendlandes. Umrisse einer Morphologie der Weltgeschichte, Band 2. dtv, München.
Sperry, R. W., Zaidel, E., Zaidel, D. (1979): Self-recognition and social awareness in the deconnected minor hemisphere. Neuropsychologia *17*, 153–166.
Spoerri, Th. (1975): Kompendium der Psychiatrie. S. Karger, Basel.

Szentágothai, J., Arbib, M. A. (1974): Conceptual models of neural organization. Neurosciences Research Program Bulletin, 12, 3. The MIT Press, Cambridge (Massachusetts).
Störring, G. E., Suchenwirth, R., Völkel, H. (1962): Emotionalität und cycloide Psychosen. Zur Psychopathologie der sogenannten Randpsychosen. Psychiat. Neurol. med. Psychol., Lpz. *14*, 85–97.
Thomas, G. G. (1981): Zur Theorie der Negationssysteme (unveröffentlichtes Manuskript).
– (1982): On Permutographs. Supplemento ai Rendiconti del Circolo Matematico di Palermo, Serie II/2, 275–286.
Uexküll, Th. von (1978): Autopoietisches oder autokinetisches System? In: Hejl, P. M., Köck, W. K.: Wahrnehmung und Kommunikation. Peter Lang, Frankfurt am Main/Bern/Las Vegas.
Vanderwolf, C. H., Robinson, T. E. (1981): Reticulo-cortical activity and behavior: A critique of arousal theory and a new synthesis. The Behavioral and Brain Sciences *4*, 459–514.
Varela, F. G. (1975): A calculus for self-reference. Int. J. General Systems *2*, 5–24.
– Maturana, H. R., Uribe, R. (1974): Autopoiesis: The organization of living systems, its characterization and a model. In: Journal of Molecular, Cellular and Behavioral Origins and Evolution 5/4, Univ. of Chile, Santiago (Chile).
Weinberg, St. (1978): Die ersten drei Minuten. Der Ursprung des Universums. R. Piper und Co., München. Übersetzung von: The first three minutes. Basic Books, Inc., Publishers, New York © 1977 by Steven Weinberg.
Werner, G. (1970): The topology of the body representation in the somatic afferent pathway. In: Schmitt, F. O.: The neurosciences, second study program. The Rockefeller University Press, New York.
– (1978): Static and dynamic components of object representations in the central nervous system. In: Brazier, M. A. B., Petsche, H.: Architectonics of the cerebral cortex. Raven Press, New York.
– (1982): Persönliche Mitteilung.
– Whitsel, B. L. (1968): Topology of the body representation in somatosensory area I of primates. J. Neurophysiol. *31*, 856–869.
Wertlake, P. W., Markovits, B. A., Stellar, S. (1972): zitiert nach Oehmichen, M.: Cerebrospinal fluid cytology. Thieme, Stuttgart (1976).
Whitehead, A. N., Russell, B. (1925): Principia Mathematica. University Press, Cambridge.
Wieser, H. G. (1982): Zur Frage der lokalisatorischen Bedeutung epileptischer Halluzinationen. In: Karbowski, K.: Halluzinationen bei Epilepsie und ihre Differentialdiagnose. Huber, Bern/Stuttgart/Wien.
Windelband-Heimsoeth (1976): Lehrbuch der Geschichte der Philosophie. J. C. B. Mohr (Paul Siebeck), Tübingen.
Wise, R. A. (1982): Neuroleptics and operant behavior: The Anhedonia hypothesis. The Behavioral and Brain Sciences *5*, 39–87.
Zeh, W. (1960): Über Verwirrtheit. Fortschr. Neurol. Psychiat. *28*, 189–205.
Zweig, St. (1982): Schachnovelle. Fischer Taschenbuch, Frankfurt/Main.

Namenverzeichnis

Sachverzeichnis

GPSR Compliance

The European Union's (EU) General Product Safety Regulation (GPSR) is a set of rules that requires consumer products to be safe and our obligations to ensure this.

If you have any concerns about our products, you can contact us on ProductSafety@springernature.com

In case Publisher is established outside the EU, the EU authorized representative is:

Springer Nature Customer Service Center GmbH
Europaplatz 3
69115 Heidelberg, Germany

Batch number: 10815964

Printed by Printforce, the Netherlands